#DERAPOTHEKER
DR. CARSTEN SCHLEH
Die Wahrheit über unsere Drogen

Weitere Titel von #DerApotheker bei Lübbe Life

Die Wahrheit über unsere Medikamente
#DerApotheker für alle Fälle

Über die Autoren:

#DerApotheker hat Pharmazie studiert und arbeitet seit über 10 Jahren als Apotheker in einer Apotheke. Er verschickt einen Infoletter auf https://steadyhq.com/de/derapotheker, schreibt eine Online-Kolumne für die *Deutsche Apotheker Zeitung* und ist als @ApothekerDer auf Twitter aktiv. Sein erstes Buch *Die Wahrheit über unsere Medikamente* wurde 2021 zum *Spiegel*-Bestseller. Homepage: DerApotheker.info

Dr. Carsten Schleh ist promovierter Toxikologe. Er arbeitete viele Jahre als Wissenschaftler und Projektleiter in der toxikologischen Grundlagenforschung sowie der Industrie und ist an über dreißig wissenschaftlichen Publikationen beteiligt. Er bloggt auf DocCheck.com und ist als @schleh_tox auf Twitter aktiv. Sein erstes Buch *Vorsicht, da steckt Gift drin!* erschien 2021.

#DerApotheker &
Dr. Carsten Schleh

DIE WAHRHEIT ÜBER UNSERE DROGEN

Überraschende Risiken,
unterschätzte Gefahr: Zucker,
Alkohol, Cannabis und Co.

Lübbe LIFE

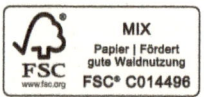

Originalausgabe

Copyright © 2023 by
Bastei Lübbe AG, Schanzenstraße 6 – 20, 51063 Köln

Vervielfältigungen dieses Werkes für das Text- und Data-Mining bleiben vorbehalten.

Textredaktion: Regina Carstensen, München
Umschlaggestaltung: © Sarah Borchart | Guter Punkt, München
Einband-/Umschlagmotiv: © iStock/Getty Images Plus: ArnaPhoto | Stevy
Satz: hanseatenSatz-bremen, Bremen
Gesetzt aus der Adobe Garamond Pro
Druck und Verarbeitung: GGP Media GmbH, Pößneck

Printed in Germany
ISBN 978-3-404-06012-2

4   5   3

Sie finden uns im Internet unter
luebbe-life.de
Bitte beachten Sie auch: lesejury.de

Inhalt

Substanzen mit ungewöhnlichen Wirkungen

Nach *Die Wahrheit über unsere Medikamente* und *#DerApotheker für alle Fälle* kommt hier mein mittlerweile drittes Buch: *Die Wahrheit über unsere Drogen.*

Wer meine ersten beiden Werke kennt, weiß, dass ich versuche, euch immer so viele Informationen wie möglich zu liefern, damit ihr auch tatsächlich auf eure Kosten kommt.

Das ein oder andere Thema tauchte schon in meinem letzten Buch auf, was sich nicht vermeiden ließ, da es ebenso in dieses gehört. Allerdings habe ich viele neue Informationen hineingebracht, ihr werdet euch also nicht langweilen.

Apropos langweilen, auch diesmal gibt es wieder eine Rahmenhandlung, um das Ganze etwas aufzulockern. Das Lesen soll ja schließlich Spaß machen. Und ein weiteres Mal kommt jemand vor, den ihr bereits aus den ersten beiden Büchern kennen könntet und von dem ihr eventuell auch in Zukunft noch mal was hören werdet.

Da die meisten Substanzen, die wir hier besprechen, nicht in der Apotheke verkauft werden, stehe ich somit nicht beratend am HV-Tisch (HV = Handverkauf). Dennoch findet die Beratung in der Apotheke statt. Im Hinterzimmer.

Um die Besucher möglichst umfassend informieren zu können, habe ich mich dieses Mal mit jemandem zusammengetan, der mit seinem Fachwissen eine perfekte Ergänzung darstellt: Dr. Carsten Schleh. Er ist Biologe und promovierter Toxikologe, dessen erstes Buch *Vorsicht, da steckt Gift drin! Wo in unserem Alltag Schadstoffe versteckt sind, wie sie uns krank machen und wie wir uns schützen* mir sehr gut gefallen hat. Ich mag seinen Schreibstil, und ich mag, wie locker er Informationen präsentiert. Die Idee, gemeinsam ein Buch zu schreiben, kam uns schon vor einer Weile, und mit Drogen haben wir auch das ideale Thema gefunden, um unsere beiden Wissensgebiete zu vereinen. So ziemlich jede Substanz, die wir darstellen, wird oder wurde früher als Arzneimittel in der Apotheke verkauft oder zumindest in der Medizin eingesetzt. Sie haben sowohl eine pharmakologische als auch eine toxikologische Wirkung.

Wir haben versucht, das Buch für alle so interessant wie möglich zu gestalten, und bestimmt ist für jeden und für jede von euch mindestens ein Kapitel darin, das euch persönlich betrifft. Du brauchst also nicht zu denken: Warum soll ich mir ein Buch über Drogen kaufen, wenn ich doch gar keine nehme?

Wenn du rauchst, interessiert dich bestimmt das Tabak-Kapitel. Trinkst du Alkohol? Dann dürfte das zweite Kapitel spannend für dich sein, in dem wir alles Relevante zu diesem Thema erklären. Wenn du aber keine illegalen Drogen nimmst, nicht rauchst und auch keinen Alkohol trinkst, wie sieht es aus mit Tee oder Kaffee? Auch Koffein hat Auswirkungen auf deinen Körper, die man kennen sollte. Und wenn du in dein Heißgetränk Zucker gibst, solltest du dir auch dieses Kapitel auf der Zunge zergehen lassen.

Ich bin mir aber sehr sicher, dass du ebenso die Kapitel interessant finden wirst, die dich nicht persönlich betreffen. Es gibt viel zu erfahren. Versprochen.

Wichtig zu wissen ist, dass hier nicht jedes Detail aufgelistet werden kann. Wir haben versucht, nur das auszuwählen, was wir für entscheidend und interessant erachten. Wir hätten im Prinzip zu jedem Kapitel ein ganzes Buch schreiben können, aber das wollten wir natürlich nicht.

Weiteres und wie wir das Wort »Drogen« definieren, findet ihr in Carstens Vorwort. Ihr müsst also nur umblättern.

Ich wünsche euch viel Spaß beim Lesen, und ich hoffe, das Buch unterhält euch genauso, wie es euch informiert.

August 2023
#☕DerApotheker

Was uns süchtig macht

Die Wahrheit über unsere Drogen ist kein Fachbuch für Experten oder Wissenschaftler. Wir möchten vielmehr aufklären und gleichzeitig unterhaltsame Stunden bereiten. Es ist explizit auch für diejenigen geschrieben, die keinerlei Vorkenntnisse über Drogen mitbringen. Daher sind zugegebenermaßen gewisse Ungenauigkeiten enthalten, die für Verständlichkeit sorgen, ohne dass wir uns in fachliche Details verlieren müssen. Wir sind der Ansicht, dass wichtige Informationen dadurch nicht verändert, ausgelassen oder gar verfälscht werden.

Eine große Ungenauigkeit betrifft den Begriff »Droge«. Allgemein werden Drogen als Blätter, Blüten oder Wurzeln definiert, die man zur Herstellung von Medikamenten, von Heil- oder Anregungsmitteln verwendet. Daher kommt auch der Name »Drogerie« für ein Geschäft, in dem es früher solche Drogen zu kaufen gab. Synonyme für Drogen sind im Laufe der Zeit viele entstanden. Ein gebräuchliches davon ist »Rauschgift«. Allerdings ist bei diesem Wort integriert, dass man sich bei einem Rausch zwangsläufig vergiftet. Dies ist nicht unbedingt der Fall.

Heute wird die Bezeichnung »Drogen« häufig umgangssprachlich für süchtig machende Substanzen verwendet oder für Substanzen, die zum Erreichen einer rauschähnlichen oder bewusstseinserweiternden Wirkung konsumiert werden. Dieser umgangssprachlichen Definition bedienen wir uns hier.

Eine weitere wichtige Frage lautet: Was ist eigentlich eine Sucht beziehungsweise eine Abhängigkeit? Viele sind der Ansicht, dass das Wort »Sucht« nicht mehr verwendet werden sollte. Es lässt ein »Siechtum« vermuten, was nicht zwangsläufig bei einer eingenommenen Substanz gegeben ist. Ein moderner, alternativer Ausdruck ist »Substanzgebrauchsstörung«. Er umschreibt einen andauernden, zwangsgetriebenen Gebrauch einer Substanz trotz negativer physischer, psychischer oder sozialer Folgen.

Die *American Psychiatric Association*, eine Vereinigung von Psychiaterinnen und Psychiatern in den USA, definiert Sucht als einen komplexen Zustand, eine Erkrankung des Gehirns, die sich durch zwanghaften Substanzkonsum äußert, trotz schädlicher Folgen. Die Weltgesundheitsorganisation (WHO) hat Sucht als einen »Zustand periodischer oder chronischer Vergiftung, hervorgerufen durch den wiederholten Gebrauch einer natürlichen oder synthetischen Droge« beschrieben. Alles in allem sind die Definitionen der Begriffe »Droge«, »Sucht« oder »Abhängigkeit« hart umkämpft, und verschiedene Lobbygruppen streiten sich vehement um Nuancen. Erschwerend kommt hinzu, dass es einige Substanzen gibt, die nur schwierig in manche der vorgegebenen Definitionen passen. Einen ungefähren Eindruck davon bekommt ihr im Kapitel 15 über Zucker.

Wir jedenfalls haben versucht, uns nicht in die Fallstricke der verschiedenen Interessensgruppen hineinziehen zu lassen, und benutzen die Worte »Drogen« und »Sucht« in engem Zusammenhang. Eine Droge ist für uns vereinfacht ein Stoff, der physisch oder psychisch zu einer Abhängigkeit und somit beim Absetzen zu Entzugserscheinungen wie beispielsweise einem unbändigen Verlangen führen kann. Uns geht es ausschließlich um Aufklärung und Information – den Rest überlassen wir der Politik und den Lobbyisten.

Dieses Buch soll – so hoffen wir – auf kurzweilige Weise Einblicke in das Thema Drogen vermitteln und über Hintergründe sowie Probleme informieren, die einen Konsum begleiten. Dabei wollen wir aufklären, aber keine Ängste schüren – und mit der einen oder anderen Anekdote erheitern oder auch zum Nachdenken anregen. Vielleicht schaffen wir es ja sogar, ein paar lange zementierte Vorurteile aufzulockern.

Wir haben uns die Arbeit untereinander aufgeteilt. #DerApotheker beschreibt zuerst in jedem Kapitel den Hintergrund der Substanzen sowie die Pharmakologie im Körper. Ich erläutere anschließend jeweils die Toxikologie und füge medizinische und kriminalistische Fallgeschichten hinzu. Diese inhaltlichen Teile werden jeweils von einer Rahmengeschichte ein- und ausgeleitet. Diese hat #DerApotheker für die ungeraden Kapitel (1, 3, 5 etc.) und ich für die geraden Kapitel (2, 4, 6 etc.) übernommen. Mit anderen Worten: #DerApotheker verfasste die Rahmengeschichten für die Besucher, die am Morgen kamen, und ich die für Besucher, die am Nachmittag einen Termin hatten. Als bekennender Morgenmuffel passt der späte Nachmittag eh viel besser zu mir.

Ein großes Dankeschön geht an dieser Stelle an unsere Follower auf Twitter. Diese haben uns beinahe vergessene Wörter vorgeschlagen, die wir, hauptsächlich in Kapitel 14 (Tabak) verarbeitet haben. Leider konnten wir nicht alle Vorschläge integrieren, dazu waren es dank der überwältigenden Beteiligung einfach zu viele.

Ich wünsche allen viele kurzweilige Stunden beim Lesen.

August 2023
Dr. Carsten Schleh

Eine ungewöhnliche Idee

»Hey Carsten!«

»Hey. Was gibt's Neues?«

»Ich spiele in letzter Zeit häufig mit dem Gedanken, eine Drogenberatung anzubieten.«

»Eine Drogenberatung? Wie kommst du denn auf so eine Idee?«

»Ich hatte letzte Woche einen Kunden, der meinte, dass er jeden Tag Kokain und Gras konsumiere und dass er da eigentlich gar keinen Bock mehr darauf habe.«

»Das erzählt er dir einfach so?«

»Na ja, er hatte bei mir ein verordnetes Arzneimittel abgeholt, und ich fragte ihn, um Wechselwirkungen ausschließen zu können, ob er sonst noch Arzneimittel einnehme. Daraufhin meinte er, dass er regelmäßig Kokain und Gras konsumiere.«

»Und jetzt willst du Menschen von ihren Lastern befreien?«

»Nein, dafür gibt es ja Profis. Aber was man machen könnte, wäre eine Beratung anzubieten, so wie in der Apotheke. Nur ausführlicher. Einige der Drogen sind ja schließlich Arzneimittel oder wurden mal als solche eingesetzt.«

»Das stimmt. Aber wie stellst du dir das vor?«

»Personen, die irgendwelche Drogen konsumieren und fachliche Informationen darüber haben wollen, kommen in die Beratung – egal ob Gras, Kokain, Alkohol oder sonst was. Vielleicht hat das einen positiven Effekt auf ihren Konsum oder erleichtert die Entscheidung, einen Entzug zu machen.«

»Klingt nicht schlecht. Aber diese Menschen werden dich kaum finanzieren können, wenn du deinen Job als Apotheker an den Nagel hängst.«

»Quatsch. Ich würde einmal pro Woche einen Beratungstag anbieten. Wir haben in der Apotheke sogar ein unbenutztes Zimmer, das man dafür verwenden könnte.«

»Und die Leute sollen dann unter aller Augen durch die Apotheke spazieren? Diskret ist das ja nicht.«

»Nein. Doch das Schöne an dem Zimmer ist, dass man es früher als Schleuse für die Ware benutzt hat, die vom Großhandel nachts angeliefert wurde.«

»Was genau ist daran schön?«

»Es hat eine Außentür. Der Lieferant schloss diese nachts auf und befand sich in einem vom Rest der Apotheke abgetrennten Raum. Dort hat er seine Ware abgestellt und ist wieder gegangen. Der Raum hat zudem noch ein kleines Bad mit Dusche und Toilette – perfekt für unsere Zwecke.«

»Für *unsere* Zwecke?«

»Ja, ich als Apotheker und du als Toxikologe!«

»Du meinst, wie so eine Art Ehrenamt?«

»Richtig. Ich glaube, dass es da einen großen Bedarf gibt. Und falls doch niemand kommt, lassen wir es wieder sein. Einen Versuch wäre es auf jeden Fall wert.«

»Lass mich da mal eine Nacht drüber schlafen, okay?«

»Mach das. Am besten wäre es, wenn wir das immer montags machen. Da haben wir beide frei.«

»Hey, ich habe noch nicht zugesagt.«

»Ja, aber das wirst du!«, erwidere ich grinsend.

»Wir werden sehen.«

Kapitel 1

Wie riskant der Konsum von Cannabis wirklich ist

Ein paar Wochen später. Carsten hat zugesagt. Wir nutzen das Zimmer der Apotheke für unsere kostenlose Drogenberatung. Um darauf aufmerksam zu machen, haben wir Flyer in der Apotheke ausgelegt, und obwohl das gerade zwei Wochen her ist, konnten wir tatsächlich schon Termine für die nächsten Wochen vergeben. Immer montags. Zwei Termine. Einen morgens, einen nachmittags. Wir sind bereits fast komplett ausgebucht. Heute geht's los. Es ist Montag, 10:05 Uhr.

»Unser allererster Besucher lässt sich echt Zeit«, merke ich an, während ich einen Blick auf meine Smartwatch werfe.

»Ja, das kann man wohl sagen«, erwidert Carsten, der die Zeit nutzt, um noch schnell seine Brille mit einem Mikrofasertuch zu reinigen. »Vielleicht hätte *ich* mit ihm telefonieren sollen. Du hast ihn bestimmt verschreckt.« Carsten grinst mich frech an.

»Quatsch. Ich freue mich jedenfalls, dass wir das gemeinsam aufgezogen haben und es offensichtlich auch Interessenten dafür gibt!«

»Drogenberatung D.U.D.E., die Drogen- und drogentoxikologische Erstanlaufstelle«, liest Carsten von unseren Visitenkarten ab, die wir zusätzlich zu den Flyern ausgelegt haben. »Ich mag den Namen.«

»Ich auch. Danke noch mal deiner Frau dafür.« Carsten nickt mir zu. Als er gerade ansetzen möchte, noch etwas zu sagen, hören wir, wie jemand an die Milchglasscheibe der Außentür klopft. Eine Klingel haben wir nicht.

»Da ist er ja endlich«, rufe ich, während wir zur Tür eilen und durch die Scheibe die Umrisse unseres Besuchers sehen. Langsam öffne ich die Tür. Vor mir sehe ich einen jungen Mann Mitte 20, der gerade mit seinem Fuß eine Zigarette ausdrückt. Er schaut mich an.

»Hey, seid ihr die Jungs von D.U.D.E.?«

»Die sind wir, ja!«, erwidere ich.

»Super. Dann bin ich hier richtig.«

»Goldrichtig!«, erwidert Carsten.

»Ich bin Philipp.« Er nickt uns beiden zu und betritt unser Beratungszimmer. Mit ihm herein kommt eine Duftwolke feinstes *Cannabis sativa*. Carsten und ich grinsen uns an.

»Setz dich. Der Sessel ist für dich«, sage ich und zeige dabei auf den schwarzen, bereits abgenutzten Ledersessel, den wir secondhand erhalten haben. Vielleicht auch thirdhand, wer weiß. Direkt gegenüber steht die dazugehörige Couch. Ich schließe die Tür und setze mich zu Carsten, der es sich schon auf der Couch bequem gemacht hat.

»Magst du vielleicht was trinken?«, fragt Carsten unseren ersten Besucher, aber Philipp schüttelt nur mit dem Kopf.

»Nein, danke! Ehrlich gesagt würde ich viel lieber einen Joint rauchen!«

Bei einem Joint handelt es sich um eine gedrehte Zigarette. Ursprünglich wollte ich ja »selbst gedrehte Zigarette« schreiben, aber dann fiel mir ein, dass der Rapper Snoop Dogg extra eine Frau engagiert hat, die nichts anderes macht, als den ganzen Tag lang Joints zu drehen. Klingt natürlich erst mal albern, aber bei seinem Konsum bliebe ihm sonst wohl keine Zeit mehr fürs Rappen.

Um einen Joint zu drehen, nimmt man ein *Paper*, auch Blättchen genannt. Darauf verteilt man losen Tabak. Dieser wird anschließend mit kleinen Krümeln von Marihuana oder Haschisch »gewürzt«. Ein Stück zusammengerolltes Papier, Pappe macht's auch, fungiert dabei als Filter. Das Ganze wird zu einer konischen Zigarette gedreht, die wie eine kleine Schultüte aussieht. Im Gegensatz zu einer richtigen Schultüte hat diese allerdings nichts in Kinderhänden zu suchen. Man steckt sie sich in den Mund, zündet sie an, inhaliert den Rauch und gibt sie danach weiter. Außer man ist allein, dann nicht. Im Grunde braucht man keinen Tabak, um sich einen Joint zu drehen, denn das Gras lässt sich auch pur rauchen, was von dem ein oder anderen Kiffer auch so gemacht wird.

Aber beginnen wir ganz am Anfang: Die Hanfpflanze, auch *Cannabis sativa* genannt, ist eine wahre Chemiebombe, die mehr als 560 verschiedene chemische Verbindungen enthält. Für die Rauschwirkung interessant sind aber nur die sogenannten Cannabinoide, von denen sich immerhin über sechzig verschiedene im Harz der Pflanze befinden. Genau genommen besteht sogar fast das komplette Harz aus Cannabinoiden. Nämlich zu 80 bis 90 Prozent. Das cannabinoidreiche Harz wird von den Drüsenhaaren, also den kleinen Härchen, die sich überall auf der Pflanze befinden, gebildet. Die größte Drüsenhaar-Dichte haben die Blüten und die sich in Blütennähe befindlichen kleinen Blätter. Keine Drüsenhaare hingegen findet man auf den Wurzeln und den Samen. Bei den Cannabinoiden handelt es sich um chemische Verbindungen, die im Körper an die Cannabinoid-Rezeptoren binden und dadurch verschiedene Wirkungen auslösen. Die wichtigsten unter ihnen sind das Tetrahydrocannabinol (THC) und das Cannabidiol (CBD). Den größten Einfluss der Cannabinoide auf die Rauschwirkung hat das Tetrahydrocannabinol.

Möchte man die harz- und somit cannabinoidreichen Blüten und Blätter konsumieren, muss man sie zuerst trocknen. Hat man das erledigt, darf man das Ergebnis Marihuana, Weed oder Gras nennen. Als Haschisch oder Hasch hingegen wird das Harz allein bezeichnet, das vor allem aus den Blütenständen der Cannabis-Pflanze durch Extraktion mit einem geeigneten Lösemittel gewonnen wird. Der THC-Gehalt von Haschisch ist dementsprechend immer höher als der von Marihuana – sofern man dieselbe Pflanze betrachtet. Folglich benötigt man für einen Joint, um eine identische Wirkung zu erzielen, weniger Haschisch als man Marihuana benötigen würde.

Um Marihuana und Haschisch zu gewinnen, eignet sich allerdings nicht jede Hanfpflanze. Man benötigt eine weibliche. Cannabis ist eine zweihäusige Pflanze, das bedeutet, es existieren sowohl männliche als auch weibliche Varianten. Zusätzlich kommen noch die zwittrigen Cannabis-Varianten vor, die beide Geschlechter ineinander vereinen.

Warum benötigt man also die weiblichen Pflanzen zur Cannabis-Gewinnung? Das liegt daran, dass sie gegenüber den männlichen einen entscheidenden Vorteil haben: Sie weisen nämlich nicht nur mehr, sondern auch größere Drüsenhaare auf. Mehr und größere Drüsenhaare bedeutet, dass sie auch mehr Harz produzieren können als ihre männlichen Gegenstücke. Und mehr Harz bedeutet wiederum, wie ihr bereits erfahren habt, mehr Cannabinoide und somit mehr THC.

Die männlichen Pflanzen spielen für die Gewinnung von

Cannabinoiden daher keine Rolle. Am besten ist es sogar, wenn die männlichen Pflanzen komplett von den weiblichen ferngehalten werden, da sie ihre Pollen einfach nicht in ihren Pollensäcken behalten können. Denn haben sie die weiblichen Pflanzen erst mal befruchtet, stecken diese ihre Energie in die Ausbildung der Samen. Die Energie fehlt ihnen dann, wenn es darum geht, Cannabinoide zu bilden.

Da die unbefruchteten weiblichen Pflanzen also mehr Cannabinoide bilden, werden sie von Personen, die das Cannabis anschließend verkaufen wollen, bevorzugt. Man nennt diese Pflanzen »Sinsemilla-Cannabis«. Das ist Spanisch-Latein. Auf Deutsch-Deutsch bedeutet das dann »Ohne-Samen-Hanf«.

Das THC liegt in der Cannabis-Pflanze gebunden an eine organische Carbonsäure vor. Eine organische Säure enthält, im Gegensatz zu anorganischen Säuren wie der Salzsäure, Kohlenstoffatome. Die organische Chemie ist die Chemie der Kohlenstoffverbindungen. Damit das THC an seine Rezeptoren binden kann, muss man die lästige Carbonsäure allerdings erst einmal loswerden. Man spricht dabei von einer Decarboxylierung. Und dazu braucht man Hitze.

Wenn man einen Joint raucht, wird die Hitze durch das Feuer erzeugt. Möchte man Hasch-Kekse oder -Brownies backen, muss dazu zuerst das zerkleinerte Marihuana auf einem Backblech ausgebreitet und danach im Ofen erhitzt werden. Anschließend löst man das THC mittels Butter heraus. Butter ist Fett – und THC ist fettlöslich. THC hat viele unterschiedliche Wirkungen im Körper. Es schärft die Sinne und steigert die Konzentration. Gleichzeitig entspannt man sich, die Angstgefühle nehmen ab, und ein Wohlgefühl breitet sich aus. Hinzu kommt, dass es den Brechreiz unterdrückt sowie appetitanregend und schmerzhemmend wirkt. Zumindest dann, wenn man es mit dem Konsum nicht übertreibt. Zu hohe Dosen können nämlich paranoide Wahnvorstellungen hervorrufen.

2022 wurde der THC-Gehalt von beschlagnahmtem Haschisch bestimmt, und es wurde herausgefunden, dass es zu rund einem Fünftel aus THC bestand. 20,4 Prozent. Im Vergleich zum Jahr 2012 hat sich der Gehalt damit mehr als verdoppelt, denn damals fand man nur 10,1 Prozent. Bei Marihuana stieg der THC-Gehalt im gleichen Zeitraum von durchschnittlich 12,1 Prozent auf 13,2 Prozent an. Da allerdings auch CBD-Blüten darunter waren, die kein THC enthalten, ist der Gehalt des THC im THC-haltigen Marihuana folglich höher. Der maximal gefundene Anteil betrug, wie die *Pharmazeutische Zeitung* berichtete, 31 Prozent. Das Gras, das die Hippies in den Sechzigern rauchten, hat also nicht mehr viel mit dem Gras zu tun, das man heute in den Parks vieler Großstädte kaufen kann.

Wie genau THC eine Wirkung im Körper auslöst, ist noch nicht vollständig geklärt. Was man allerdings weiß, ist, dass es vor allem als Partialagonist an die beiden Cannabinoid-Rezeptoren CB1 und CB2 bindet. Diese befinden sich sowohl im zentralen Nervensystem (Gehirn und Rückenmark) als auch in der Peripherie (zum Beispiel Knochenmark, Lunge, Gebärmutter). Ein Partialagonist bindet und aktiviert einen Rezeptor, aber im Gegensatz zu einem Vollagonisten eben nicht zu 100 Prozent.

In meinem letzten Buch, *#DerApotheker für alle Fälle*, habe ich einen Autovergleich verwendet, um zu erklären, was man unter einem Partialagonisten versteht. Ich übernehme das jetzt einfach mal eins zu eins: Wenn man im Auto mit dem Fuß das Gaspedal durchdrückt, gibt es alles, was es hat – zumindest in diesem Gang (Vollagonist). Wenn man das Gaspedal nur leicht durchdrückt, fährt es zwar auch, aber eben nicht so schnell, wie es in diesem Gang möglich wäre (Partialagonist).

Bei THC handelt es sich nicht um eine einzige Verbindung. Es existieren insgesamt vier verschiedene Stereoisomere davon. Diese vier Stereoisomere sind, ihrer Definition entsprechend, in ihrem molekularen Aufbau alle gleich zusammengesetzt, sie unterscheiden sich lediglich in ihrer räumlichen Anordnung, was zur Folge hat, dass sie auch unterschiedlich wirken. Von diesen vier Stereoisomeren sind nur zwei in der Lage, eine Veränderung der Psyche und des Bewusstseins zu bewirken. Man spricht in diesem Zusammenhang von den psychoaktiven Eigenschaften des THCs. Eine dieser beiden THC-Varianten wird Dronabinol genannt, sie ist die wirksamere der beiden, weshalb man sie isoliert auch medizinisch einsetzt.

THC findet man in der Anlage II des Betäubungsmittelgesetzes als verkehrsfähiges, aber nicht verschreibungsfähiges Betäubungsmittel aufgelistet. Marihuana zu Genusszwecken ebenso wie Haschisch sind in der Anlage I angeführt, in der die nicht verkehrsfähigen Betäubungsmittel erwähnt werden. Zumindest aktuell noch. Es gibt aber auch Marihuana, das unter staatlicher Kontrolle angebaut und ausschließlich zu medizinischen Zwecken verwendet wird. Dieses Marihuana ist in der Anlage III verzeichnet und ist somit ein verkehrs- und verschreibungsfähiges Betäubungsmittel. Seit 2017 darf es ärztlich für schwer kranke Patienten verordnet werden, wenn alle anderen Behandlungsmöglichkeiten ausgeschöpft wurden. Der Arzt muss davon überzeugt sein, dass das Leiden seines Patienten durch Cannabis gelindert werden kann. Allzu oft kommt das allerdings nicht vor. Medizinisch eingesetzt wird Cannabis zum Beispiel bei chronischen Schmerzen, bei Übelkeit und Erbrechen aufgrund einer Chemotherapie und bei Aids-Kranken, die an einem ungewollten Gewichtsverlust leiden. Die Wirkungen gehen dabei hauptsächlich vom THC und vom CBD aus.

Da CBD nicht psychoaktiv wirkt, also keinen Einfluss auf die Psyche und das Bewusstsein hat, wird es auch nicht als Betäubungsmittel eingestuft. CBD liegt in der Hanfpflanze ebenfalls an eine Carbonsäure gebunden vor, die erst abgetrennt werden muss, damit es seine Wirkung entfalten kann.

Wie genau CBD wirkt, ist unklar. Dass es eine pharmakologische Wirkung hat, ist jedoch bestätigt. CBD bindet ebenso wie THC an die Cannabinoid-Rezeptoren CB1 und CB2. CBD aktiviert sie, kann sie aber auch irgendwie blockieren. Wie das konkret abläuft, weiß man nicht. Zusätzlich kann CBD an die 5-HT1A-Rezeptoren binden, wodurch es eine potenziell angstlösende Wirkung ausübt. 5-HT steht für 5-Hydroxytryptamin – ein anderer Name für Serotonin, das auch sonst an diesen Rezeptor bindet. CBD soll außerdem die Nervenzellen schützen, entzündungshemmend, entkrampfend und gegen Übelkeit wirken sowie eine dämpfende Wirkung aufweisen. Möglicherweise kann es auch bei Psychosen wie Wahn oder Halluzinationen helfen. Daran wird derzeit noch geforscht. Beim Cannabiskonsum geht man davon aus, dass das CBD den psychotropen Eigenschaften des THCs entgegenwirkt und somit dessen Effekte verringert. Außerdem soll es die Wirkdauer verlängern.

Medizinisch eingesetzt wird Cannabidiol zum Beispiel zusammen mit einem Benzodiazepin bei Epilepsien. Zu Benzodiazepinen, die zum Beispiel bei Schlafstörungen oder zur Verminderung von Angstzuständen verordnet werden, kommen wir später noch (Kapitel 11).

Wie der eine oder andere vielleicht weiß, wird CBD von vielen Anbietern als CBD-Öl auf den Markt gebracht. Allerdings offiziell nicht zur Einnahme, sondern als Aroma- oder kosmetisches Öl. So umgehen die Anbieter trickreich die Anforderungen, die an die Einnahme des Öls gestellt werden. Das Bundesamt für Verbraucherschutz und Lebensmittelsicherheit (BVL) vertritt nämlich die Auffassung, dass die Anbieter zumindest die Sicherheit ihres Öls garantieren müssen. Somit bräuchten sie für ihr Öl entweder eine Zulassung als Arzneimittel oder als neuartiges Lebensmittel (Novel Food).

Während für die Erkrankungen Wirksamkeitsbelege für CBD existieren, gibt es für die CBD-Öle keine. Wenn ich in der Apotheke nach einem CBD-Öl gefragt werde, frage ich aus Interesse, wofür es benötigt wird. Die meisten erklären, sie wollen es entweder zur Entspannung, gegen Stress oder zum besseren Einschlafen. Befragt man Google, scheint CBD-Öl jede erdenkliche Wirkung zu haben. Es hilft angeblich sogar bei Regelbeschwerden, wenn das Öl auf einen Tampon geträufelt und der dann vaginal eingeführt wird. Auch hier gilt: Man kann viel behaupten, wenn der Tag lang ist. Man sollte seine Aussagen allerdings auch belegen können.

Die Wahrheit ist, dass CBD-Öl in den verwendeten Dosierungen nur einen Placeboeffekt haben kann. Würde man es so hoch wie das verschreibungspflichtige Arzneimittel dosieren, könnte man, wenn auch tatsächlich drin wäre, was auf der Verpackung steht, mit denselben Wirkungen rechnen. Wie die Stiftung Warentest aber herausfand, enthalten manche CBD-Öle weniger CBD als vom Hersteller angegeben, und in manchen Fällen sogar mehr THC, als sie haben dürfen. Andere Prüfstellen fanden in fast allen Produkten (94 Prozent) erhöhte THC-Werte. Bis zum 10000-Fachen des THC-Richtwerts für Nahrungsergänzungsmittel wurde so ziemlich alles gefunden. Wäre das CBD-Öl als Arzneimittel auf dem Markt, wäre das nicht möglich. So muss man dem Hersteller vertrauen. Was man aber offensichtlich nicht kann.

Freund oder Feind?

Es ist auf den ersten Blick äußerst schwierig, die gesundheitsschädigenden Auswirkungen von Cannabis zu beleuchten. Dies wird kontrovers und vor allem von Emotionen getrieben diskutiert. Leider sind Gefühle bei diesem Thema häufig der Tod der Sachlichkeit: Die Meinungen sind zementiert und unverrückbar. Eine nicht repräsentative Umfrage in meinem Bekanntenkreis hat beispielsweise ergeben, dass 100 Prozent aller Befragten bereits vollumfänglich über die Auswirkungen von Cannabis Bescheid wissen. Häufig werden dabei sehr konträre Ansichten eingenommen – als gäbe es nur Schwarz oder Weiß. Für die einen ist Cannabis der harmlose Spaß am Abend, für die anderen ist es der Einstieg in eine lange Drogenkarriere. Postet man eine dieser Schwarz-Weiß-Überzeugungen in den sozialen Medien, so ist einem der Shitstorm gewiss. Beide Seiten haben große Troll-Armeen im Anmarsch, die schwere Geschütze auffahren und den Autor als unwissenden und selbstverständlich bezahlten Blender brandmarken.

Allerdings verhält es sich auch hier wie bei den meisten komplexen Themen. Vereinfachte und zugleich oberflächliche »Wahrheiten« werden laut und prominent propagiert. Fakten sind hingegen erheblich schwieriger in der allgemeinen Diskussion zu finden. Und bei Cannabis halte ich es persönlich mit dem gleichnamigen Titel der romantischen Komödie aus dem Jahr 2015 mit dem brillanten britischen Schauspieler Simon Pegg: »Es ist kompliziert«.

Für Cannabis kann ich euch bezüglich der Toxikologie vorab zwei Fragen beantworten:

1. Kann Cannabis toxische Auswirkungen haben?

Meine Antwort: Ja. Allerdings kann das fast jede Substanz.

2. Sind die möglichen toxischen Auswirkungen so gravierend, dass das Risiko eines Konsums vermieden werden sollte?

Meine Antwort: Das ist eine sehr viel schwierigere Frage, und diese kann letztendlich nur jeder für sich selbst beantworten.

Und damit ihr diese letzte Frage für euch selbst individuell beantworten könnt, betrachten wir im Folgenden ein paar wichtige Aspekte.

Wege ins Blut

Cannabis wird meist durch Inhalation, also Einatmen, oder Verzehr, also Schlucken, aufgenommen. Der größte Effekt kann durch das Einatmen erzielt werden. Hierdurch kommen die relevanten Wirkstoffe des Cannabis am schnellsten und mit der größtmöglichen Dosis im Blut und folglich auch im Gehirn an.[1] Beim Verzehr hingegen ist der Wirkstoffgehalt, der die Blutbahn erreicht, um zirka 5 bis 20 Prozent geringer.[2] Dies liegt daran, dass die Magensäure, eine wässrige Lösung mit etwa 0,5 Prozent Salzsäure, die Zerlegung des Nahrungsbreis im Magen unterstützt und nicht wirklich schonend mit verschluckten Dingen umgeht. Nach einem Bad in einem Becken voller konzentrierter Säure würdet ihr auch nicht mehr wie aus dem Ei gepellt aussehen. Weiterhin müssen alle Substanzen, nachdem sie die Magen-Darm-Passage überstanden haben, erst die Leber passieren, bevor sie in den Blutstrom gelangen. Die Leber ist ein sehr aktives Organ und bastelt gerne an körperfremden Substanzen herum. Deshalb kommt es auch hier zu einem gewissen Schwund. Insgesamt sprechen wir von einer geringeren Bioverfügbarkeit, also der Menge eines Stoffes, der im Blutstrom nach Verzehr im Vergleich zum Einatmen verfügbar ist. Und als ob das nicht schon genug wäre, müsst ihr nach dem Verschlucken eine ganze Weile länger auf euren Rausch warten, als wenn ihr das Zeug einatmet. Während eure kiffenden Kollegen relativ schnell im Land der Glückseligkeit entschwunden sind, müsst ihr rund 0,5 bis 3 Stunden warten, bis der Rausch eintritt.[3] Das ist übrigens auch häufig ein Grund dafür, warum es bei verzehrtem Cannabis öfter zu Überdosierungen kommt als bei inhaliertem. Ungeduldige Konsumenten vermissen die schnelle Wirkung und legen nach. Nicht zu vergessen, dass die Mengen, die beispielsweise in Keksen mitgebacken werden, oft höher sind als die in einem Joint. Das gleicht die geringere Bioverfügbarkeit etwas aus.

Der Tod, der Herzinfarkt und andere Unannehmlichkeiten

Eine recht gravierende Auswirkung einer toxischen Substanz ist der Tod. Und hier setzen wir gleich mal an. Sind Todesfälle durch den Konsum von Cannabis möglich?

Diese Fragestellung haben beispielsweise Wissenschaftler aus Großbritannien untersucht und in der Fachzeitschrift *Journal of Psychopharmacology* 2022 publiziert.[4] Die Autoren haben 3455 Todesfälle, die in den Jahren 1998 bis 2020 auftraten, unter die Lupe genommen. Gemeinsam hatten diese Todesfälle als Auswahlkriterium, dass Cannabis im Körper nachgewiesen wurde. Allerdings wurde nur in 136 Todesfällen Cannabis als alleinige Droge detektiert. Alle anderen Verstorbenen hatten noch diverse andere berauschende Substanzen intus. Von diesen 136 Todesfällen starben 47 Menschen durch Sturz aus großer Höhe oder durch Erhängen. 35 Tote hatten Verkehrsunfälle, 13 erlitten einen Herzinfarkt.

Können wir nun wirklich alle diese Fälle dem Cannabis anlasten? Vor allem die Stürze aus großer Höhe oder durch Erhängen scheinen auf den ersten Blick nur schwer mit toxischen Auswirkungen von Cannabis zusammenzuhängen.

Fangen wir mit den Herzinfarkten an. Hier ist die Datenlage recht eindeutig. Cannabis beschleunigt nachweislich Herzschlag und Blutdruck,[5] und das daraus resultierende erhöhte Risiko für Herz-Kreislauf-Erkrankungen konnte bereits wissenschaftlich nachgewiesen werden.[6] Hinweise gibt es ebenso auf eine verstärkte Entzündung der Arterien bei Cannabiskonsumenten. Auch ein vorübergehendes Zusammenziehen der Gefäße wird immer wieder beschrieben. Zusätzlich gibt es Hinweise, dass Cannabis zum Verklumpen von Blutplättchen führt, was eine Verstopfung von Gefäßen und einen daraus folgenden Schlaganfall zur Folge haben kann.

Von Problemen mit dem Herzen nach Cannabiskonsum berichten beispielsweise Wissenschaftler aus Springfield in den USA im Jahr 2009.[7] Demnach stellte sich ein 17-Jähriger am frühen Morgen in der Notaufnahme des lokalen Krankenhauses vor. Bis zu diesem Tag war er ohne medizinische Auffälligkeiten gewesen. Offenbar wurde der junge Mann durch einen heftigen Schmerz in der linken Brust geweckt. Der Schmerz strahlte in den linken Arm aus und verstärkte sich noch durch tiefes Einatmen. Der Patient gab an, am Vorabend Marihuana konsumiert zu haben. Das Elektrokardiogramm, welches die elektrische Aktivität des Herzens darstellt, zeigte charakteristische Auffälligkeiten. Die Vermutung war, dass der Mann durch das oben beschriebene Zusammenziehen der Gefäße einen verringerten Blutfluss zum Herzen aufwies und somit einen lokalen, im Herzen ansässigen Sauerstoffmangel erlitt. Langfristige Schäden hatte er zum Glück nicht zu erwarten.

Bei diesem Patienten ist es – wie auch bei den 13 oben erwähnten Todesfällen durch Herzinfarkt – schwierig zu beurteilen, ob die spezifischen Herzprobleme wirklich durch das zuvor konsumierte Cannabis entstanden sind. Vielleicht wären die Herzprobleme ja auch ohne Cannabis aufgetreten. Da jedoch in der Literatur eindeutig belegt ist, dass Cannabis auf das Herz-Kreislauf-System wirken kann, erscheint eine Cannabis-Beteiligung zumindest nicht ganz unrealistisch.

Alles in allem können wir also festhalten, dass der Konsum von Cannabis im Verdacht steht, Herz-Kreislauf-Erkrankungen zu triggern. Vor allem Menschen, die sowieso schon ein Risiko für diese Art von Erkrankungen oder gar eine tatsächliche Erkrankung haben, sollten sich demnach gut überlegen, ob sie Cannabis wirklich konsumieren möchten.

Das Beiwerk – Blei und anderer Schmuddelkram

Cannabis kann gestreckt, also absichtlich verunreinigt sein. Hierdurch soll das Gewicht erhöht werden, was natürlich bei einem Verkäufer zu einem größeren Profit führt. Insgesamt wurden schon die absurdesten Streckmittel im Cannabis nachgewiesen, beispielsweise Glas, Sand, Haarspray oder Dünger. Daneben gibt es sogar ein Stoffgemisch, das allein für den Zweck entwickelt wurde, Marihuana zu strecken. Das Mittel nennt sich Brix. Brix wird vornehmlich in Australien und den USA hergestellt. Es ist eine Flüssigkeit, die aus Zucker, Hormonen und flüssigem Kunststoff besteht. Das wollt ihr nicht wirklich einatmen oder verspeisen.

Leider kommt es immer wieder zu schweren Vergiftungen mit körperlichen Auswirkungen, die auf absichtliche Verunreinigungen zurückzuführen sind. 2007 mussten beispielsweise in Leipzig 35 Patientinnen und Patienten aufgrund einer Bleivergiftung behandelt werden. Typische Symptome waren dabei: akute Bauchschmerzen, Lähmungen, Schmerzen und Kribbeln in den Extremitäten, Kopfschmerzen, ständige Müdigkeit und Erschöpfung sowie Übelkeit und Erbrechen. Mittelfristig kann eine Bleiaufnahme unter anderem zu schweren Störungen im Gehirn führen.

Das Blei zogen sich die Patienten durch verunreinigtes Cannabis zu. Aufgrund seines sehr hohen spezifischen Gewichts eignet es sich hervorragend, um Gewinn zu machen. Diese Menschen in Leipzig hatten Glück im Unglück. Zwar sind langfristige Folgeschäden bei Bleikonsum durchaus denkbar, aber zu einem Todesfall kam es offenbar nicht. Bei einer stärkeren Verunreinigung mit Blei oder mit einem anderen, noch toxischeren Stoff hätte dies auch ganz anders enden können.

Sofern ihr keine Möglichkeit habt, Cannabis aus einer offiziellen Quelle zu kaufen, seid ihr deshalb eurem Dealer auf Gedeih und Verderb ausgeliefert und könnt nur hoffen, dass der erworbene Stoff nicht mit giftigen Substanzen gestreckt ist.

Die häufig unterschätzte Gefahr einer Psychose

Kommen wir zu den weiteren Todesfällen. Diese waren unter anderem als Sturz aus großer Höhe oder durch Erhängen beschrieben. Hier war vielleicht auch ein Suizid dabei, der durch zuvor konsumiertes Cannabis erleichtert werden sollte. Aber ich möchte euch von einem medizinischen Fall berichten, publiziert 2015 in der Zeitschrift *Morbidity and Mortality Weekly Report*, der aufzeigt, wie tragisch der Konsum ablaufen kann.[8] Demnach starb ein 19-Jähriger nach dem Verzehr eines mit Marihuana versetzten Cookies. Diesen bekam das Opfer von seinem Freund, der die Cookies legal käuflich erworben hatte. Anfänglich aß der Mann nur ein kleines Stück, wohl um erst einmal die Konsequenzen abzuwarten. Da er jedoch nach einer Stunde keinerlei Effekte verspürte, musste auch der Rest des Cookies daran glauben.

In den nächsten zwei Stunden begann er regelrechtes Kauderwelsch zu sprechen. Seine Sprache war viel zu schnell und völlig verworren. Weiterhin wurde der Mann aggressiv und feindselig. Rund 3,5 Stunden nach dem ersten Probieren und 2,5 Stunden nach Verzehr des gesamten Cookies sprang der Mann von einem Balkon im vierten Stock und verstarb an seinen Verletzungen. Bei einer anschließenden Analyse seines Blutes wurde ausschließlich THC als berauschende Substanz gefunden. Das Marihuana scheint ihn also dazu bewogen zu haben, in den Tod zu springen. Gemäß der untersuchenden Polizeibehörde war der Mann unerfahren im Cannabiskonsum, es waren auch keine Vorfälle mit Alkohol oder anderen Drogen bekannt. Leider ist auch wenig darüber bekannt, ob der Mann generell an ungestümem Verhalten oder psychischen Auffälligkeiten litt. Ein Zusammenhang mit Cannabis ist jedoch, wenn auch in letzter Konsequenz nicht zweifelsfrei bewiesen, nur schwerlich abzustreiten.

Und ja, Cannabis ist generell bekannt dafür, dass es ein Risikofaktor für die Auslösung von Psychosen sein kann. Genau dies könnte ein möglicher Erklärungsversuch für den eben beschriebenen Todesfall sein.

Das medizinische Wörterbuch *Pschyrembel* definiert Psychose wie folgt: »Schwere, komplexe psychische Störung unterschiedlichster Ursache mit gestörtem Selbst- und Realitätsbezug, die Einsicht und Teilhabe am Leben erheblich beeinträchtigen.«[9] Es erscheint mir mehr als möglich, dass ein Mann »mit gestörtem Selbst- und Realitätsbezug« aus dem vierten Stock springt.

Und auch andere Schreckensnachrichten aus verschiedenen Zeitungen erscheinen auf den ersten Blick mit dem Krankheitsbild einer durch Cannabis ausgelösten Psychose erklärbar. »29-Jähriger ermordet Freundin und Mutter – Gericht warnt vor Cannabis«, titelte die *Berliner Zeitung* im September 2021.[10] Im Artikel heißt es: »Durch jahrelangen Konsum von Cannabis und Kokain ist der Mann psychisch schwerst erkrankt und stellt eine Gefahr für die Allgemeinheit dar.« Es wird also ein direkter Bezug von Cannabis zu einer Psychose und zum grausamen Mord dargestellt. Weitere Hintergründe, die zu einer seriösen Bewertung des Falls benötigt werden, sucht man jedoch vergeblich.

Eine der ersten Erwähnungen, dass Cannabis Psychosen auslösen kann, findet sich im Jahr 1845 in dem Buch *Hashish and Mental Illness*, geschrieben von dem französischen Psychiater Jacques-Joseph Moreau (de Tours).[11] Er berichtet von akuten psychotischen Reaktionen, die im Allgemeinen nur wenige Stunden, aber gelegentlich bis zu einer Woche andauern. Seiner Schilderung zufolge scheint die Reaktion dosisabhängig zu sein. Die Hauptmerkmale seien paranoide Vorstellungen, Illusionen, Halluzinationen, Wahnvorstellungen, Depersonalisation, Verwirrtheit, Unruhe und Erregung. Es könne zu Delirium, Orientierungslosigkeit und ausgeprägter Bewusstseinstrübung kommen. Das deckt sich doch ganz gut mit der oben zitierten Definition des *Pschyrembels*.

Und auch die wissenschaftliche Literatur gibt klare Hinweise auf durch Cannabis ausgelöste Psychosen. Forscher der Universität Amsterdam berichteten beispielsweise 2009, dass unter Patienten mit akuter Psychose 37 Prozent angaben, dass sie ihren ersten psychotischen Schub direkt nach der Einnahme von Cannabis erlebten.[12]

Aber was genau sind die Faktoren, die zu einer Psychose durch Cannabis führen? Schließlich konsumieren Cannabis sehr viel mehr Menschen, die keine Psychose erleiden, als Menschen, bei denen eine Psychose auftritt.

Es scheint hierfür einige Risikofaktoren zu geben. Generell gilt: Je jünger die Cannabiskonsumenten sind, desto größer ist das Risiko für das Entstehen einer Psychose.[13] Die Adoleszenz, also die Entwicklung des Menschen von der späten Kindheit bis hin zum vollen Erwachsensein (circa 11. bis 21. Lebensjahr), ist hierbei das sensibelste Alter.[14] Fachleute sprechen auch von einem sogenannten *window of vulnerability*, einer kritischen Phase während der frühen Adoleszenz, in der das Gehirn besonders anfällig für die Psychose auslösenden Wirkungen von Cannabis ist.[15] Maßgeblich sind hier sensible und wichtige Entwicklungs- sowie Reifungsprozesse im Gehirn, die besonders nachhaltig beeinflusst werden können. An welchem detaillierten Punkt Cannabis besonders störend eingreifen kann, ist bisher nicht eindeutig bekannt. Die Entwicklung des Gehirns beginnt schließlich bereits vor der Geburt in der Gebärmutter und dauert bis über das Alter von 20 Jahren hinaus an. Dabei geschehen unglaublich viele Prozesse, die genau aufeinander abgestimmt sind. Eine Veränderung eines einzelnen empfindlichen Reifeschritts kann zu einer Kettenreaktion führen, deren Auswirkung – unter Umständen – das kurz- oder mittelfristige Ausprägen einer Psychose sein kann.

Allerdings sind Zeitpunkt der Cannabis-Aufnahme sowie die Menge nicht die alleinigen Risikofaktoren für das Entstehen einer Psychose. Nicht jeder Jugendliche wird schließlich durch Cannabis psychotisch. Es existieren zudem genetische Veranlagungen für das generelle Risiko, eine Psychose auszubilden. Deshalb solltet ihr euch immer deutlich machen: Sofern es in eurer Familie bereits Fälle von Psychosen gab oder gibt, ist auch euer Risiko erhöht, dass Cannabis bei euch eine solche auslöst.[16] Inzwischen sind einige Studien gemacht worden, die versuchen, die spezifischen genetischen Marker zu finden, um dieses erhöhte Risiko zu definieren. Hier existieren einige gute Ansätze, und vielversprechende Gene wurden bereits identifiziert. Weiterhin ist erforscht worden, dass vor allem hochpotentes Cannabis, also Cannabis mit sehr hohem Wirkstoffgehalt, eher in der Lage ist, Psychosen auszulösen.[17]

Alles in allem können wir festhalten, dass es möglich ist, dass sich Psychosen nach einem Cannabiskonsum entwickeln. Ob ihr zu den Betroffenen gehört, wisst ihr leider erst mit Gewissheit, wenn es passiert ist. Anhand bestimmter Eckpunkte könnt ihr jedoch das Risiko für euch minimieren oder herausfinden, ob ihr besonders stark gefährdet seid.

Spermien, Babys und Kinder

Gehen wir mal auf ein paar weitere generelle gesundheitsschädigende Auswirkungen von Cannabis ein. Wollt ihr Kinder? Dann solltet ihr euch das mit dem Cannabis ebenfalls noch einmal gut überlegen.

Regelmäßiger Cannabiskonsum kann sich nämlich nachteilig auf die Spermienqualität auswirken.[18] Insbesondere die ordnungsgemäße Ausreifung der Spermien steht hier im Fokus. Auch konnte bei Spermien von Männern, die wiederholt Cannabis zu sich nehmen, festgestellt werden, dass sich diese im Ernstfall zu früh und zu schnell bewegen. Das hört sich für euch eher nach einem Vorteil an? Das ist es nicht wirklich. Beim Befruchten der Eizelle ist Schnelligkeit gefragt, da einzelne Spermien mit Millionen anderen konkurrieren. Allerdings bringt es wenig, wenn ein Spermium am Ziel – also bei der Eizelle – quasi zu groggy ist, um noch die letzten Schritte der Befruchtung durchführen zu können. Und wenn es trotz Cannabiskonsum doch mit dem Nachwuchs geklappt hat, solltet ihr als stillende Mutter das mit dem Cannabis unbedingt sein lassen. Wissenschaftler aus Texas berichteten nämlich 2018 in der Fachzeitschrift *Obstetrics & Gynecology*, dass THC aus gerauchtem Cannabis binnen einer Stunde in der Muttermilch nachweisbar ist.[19] Babys erhalten so rund 2,5 Prozent der Dosis, die die Mütter zu sich genommen haben. Und wir erinnern uns an die sensible Entwicklung des Gehirns und die oben beschriebene Gefahr einer Psychose.

Auch Kleinkinder kommen hin und wieder in den unbeabsichtigten Genuss von Cannabis. Dies geschieht neben dem Passiv-Kiffen hauptsächlich durch leckeres Backwerk, in welchem Cannabis als Zutat beim Backen verwendet wurde.[20] Welches Kleinkind kann schließlich einem Cookie widerstehen, der verlockend in der Küche herumliegt. Dass er voller Cannabis ist, sieht man dem Gebäck in der Regel leider nicht an.

Macht Cannabis dick?

Apropos Cookies: Reden wir über den Fressflash. Viele Menschen hauen sich nach dem Konsum von Cannabis die Wampe voll. Die Gier nach Fast Food sowie süßen Leckereien scheint unermesslich zu werden. Dies liegt offenbar an einer direkten Wirkung von THC im Gehirn.[21] Dort existieren bestimmte Nervenzellen, welche das Gefühl der Sattheit vermitteln. Ähnlich wie ein Lichtschalter, der ein- und ausgeknipst wird, wirken diese Zellen und schalten das Hungergefühl ein und wieder aus. Das THC aus dem Cannabis sorgt nun dafür, dass der Schalter im Gehirn nach dem Essen zwar auf »satt« gestellt wird, aber trotzdem ein Heißhungergefühl hervorgerufen wird. Und als wäre das noch nicht genug, bewirkt Cannabis zudem noch, dass bei vielen Menschen nicht nur der extreme Hunger, sondern ebenso die Gier nach Süßem verstärkt wird. Hemmungslos müssen dann Gummibären und Schokoriegel dran glauben. Dies liegt unter anderem daran, dass Cannabis das süße Empfinden auf der Zunge verstärkt.[22] Süßigkeiten lösen dann umso mehr den ultimativen Hochgenuss aus. Dieser den Hunger verstärkende Effekt von THC wird auch pharmazeutisch eingesetzt, um etwa bei Krebspatienten eine vermehrte Nahrungsaufnahme auszulösen.[23]

Übrigens, der naheliegende Gedanke, dass regelmäßige Cannabiskonsumenten sich durch ein daraus resultierendes Übergewicht schaden, ist nicht korrekt.[24] Das verstärkte Hungergefühl scheint nur bei gelegentlichem Cannabiskonsum aufzutreten. Regelmäßige Cannabis-Nutzer empfinden dies meist weniger ausgeprägt.

Neben der Spur

Auf gar keinen Fall solltet ihr unter Cannabiseinfluss Auto fahren. Dies hört sich nicht nur banal und logisch an, sondern kann auch mit Daten unterstützt werden. Die mangelnde Fahrtüchtigkeit wurde nämlich schon in Studien bestätigt.[25] Unter anderem konnten Wissenschaftler der Universität Granada in Spanien dies im Rahmen von Experimenten mit einem Fahrsimulator zeigen. Die Probanden hatten unter dem Einfluss von Cannabis beispielsweise erhebliche Probleme, die Fahrspur zu halten. Dies hing offenbar eng zusammen mit einer gestörten Tiefenwahrnehmung, die Auswirkungen auf das Abschätzen von Distanzen hat.

Den riskanten Effekt von Cannabis auf das Autofahren haben auch Wissenschaftler aus Kanada in der Fachzeitschrift *Forensic Science International* gezeigt.[26] Demnach erhöht Cannabis im Blut die Wahrscheinlichkeit für eine riskante Fahrweise um 16 Prozent im Vergleich zu Personen, die kein Cannabis konsumiert hatten. Beim Fahren nach einer Cannabiseinnahme stellen wir also ein höheres Risiko für uns und unsere Mitmenschen dar. An dieser Stelle möchte ich noch einmal auf die oben zitierte Studie verweisen, nach der Cannabis auch in Verbindung mit tödlichen Verkehrsunfällen gebracht wurde.

Kann ich jetzt Cannabis konsumieren oder nicht?

Ich habe euch nun ausführlich dargestellt, was die möglichen Gefahren eines Cannabiskonsums sind. Allerdings habe ich immer noch nicht eindeutig hervorgehoben, ob das Risiko vertretbar ist oder nicht. Diese Entscheidung kann ich euch leider nicht abnehmen, da sie, wie bei allen Drogen, eine höchst individuelle Abwägung ist. Cannabis kann Gesundheitsschäden hervorrufen. Das ist unstrittig. Die Frage ist nur: Wie wahrscheinlich ist das in eurem spezifischen Fall?

Nachdem wir Philipp bestimmt eine Stunde alles Relevante zu Cannabis erzählt haben, schaut er uns nachdenklich an.

»Puh, das waren aber wirklich jede Menge Informationen.«

»Ja, mittlerweile weiß man einiges über Cannabis«, erwidert Carsten.

»Das hat mir zu denken gegeben. Ich mache mir auch ein wenig Sorgen, dass es negative Auswirkungen auf mich haben könnte.« Philipp schaut uns skeptisch an.

»Das kann durchaus passieren«, bestätigt Carsten. »Aber warum hat Kiffen so einen großen Stellenwert in deinem Leben eingenommen?«

»Na ja, bei mir fing das so an wie wahrscheinlich bei den meisten. Irgendwann bietet dir mal einer einen Joint an, und du findest es dann so geil, was das Gras mit dir macht, dass du Bock hast, dir selbst welches zu besorgen. Dann rauchst du zusammen mit Freunden und abends alleine, um runterzukommen. Mittlerweile zünde ich mir schon kurz nach dem Aufwachen einen Spliff an und rauche immer mal wieder einen über den Tag verteilt. Sogar nachts hab ich 'nen heftigen Stick neben meinem Bett liegen, und wenn mal das Haus brennt, kann ich schon rauchend rausrennen!« Er lacht.

»Du hast jetzt nicht etwa den Song ›Grüne Brille‹ von Dynamite Deluxe zitiert, oder?«, frage ich.

»Respekt, Alter!« Philipp nickt anerkennend und hält mir seine Faust hin. Ich ghettofauste zurück.

»Ähm, kann mir mal jemand sagen, wovon ihr redet?«, fragt Carsten neugierig.

»Samy Deluxe ist ein Hamburger Rapper, der um die Jahrtausendwende viele Lieder übers Kiffen rausgehauen hat. Dynamite Deluxe war seine Band«, kläre ich auf.

»Nie gehört.«

»Den Namen oder seine Musik?«

»Den Namen definitiv nicht. Seine Musik? Keine Ahnung! Denke nicht!«

»Samy Deluxe, Sam Semillia. Der Wickeda MC. Nein?«

»Nein!« Carsten schüttelt den Kopf. »Egal. Das ist auch nicht meine Musik.« Er widmet sich wieder unserem Gast. »Und wie viel rauchst du denn jetzt so am Tag?«

»Unterschiedlich. Wenn ich in der Berufsschule bin, dann natürlich weniger, als wenn ich frei habe.«

»Das heißt?«

»Fünf bis sechs Joints!«

»Fünf bis sechs?«, frage ich bass erstaunt.

»Ja, und etwa das Doppelte, wenn ich frei habe.«

»Shit!«

»Nee, Gras. Shit vertrage ich nicht!«, erwidert er scherzhaft. Shit ist eine der vielen Bezeichnungen für Haschisch.

»Das ist wirklich viel!«, gibt Carsten zu verstehen. »Da würde ich dir auf jeden Fall empfehlen, das zu reduzieren.«

»Ja, das wurde mir auch durch euren Vortrag deutlich. Ich kiffe aber erst seit etwa drei Jahren, also noch nicht vor meinem 22. Lebensjahr.«

»Das ist doch schon mal eine gute Nachricht«, bestätigt Carsten.

»Aber wisst ihr, was mir Sorgen macht?«, fragt Philipp. »Das mit den Kindern!«

»Hast du denn Kinder?«, möchte ich wissen.

»Nein.« Er macht eine kurze Pause. »Also nicht dass ich wüsste.«

»Verstehe. Du meinst also nicht die Auswirkungen, die Cannabis auf Kinder oder vielmehr Jugendliche hat, sondern die aufs Kinderkriegen. Möchtest du denn Kinder haben?«

»Genau. Ich möchte definitiv Kinder haben! Meine Freundin liegt mir damit schon ständig in den Ohren. Ich sagte ihr, dass ich erst für Kinder bereit bin, wenn ich meine Ausbildung abgeschlossen und einen Job gefunden habe. Dass ich zuvor zwei Ausbildungen abgebrochen hatte, kam bei ihr nicht ganz so gut an.«

»Dann könnte das ein Grund für dich sein, das Kiffen zu beenden.«

»Uschi würde mir nie verzeihen, wenn mir das Kiffen wichtiger wäre, als mit ihr ein Kind zu zeugen. Das bedeutet ihr wirklich viel. Und mir ehrlich gesagt auch.«

»Das wäre doch eine Motivation, ernsthaft über das Aufhören nachzudenken, meinst du nicht?«, merkt Carsten an.

»Ich denke, da muss ich nicht viel überlegen. Aber das Aufhören wird sicher nicht so leicht. Gewohnheiten lassen sich nur schwer ändern. Ich denke, ich versuche erst die Menge nach und nach zu reduzieren – und dann mal sehen.«

»Tu das. Den ersten Schritt hast du ja bereits getan«, sage ich.

»Was meinst du?«

»Na, du bist hier aufgetaucht. Das wärst du mit Sicherheit nicht, wenn dir alles komplett egal wäre.«

»Wahrscheinlich kiffe ich doch nicht zu viel, wenn mir noch nicht alles egal ist.« Er schmunzelt, wird dann aber ernst. »Ich denke, so mache ich das. Erst mal reduzieren und dann eventuell ganz sein lassen.«

»Klingt nach einem Plan!«, sagt Carsten. »Deine Freundin unterstützt dich bestimmt dabei. Gemeinsam ist der Weg vielleicht nicht ganz so schwer.«

Philipp nickt. »Jungs, ich hau ab. Danke, dass ihr euch Zeit für mich genommen habt.«

»Gerne!«, erwidern wir unisono.

»Du kannst jederzeit einen neuen Termin ausmachen, wenn du das Bedürfnis hast, mit uns zu reden«, sage ich.

»Das ist nett. Schulde ich euch was?«

»Nein.«

»Ihr macht das wirklich umsonst?«

»Ich hoffe nicht umsonst, aber zumindest kostenlos«, erwidere ich mit meinem besten Pokerface.

»Cool!«

Wir bringen Philipp zur Tür und verabschieden uns von ihm.

»Für unseren ersten Besucher war das doch okay, oder?«, resümiert Carsten.

»Denke ich auch. Ein kleiner Vortrag, ein nettes Gespräch, ein bisschen Beratung. Keine Belehrungen.«

»Einfach die Menschen ein wenig zum Nachdenken bringen.«

»Mal sehen, wie es bei unserem nächsten Besucher heute Nachmittag klappt.«

»Was war noch mal sein Gift?«, fragt Carsten, während er Anführungszeichen in die Luft macht.

»Alkohol!«

Kapitel 2

Weshalb die Gefahr von Alkohol unterschätzt wird

Die Uhr zeigt inzwischen 13:55 Uhr. Ich sitze auf unserem alten, aber bequemen Sofa und lese in einem großartigen Science-Fiction-Roman. Gerade überlege ich, wie es sich wohl anfühlt, wenn »einem mit einem riesigen Goldbarren, der in Zitronenscheiben gehüllt ist, das Gehirn aus dem Kopf gedroschen« wird, und aus was zum Geier wohl ein pangalaktischer Donnergurgler zusammengesetzt ist, da ist es plötzlich 14:00 Uhr. Für diese Zeit hat sich unser nächster Besucher angekündigt. #DerApotheker brüht nebenan mal wieder Tee auf. Ich lache in mich hinein. In der Zeit, die er insgesamt mit dem Aufbrühen von Earl Grey verbringt, könnte ich eine zweite Doktorarbeit schreiben. Ich lege mein Buch zur Seite und möchte mir gerade einen neuen Kaffee einschenken, da öffnet sich die Tür, die wir offensichtlich nach dem Mittagessen nicht richtig verschlossen haben. Herein kommt ein Mann, circa 40 Jahre alt. Er trägt ein weißes Hemd und einen blauen Anzug mit einer passenden blauen Seidenkrawatte. Seine Haare sind akkurat zu einem Seitenscheitel gegelt. Mir wird schmerzlich bewusst, dass ich verwaschene Bluejeans sowie einen Kapuzenpullover trage. Ich stehe auf, lächle ihn an und bewege mich mit ausgestreckter Hand auf ihn zu.

»Guten Tag. Ich bin Carsten Schleh. Du kannst gerne Carsten zu mir sagen.« Für einen kurzen Moment glaube ich, eine Unsicherheit im Gesicht meines Gegenübers zu sehen. Dann geht ein kurzer Ruck durch seinen Körper, und die Unsicherheit ist verschwunden. Vielleicht habe ich sie mir auch nur eingebildet. Er lächelt mich an und schüttelt mir die Hand.

»Freut mich. Mein Name ist …«, er zögert kurz, »… äh … Martin. Ich habe einen Termin.«

Ich unterdrücke ein Schmunzeln aufgrund des offensichtlich erfundenen Namens und deute auf den bequemen Besuchersessel. »Setz dich doch. Möchtest du einen Kaffee?«

»Sehr gerne«, erwidert Martin. Während ich ihm und auch mir eine Tasse einschenke, kommt #DerApotheker aus der Küche und begrüßt Martin. Wir lassen uns ihm gegenüber auf dem Sofa nieder.

»Können wir dieses Gespräch vertraulich behandeln?«, fragt Martin als Erstes.

»Selbstverständlich«, antwortet #DerApotheker. »Alles, was bei D.U.D.E. besprochen wird, bleibt bei D.U.D.E. Bei dir geht es um Alkohol, oder?«

»Ja. Ich weiß nicht, wie es passiert ist, aber ich glaube, ich habe ein Problem mit Alkohol.« Er stockt und weiß offensichtlich nicht, wie er weitermachen soll.

»Erzähl doch mal von Anfang an«, fordere ich ihn auf. »Wie lange trinkst du schon Alkohol, und vor allem, wie viel?«

»Na ja, vor einigen Jahren war mein Alkoholkonsum auf alle Fälle noch normal«, antwortet Martin. »Ich habe täglich ein kleines Feierabendbier oder ein Glas Wein getrunken. Am Wochenende auch gerne mal einen Single Malt Whisky. Aber irgendwie wurde es mit der Zeit immer mehr. Irgendwann hat mir ein Bier am Abend nicht mehr gereicht, und es wurden zwei, drei oder gar vier Bier. Ich wurde regelrecht nervös, wenn ich mal einen alkoholfreien Abend eingelegt habe. Ich konnte ohne mein Bier gar nicht mehr abschalten. Später, als der Stress auf der Arbeit größer wurde, habe ich angefangen, bereits in der Mittagspause Bier zu trinken. Ich bin dann sogar extra in ein Restaurant gegangen, das ein wenig weiter weg von meinem Büro liegt. Es sollte mich ja keiner meiner Kollegen sehen. Dann habe ich angefangen, schon frühmorgens, vor der Arbeit, zu trinken. Auf der einen Seite habe ich deswegen ein schlechtes Gewissen, aber auf der anderen Seite ist es ja nur Bier. Jeder trinkt doch Bier. Vielleicht ist es ja auch gar nicht so schlimm. Ich habe ja keinen Flachmann dabei oder so.«

Alkohol. Ja, der Alkohol. Für viele Menschen scheint Alkohol wichtig zu sein, um abends herunterzukommen oder um am Wochenende Party zu machen. Für jemanden wie mich, der so gut wie nie Alkohol trinkt, ist es manchmal schwer verständlich, warum Alkohol – trotz seiner zahlreichen negativen Auswirkungen – in unserer Gesellschaft generell akzeptiert wird und für viele Anlässe ein Muss zu sein scheint. Ich denke, jeder von uns wäre lieber in einem Raum mit bekifften Männern als in einem Raum voller betrunkener Männer.

Was ich jedoch noch weniger verstehe, ist, warum manche Menschen einfach nicht akzeptieren wollen, dass man selbst keinen Alkohol trinken möchte. Wie oft habe ich in meinem Leben schon »Ach, komm! Stell dich doch nicht so an. Ein Gläschen geht schon!« oder Varianten davon hören müssen, nachdem ich deutlich »Nein!« gesagt hatte.

Viele vermuten dann, dass ich aus religiösen Gründen auf Alkohol verzichte. Aber dem ist nicht so. Abgesehen davon, dass ich nicht betrunken sein möchte, schmecken mir die meisten alkoholischen Getränke nicht. Wein? Nein! Bier? Nicht mit mir! Ich mag weder das eine noch das andere. Auch weshalb man Whisky in die Cola kippen sollte, habe ich nie verstanden. Warum sollte ich meine Cola, die für mich perfekt ist, wie sie ist, mit Whisky verunreinigen? Nee, nee, nee.

Als Jugendlicher habe ich oft Sprüche von Älteren gehört, dass ihnen Bier oder Wein anfangs auch nicht schmeckte. Da trinkst du einfach weiter, und irgendwann geht's, hieß es dann. Nein, danke. Wenn mir etwas nicht schmeckt, trinke ich es nicht. So einfach ist das.

Es kam auch vor, dass man mir alkoholfreies Bier oder alkoholfreien Sekt gekauft hat. Das war natürlich nett gemeint, aber wenn mir Bier und Sekt nicht schmecken, schmecken sie mir auch nicht, wenn »alkoholfrei« auf der Flasche steht.

Spricht man in diesen Zusammenhängen von Alkohol, ist damit immer Ethanol gemeint. Ethanol ist der Trinkalkohol, aber nicht der einzige Alkohol, den es gibt.

Bei Ethanol handelt es sich um eine organische Verbindung. Wie wir in Kapitel 1 bereits erfahren haben, ist die organische Chemie die Chemie der Kohlenstoffatome. Ein Kohlenstoffatom (C), an das drei Wasserstoffatome (-H) und eine Hydroxygruppe (-OH) gebunden sind, wird als Methanol (CH_3OH) bezeichnet.

Liegen hingegen zwei Kohlenstoffatome mit einer Hydroxygruppe vor, landen wir schon beim Ethanol (C_2H_5OH), dem Trinkalkohol. Hierbei ist es nicht wichtig, ob die Hydroxygruppe am ersten oder am zweiten der miteinander verbundenen C-Atome hängt. Egal, wie man das Molekül dreht und wendet, es ist immer dasselbe.

Als Propanol wird der Alkohol mit drei Kohlenstoffatomen und einer Hydroxygruppe bezeichnet. Im Gegensatz zum Ethanol macht es hier einen Unterschied, ob die Hydroxygruppe am äußeren (1-Propanol) oder am mittleren C-Atom (2-Propanol) hängt. Das sind zwei verschiedene Verbindungen mit unterschiedlichen Eigenschaften. Die meisten von euch werden 2-Propanol kennen, aber vermutlich eher unter seinem gebräuchlicheren Namen: Isopropanol.

Isopropanol wird, wie auch Ethanol, zum Desinfizieren verwendet. Die meisten Handdesinfektionsmittel, die wir in den letzten Jahren aufgrund von Corona so zahlreich gekauft haben, enthalten einen der zwei Alkohole, da sie beide dazu in der Lage sind, Keime abzutöten.

Spricht man von »alkoholischen Getränken«, ist damit kein reines Ethanol gemeint, das man mit irgendeinem Geschmack verfeinert hat, denn davon würde man nicht sehr viel trinken können – wenn man es überhaupt hinunterbekäme.

Alkoholische Getränke sind Lösungen von Ethanol in Wasser. Wie viel Alkohol im Getränk enthalten ist, wird in Volumenprozent auf der Flasche angegeben.

Bier hat einen Alkoholanteil von etwa 5 Volumenprozent. Mal mehr, mal weniger. Je nach Sorte. Das bedeutet, dass 100 Milliliter Bier aus 5 Millilitern Ethanol und 95 Millilitern Wasser besteht, in denen die ein oder andere chemische Verbindung gelöst vorliegt.

Alkoholfreies Bier enthält in der Regel übrigens ebenfalls Alkohol. Ein Bier gilt nämlich dann als »alkoholfrei«, wenn es nicht mehr als 0,5 Volumenprozent Alkohol enthält. Wer also ein Bier trinken will, das tatsächlich gar keinen Alkohol enthält, muss eines wählen, auf dessen Etikett explizit »0,0 %« steht.

Alkohol versteckt sich aber auch in anderen Getränken, bei denen man es vielleicht nicht gleich vermutet. In Fruchtsäften zum Beispiel. Fruchtsäfte dürfen bis zu 0,38 Volumenprozent Alkohol enthalten. Aber keine Sorge, das schadet euren Kindern nicht. Außer sie trinken mehrere Liter davon auf einmal! Wenn euer Kind also zehn Flaschen Apfelsaft in sein Zimmer schleppt, dann solltet ihr vielleicht hellhörig werden. Vor allem, wenn es auch noch Brot mitnehmen möchte. Oder Kuchen. Ja, auch Brot und Kuchen enthalten Alkohol. Jeweils etwa 0,3 Volumenprozent. Die Gefahr, dass die Kinder auf dem nächsten Kindergeburtstag anfangen werden zu lallen, dürfte jedoch verschwindend gering sein.

Das wirft unweigerlich die Frage auf, wie der Alkohol in diese Lebensmittel reinkommt. Die Antwort lautet: durch Gärungsprozesse.

Bei der Vergärung werden die Einfachzucker Glukose und Fruktose durch Hefepilze in Ethanol umgewandelt – sie werden vergoren. Das Ziel der Hefepilze ist dabei nicht die Produktion von Alkohol. Sie möchten sich einfach nur vermehren. Und dafür brauchen sie eben Zucker als Energielieferant. Der Alkohol entsteht da nur nebenbei. Als Stoffwechselprodukt. Mehr zu Zucker findet ihr in Kapitel 15.

Gärungsprozesse lassen sich aber auch wieder aufhalten. Dazu muss man die Hefepilze abtöten. Das erreicht man zum Beispiel durch Hitze. Man nennt das Pasteurisierung. Nach Louis Pasteur, dem französischen Chemiker, Physiker, Biochemiker und dazu noch Mitbegründer der medizinischen Mikrobiologie, der dieses Verfahren 1864 entwickelte. Auf diese Weise werden unter anderem Fruchtsäfte länger haltbar gemacht. (Ja, auch Milch.)

Übrigens enthalten auch Bananen Alkohol. Je länger sie reifen, desto süßer schmecken sie. Das liegt daran, dass Bananen Stärke enthalten. Stärke ist eine chemische Verbindung, die aus ganz vielen Glukosemolekülen aufgebaut ist. Wenn die Banane also so vor sich hin reift, wird die Stärke in ihr zu Glukose abgebaut.

Die Glukose in der Banane wird dann zum Teil zu Alkohol vergoren. So kommen Bananen auf einen Alkoholgehalt von bis zu 0,6 Volumenprozent. Vielleicht ist das der Grund, warum meine ehemalige Arbeitskollegin immer nur die braunen Bananen, die schon länger vor sich hin gegärt waren, essen wollte. Ich weiß es nicht.

Beim Thema Bananen muss ich aber nicht nur an sie, sondern auch an einen ehemaligen Klassenkameraden denken. Als wir damals nach den Sommerferien zurück in die Schule kamen, roch sein Rucksack penetrant nach Essig. Keine Ahnung, warum er das erst im Klassenzimmer bemerkte. Als er den Reißverschluss der Vordertasche öffnete, fand er darin braunen Matsch einer mindestens sechs Wochen alten Banane vor, die er wohl am letzten Schultag da reingepackt und, statt sie zu essen, einfach vergessen hatte. Kommt bei Kindern hin und wieder vor. Wir allerdings waren Anfang zwanzig und gerade dabei, unser Abitur nachzumachen. Hier stellt sich nur die Frage, warum roch die Banane nach Essig und nicht nach Ethanol? Die Glukose der Banane wurde zuerst zum Ethanol vergoren, der Alkohol wiederum wurde anschließend durch den Luftsauerstoff mithilfe von Bakterien zu Essigsäure oxidiert. Alles ist Chemie.

Wie manche vielleicht wissen, wird Glukose auch Traubenzucker genannt. Und woran lässt uns Traubenzucker denken? Ganz genau. An Trauben. Weintrauben.

Streng genommen heißen Weintrauben übrigens gar nicht Weintrauben, sondern Weinbeeren. Weintrauben sind nämlich die kompletten Fruchtstände der Weinrebe, also die Beeren zusammen mit dem Stielgerüst. Wenn man von einer Traube von Menschen spricht, meint man damit auch nicht eine einzelne Person, sondern eine Gruppe von Menschen. Think about it.

Aus Weintrauben lassen sich verschiedene Getränke herstellen. Traubensaft zum Beispiel. Oder Wein.

Die Herstellung von Traubensaft ist sogar aufwendiger als die von Wein, denn dafür muss jede Beere einwandfrei sein. Faule Beeren können da den Geschmack verderben. Verdorbenen Traubensaft möchte man nicht trinken. Bei Wein hingegen fallen ein paar wenige schlechte Trauben nur sehr gering ins Gewicht.

Um Traubensaft herzustellen, werden die Trauben früh im Herbst gepflückt, da sie dann noch nicht so süß sind. Die Süße der Beeren kommt vor allem von der in ihnen enthaltenen Glukose und Fruktose. Da sich Hefepilze auf den Beeren befinden, muss man schnell arbeiten, damit diese möglichst wenig Zeit bekommen, um die Einfachzucker in Alkohol umzuwandeln.

Die Trauben werden nach dem Pflücken zuerst entrappt, was bedeutet, dass man die Beeren von ihrem Stielgerüst befreit. Anschließend wird aus der Maische, also dem Gemisch aus Traubensaft, Traubenkernen und Beerenschalen, der Most abgepresst. Dabei handelt es sich um einen trüben Saft, in dem sich unter anderem noch Hefe befindet. Diese muss mitsamt den anderen Bestandteilen schnell abfiltriert werden, sodass man einen klaren Saft erhält. Danach wird der Saft pasteurisiert. Die Hitze tötet die letzten verbliebenen Hefepilze ab.

Unter den Fruchtsäften stellt Traubensaft, was den Alkoholgehalt angeht, einen Sonderfall dar. Er darf als einziger nicht nur 0,38, sondern sogar bis zu 1 Volumenprozent Alkohol enthalten. Das liegt in der von Natur aus starken Besiedlung der Beeren mit den Hefepilzen begründet, weshalb Trauben stärker gären können als die anderen Früchte.

Möchte man doch mehr Alkohol im Traubensaft haben, lässt man die Gärung einfach zu und erhält vergorenen Traubensaft.

Vergorener Traubensaft wird Wein genannt, und Wein enthält zwischen 9 und 13 Volumenprozent Alkohol.

Bei der Herstellung von Wein achtet man nur bei edleren Weinen darauf, dass die Beeren einwandfrei sind, da eine Trennung der schlechten von den guten Beeren Geld kostet und ohne sie der Wein günstiger verkauft werden kann. Durch die Gärung fällt das – wie erwähnt – ohnehin nicht unbedingt auf.

Um Rotwein zu bekommen, geht man ähnlich wie bei der Herstellung des Traubensaft vor, nur lässt man die Trauben länger reifen, bevor man sie pflückt. Dadurch enthalten sie mehr Zucker, wodurch bei der Gärung folglich mehr Alkohol gebildet werden kann.

Der Maische wird für den Gärungsprozess meist extra Hefe zugegeben. Man verlässt sich also nicht unbedingt auf die Hefepilze auf den Schalen. Lässt man den Zucker (fast) komplett zu Alkohol umwandeln, erhält man einen trockenen Rotwein. Unterbricht man die Gärung vorzeitig, zum Beispiel durch Entfernung der Hefe, enthält der entstandene Wein noch Restzucker und schmeckt dementsprechend süßer als ein trockener Wein. Da Fruktose bei der Gärung langsamer in Ethanol umgewandelt wird als Glukose, ist der Fruktosegehalt im Wein höher als der Glukosegehalt. In den Beeren war das Verhältnis noch 1:1, da die beiden Monosaccharide Glukose und Fruktose aus der Spaltung des Disaccharids Saccharose, dem normalen Haushaltszucker, entstehen.

Ein Alkoholgehalt größer als rund 15 Volumenprozent kann allerdings nicht durch natürliche Gärung entstehen, da Alkohol in höherer Konzentration die Hefepilze abtötet. Stichwort: Desinfektionsmittel.

Der Rotwein erhält seine charakteristische Farbe, indem der bei der Vergärung entstehende Alkohol die roten Farbstoffe aus den Beeren löst. Man spricht dabei von der Maischegärung.

Bei Weißwein hingegen wird der Most vergoren (Mostgärung). Da im Most keine roten Schalen mehr vorhanden sind, erhält der Wein folglich auch keine rote Farbe. Aus roten Beeren lässt sich also sowohl Rot- als auch Weißwein herstellen. Aus hellen Beeren – Überraschung – nur Weißwein.

Aber egal, ob Rot- oder Weißwein, Weine enthalten (fast) immer Schwefelverbindungen. Der Schwefel wird häufig in Form des Gases Schwefeldioxid hinzugegeben, das unter anderem antimikrobiell wirkt. Dadurch werden verschiedene Mikroorganismen – wie auch die Restmengen an Hefe – abgetötet. Durch das Abtöten der Hefe werden weitere Gärungsprozesse verhindert. Je süßer der Wein, desto empfänglicher ist er für Gärungsprozesse, weshalb man für ihn auch mehr Schwefel benötigt.

Der Hauptgrund, warum Wein geschwefelt wird, ist aber, dass das bei der Gärung ebenfalls entstandene Acetaldehyd gebunden wird. Das aus der Oxidation von Ethanol gebildete Acetaldehyd wird – wie in der Banane meines ehemaligen Klassenkameraden – durch Sauerstoff weiter zu Essigsäure oxidiert. Ein geringer Anteil Essigsäure kommt praktisch in jedem Wein vor. Viel Essigsäure würde den Wein jedoch ungenießbar machen. Das gilt es zu verhindern.

Die zugegebene Schwefelverbindung schützt zudem noch die empfindlichen Aromastoffe des Weins vor dem oxidierenden Luftsauerstoff. Schwefel sorgt also ebenfalls dafür, dass der Geschmack des Weins erhalten bleibt. Das Problem ist jedoch, das richtige Verhältnis zu finden, da auch zu viel Schwefel den Geschmack des Weins verändert. Wurde am Anfang aus Kostengründen nicht darauf geachtet, keine fauligen Beeren für die Gärung zu verwenden, benötigt man nun mehr Schwefel. Das erklärt, warum edlere Weine weniger Schwefel enthalten als die günstigen Varianten.

Für Rotweine wird in der Regel aber weniger Schwefel benötigt als für Weißweine. Das liegt darin begründet, dass Weißweine weniger Phenole enthalten, die neben der Farbe, dem Geruch und dem Geschmack eine antibakterielle und antioxidative Wirkung haben. Sind weniger Phenole vorhanden, bedeutet dies, dass mehr Schwefel benötigt wird.

Rotweine enthalten dafür im Vergleich zu den Weißweinen einen höheren Anteil an Methanol. Methanol entsteht durch den enzymatischen Abbau von Pektinen. Pektine sind pflanzliche Vielfachzucker und vor allem in den Schalen der Beeren enthalten. Je länger also der Wein auf der Maische stehen gelassen wurde, desto höher ist letztlich sein Methanol-Anteil. Methanol ist giftig, da es im Körper zu Formaldehyd und dieses zur Ameisensäure abgebaut wird. Hierzu lest ihr später noch mehr.

Wodka hingegen, sprachlich die Verniedlichungsform von Woda, zu Deutsch: Wasser, wird meistens aus Getreide wie Roggen und Weizen hergestellt, aber ebenso aus Kartoffeln. Bei der Herstellung von Wodka aus den Knollen wird die in den Kartoffeln enthaltene Stärke enzymatisch zu Glukosemolekülen abgebaut, bevor die entstandene Glukose im Anschluss durch zugegebene Hefe vergärt wird. Man erhält dabei etwa 6 bis 7 Volumenprozent Alkohol. Da Kartoffeln hohe Mengen an Pektin enthalten und Pektin beim Gärprozess zu Methanol gespalten wird, muss es abgetrennt werden. Aus diesem Grund, und weil man das reine Ethanol gewinnen will, muss man das Ganze destillieren.

Methanol hat einen Siedepunkt von 64,7 Grad Celsius. Ethanol hingegen siedet erst bei 78,37 Grad Celsius. Anhand der unterschiedlichen Siedepunkte kann man eine Mischung von Methanol und Ethanol trennen. Sieden bedeutet, dass eine Flüssigkeit in den gasförmigen Zustand übergeht. Um sie zum Sieden zu bringen, führt man ihr durch Erhitzen Energie zu. Wärmeenergie. Die zugeführte Energie hebt dann die Anziehungskräfte zwischen den einzelnen Molekülen auf, sodass die Moleküle aus der Flüssigkeit in die Gasphase übergehen.

Bei der Destillation (in kleinem Maßstab) heizt man das Gemisch, das man trennen möchte, in einem Kolben langsam auf. Erreicht man die 64,7 Grad Celsius, beginnt das Methanol zu sieden. Der Methanoldampf gelangt daraufhin in den an den Kolben angebrachten Kühler, der das Methanol wieder unter seinen Siedepunkt abkühlt und somit verflüssigt.

Das flüssige Methanol läuft vom Kühler aus in einen anderen Kolben. Die Temperatur bleibt konstant, bis das Methanol weitgehend entfernt wurde. Sobald die Wärmeenergie nicht mehr für die Anziehungskräfte zwischen den Methanolmolekülen benötigt wird, heizt das Gemisch weiter auf. Sobald 78,37 Grad Celsius erreicht werden, wird das Ethanol nach demselben Prinzip abgetrennt. Man sollte zuvor natürlich den Kolben am Ende des Kühlers entfernt und durch einen neuen ausgetauscht haben. Das Ethanol wird durch mehrfache Destillation aufgereinigt und anschließend mit Wasser auf Trinkstärke gebracht. Wodka enthält in der Regel rund 40 Volumenprozent Alkohol.

Wird das alkoholische Getränk getrunken, geht das Ethanol praktisch vollständig ins Blut über. Die Aufnahme beginnt bereits im Mund und in der Speiseröhre. Der größte Teil des Ethanols wird jedoch im Magen und im Dünndarm resorbiert.

Ist der Magen leer, wird das Ethanol schneller in den Dünndarm weitertransportiert und geht folglich schneller ins Blut über. Auch durch das Trinken kohlensäurehaltiger Getränke wird Ethanol schneller aufgenommen, was daran liegt, dass die Kohlenstoffdioxid-Bläschen die Schleimhaut im Magen reizen, wodurch diese besser durchblutet wird. Eine bessere Durchblutung erhöht die Geschwindigkeit der Aufnahme des Ethanols.

Alkohol wird im Körper durch die Alkoholdehydrogenase (ADH) zu Acetaldehyd abgebaut. Dieser Vorgang findet in der Leber statt. Die Aldehyddehydrogenase baut das Acetaldehyd dann weiter zu Essigsäure ab, die dann wiederum zu Kohlenstoffdioxid (CO_2) und Wasser gespalten wird.

Alkohol wird gleichmäßig aus dem Blut eliminiert. Pro Stunde nimmt die Blutalkoholkonzentration in etwa um 0,15 Promille ab. Der Grund dafür ist die begrenzte Kapazität der Alkoholdehydrogenase.

Wie genau Ethanol im Körper wirkt, ist noch nicht vollständig geklärt. Man geht davon aus, dass Ethanol nicht nur an Rezeptoren bindet und so seine Wirkung entfaltet, sondern eher, dass es sich im zentralen Nervensystem (ZNS) in die Zellmembranen einlagert.

Trotzdem wirkt Ethanol ebenso auf die Neurotransmittersysteme. Es übt zum Beispiel aktivierende Effekte auf die GABA-A-Rezeptoren aus, indem es die Menge an GABA, der Gamma-Aminobuttersäure, erhöht, wodurch Ethanol dämpfend wirkt (mehr zu GABA in Kapitel 11). Bei Alkoholikern vermindert sich die Anzahl der GABA-A-Rezeptoren, was zur Folge hat, dass von ihnen mehr Alkohol getrunken werden kann, bis die dämpfende Wirkung eintritt. Es kommt zur Toleranzentwicklung.

Ethanol hat auch hemmende Effekte auf die NMDA-Rezeptoren im Gehirn. Das ist der Grund, weshalb es zu Gedächtnisstörungen kommt, wenn man zu viel Alkohol getrunken hat. NMDA steht für N-Methyl-D-Aspartat. Außerdem hat Alkohol enthemmende Effekte, wie sicherlich jedem bekannt sein dürfte, der Angetrunkene live in Aktion erlebt hat. Aber auch eine angstlösende Wirkung. Man wird mutig. Oft übermütig, was gefährlich sein kann. In hohen Konzentrationen wirkt Alkohol dämpfend auf das ZNS. Er ist also auch ein Schlafmittel. Jedoch kein empfehlenswertes.

Es gibt eine interessante Krankheit, die vermutlich selten vorkommt, aber sehr gut hier hinpasst. Sie heißt Eigenbrauer-Syndrom. Man kennt zwar nicht viele Fälle davon, aber die Dunkelziffer dürfte wesentlich höher sein. Beim Eigenbrauer-Syndrom ist das Mikrobiom, also die »Darmflora«, gestört – vermutlich durch die zu häufige Einnahme von Antibiotika. Dadurch wird der Darm unter anderem von Hefepilzen besiedelt, die – ihr ahnt es schon – Glukose und Fruktose in Ethanol umwandeln, weshalb die Betroffenen angetrunken sind, obwohl sie gar keinen Alkohol getrunken haben, was letztlich auch zu einer Leberschädigung führen kann.

Alkohol – unterschätzt und verdammt gefährlich

Obwohl (oder gerade weil?) Alkohol legal ist, können wir uns und unserem Umfeld damit einen enorm großen Schaden zufügen und durch übermäßigen Konsum unsere eigene Gesundheit ruinieren. Alkoholabhängigkeiten zerstören ganze Familien. Der volkswirtschaftliche Schaden durch Alkohol ist immens.

Bei Alkohol unterscheiden wir die akute und die chronische Alkoholvergiftung, also die Vergiftung nach immer wiederkehrendem Alkoholkonsum über Monate und Jahre hinweg. Die *American Psychiatric Association* diagnostiziert eine akute Alkoholvergiftung durch das Aufeinandertreffen folgender drei Gegebenheiten:[27]

1. Kürzlich erfolgter Alkoholkonsum.
2. Offensichtliches unangepasstes Verhalten in Bezug auf mindestens einen der folgenden Bereiche: Sexualität, Aggressivität, instabile Stimmung, beeinträchtigtes Urteilsvermögen oder beeinträchtigtes soziales Verhalten.
3. Eines oder mehrere der folgenden Symptome: verwaschene Sprache, unkoordinierte Bewegungen, unsicherer Gang, Augenzittern, Probleme mit der Aufmerksamkeit beziehungsweise dem Gedächtnis, vollständiger Aktivitätsverlust bei ansonsten wachem Bewusstseinszustand, Koma oder andere Symptome, die nicht mit einer anderen Erkrankung in Verbindung gebracht werden können.

Kurz zusammengefasst: *Jeder* herkömmliche Vollrausch ist eine Alkoholvergiftung! Das mag euch vielleicht verwundern, denken wir bei einer Vergiftung doch eher an Atemprobleme, Blutdruckabfall und eine Notfallbehandlung in der Fernsehserie *Emergency Room*.

Eine Vergiftung muss aber nicht immer gleich mit dem Schlimmsten enden. Eine Vergiftung ist – vereinfacht formuliert – eine negative Beeinträchtigung von Körperfunktionen aufgrund der Aufnahme schädigender Substanzen (Toxine). Sofern ihr also auf den Weihnachtsmarkt geht, um euch mit Glühwein »einen anzududeln« (wie ein Kollege von mir es immer nennt) oder das Oktoberfest besucht und euch dort betrinken müsst, weil »man es da ja ansonsten nicht aushält«, vergiftet ihr euch mit voller Absicht. Würdet ihr das auch mit einem anderen Toxin machen?

Wie viel Alkohol sorgt für eine akute Alkoholvergiftung?

Die Symptome, die ihr beim Trinken von Alkohol verspürt, stehen ziemlich genau mit der Menge an Alkohol, die in eurem Blut vorhanden ist, in Zusammenhang. Oder anders gesagt: Je mehr Alkohol ihr trinkt, desto gravierender sind eure Vergiftungserscheinungen. Der Alkoholgehalt im Körper wird hierbei in Promille angegeben. Ein Promille entspricht einem Gramm reinen Alkohols pro Kilogramm Blut. Zur Vereinfachung können wir annehmen, dass ein Liter Blut exakt ein Kilogramm wiegt. Den Alkoholgehalt im Körper können wir analytisch sehr genau bestimmen, indem wir das Blut direkt in einem Labor untersuchen lassen. Um auf eine sehr grobe Näherung zu kommen, können wir aber auch rechnen. Keine Angst, das ist selbst für eine Mathe-Null, wie ich es bin, kein Hexenwerk.

Nach der Aufnahme ins Blut verteilt sich Trinkalkohol hauptsächlich im wasserhaltigen Körpergewebe wie dem Muskelgewebe. Deshalb weist der durchschnittliche männliche Körper einen höheren Wasseranteil auf als der weibliche, da er mehr Muskelgewebe hat. Bei Frauen verteilt sich der Alkohol auf ungefähr 60 Prozent des Körpergewichts, bei Männern hingegen auf etwa 70 Prozent. Wenn wir nun davon ausgehen, dass 100 Prozent des getrunkenen Alkohols in das Blut übergeht und dass wir pro Stunde rund 0,15 Promille durch Abbaumechanismen loswerden, können wir unseren Blutalkoholgehalt wie folgt annähernd berechnen:

Alkohol in g/(Körpergewicht in kg x 0,6 (Frauen) oder 0,7 (Männer) – (0,15 x Stunden nach Beginn des Alkoholkonsums) = Promille Blutalkohol

Wie ihr schon erfahren habt, wird bei den meisten Getränken Alkohol in Volumenprozent angegeben. Im folgenden Beispiel werden wir das vereinfacht einmal darstellen. Kompliziertere chemische Prozesse, die sich auf das Volumen geringfügig auswirken, vernachlässigen wir. In einer Flasche Whisky mit 50,0 Volumenprozent ist demnach die Hälfte der Menge als reiner Trinkalkohol vorhanden. Wenn wir wissen wollen, wie viel Gramm Alkohol das entspricht, müssen wir die Menge mit der Dichte von Ethanol, gerundet auf 0,8, multiplizieren. In 700 Milliliter Whisky mit 50 Volumenprozent sind also 350 Milliliter Ethanol, also 350 Milliliter x 0,8 = 280 Gramm Alkohol enthalten.

Sofern ein 80 Kilogramm schwerer Mann diese ganze Flasche auf Ex trinken würde, kämen wir demnach gemäß obiger Formel grob gerundet auf folgenden Promillegehalt im Blut: 280 Gramm/(80 Kilogramm x 0,7) – 0 (da er gerade angefangen hat zu trinken und auf ex trinkt). Er könnte also mit rund 5 Promille rechnen.

Allerdings muss ich noch einmal betonen: Hierbei handelt es sich lediglich um eine grobe Näherung. Der Übertritt von Alkohol ins Blut erfolgt meist nicht exakt zu 100 Prozent und hängt beispielsweise auch vom Inhalt eures Magens ab. Weiterhin würdet ihr wahrscheinlich erbrechen, wenn ihr eine ganze Flasche Whisky auf einmal trinken würdet. Aber ich denke, ihr habt eine ungefähre Ahnung davon bekommen, wie sich der Blutalkoholgehalt in Abhängigkeit vom getrunkenen Alkohol verhält.

Hätte unser Beispiel-Mann wirklich 5 Promille Alkohol im Blut, müsste er aller Voraussicht nach ernsthafte gesundheitliche Konsequenzen erwarten. Im Schnitt könnt ihr davon ausgehen, dass ab 2,4 Promille Alkohol Probleme mit der Atmung eintreten können und ab 4 Promille der Tod eine nicht unwahrscheinliche Möglichkeit ist.[28] Je nachdem, wie es um eure individuelle Biochemie bestellt ist, weichen diese Werte nach oben oder unten ab. Falls ihr Alkohol-Vieltrinker seid, seid ihr vermutlich auch besser an Alkohol gewöhnt. Wenn ihr nur sehr selten Alkohol zu euch nehmt, dürftet ihr sensibler auf die Effekte von Alkohol reagieren.[29]

Wenn ich euch nun alle großen oder kleinen gesundheitlichen Beschwerden auflisten würde, die durch eine akute Vergiftung mit Ethanol auftreten können, könnte ich allein mit einer reinen Auflistung die nächsten zehn Seiten locker füllen. Neben Unterzuckerung, zu niedrigem Kaliumspiegel, anhaltendem beschleunigten Puls, Ausdehnung der Blutgefäße und vielen anderen Dingen sind auch so klangvolle Dinge wie das Holiday-Heart-Syndrom dabei. Hierbei wird durch einmaligen hohen Alkoholgenuss ein Vorhofflimmern ausgelöst. Dies ist charakterisiert durch unregelmäßigen, zu schnellen Herzschlag, verbunden mit Atemnot, Brustschmerz, Schwindel sowie einem Angst- oder Beklemmungsgefühl. Da die ursächlichen hohen Mengen an Alkohol von den Betroffenen meist am Wochenende oder im Urlaub getrunken werden, wird es also übersetzt Urlaubs-Herz-Syndrom genannt.

Fusel und andere Bei-Substanzen

In den meisten alkoholischen Getränken finden sich neben dem Trinkalkohol, dem Ethanol, noch einige andere Substanzen, die sich während der alkoholischen Gärung, der Destillation oder auch während der anschließenden Lagerung, beispielsweise im Holzfass, einfinden. Dies können sehr komplexe organische Moleküle sein, etwa die Verbindungen Aceton, Tannin, Furfural oder auch Fusel-Alkohole. Keine Angst, wir müssen nun nicht im Detail auf die chemische Identität jeder einzelnen dieser Substanzen eingehen. Wichtig für uns sind jedoch die folgenden zwei Fakten:

1. In den verschiedenen alkoholischen Getränken sind unterschiedlich viele dieser Bei-Substanzen enthalten.
2. Jede einzelne dieser Bei-Substanzen kann geschmackliche und natürlich auch toxische Auswirkungen auf uns haben. Wir müssen bei alkoholischen Getränken also nicht nur auf die schädigenden Effekte des Ethanols, sondern auch auf die der Bei-Substanzen eingehen.

Zu unserer Erschwernis sind die Art und auch die Quantität der Bei-Substanzen in den diversen alkoholischen Getränken unterschiedlich stark vorhanden. In Bourbon, einem amerikanischen Whiskey, welcher hauptsächlich aus Mais hergestellt wird, wurden beispielsweise schon 37-mal so viele Bei-Substanzen gefunden wie in Wodka.[30] Und schottischer Whisky, Brandy oder gar Rotwein beinhalten ebenfalls sehr viel mehr Bei-Substanzen als Wodka oder Gin.[31]

Eine besondere Rolle bei toxischen Auswirkungen scheinen die Fusel-Alkohole zu spielen. Fusel-Alkohole bilden sich ebenfalls während der alkoholischen Gärung. Meist haben sie eine ölige Konsistenz, weswegen man auch von Fuselölen spricht.

Fusel steht umgangssprachlich für schlechten und billigen Schnaps. Viele von uns haben sicherlich schon ein paarmal nach dem Trinken eines eher mies schmeckenden alkoholischen Getränks das Gesicht verzogen und abschätzig »Pfui Teufel, ist das ein Fusel« gesagt. Allerdings wird dies dem Wesen der Fusel-Alkohole nicht gerecht.

An dieser Stelle möchte ich gerne auf meinen Lieblingsarzt

Theophrastus Bombast von Hohenheim, genannt Paracelsus, verweisen, welcher Mitte des 16. Jahrhunderts verstarb. Knapp zusammengefasst entstammt der Spruch »Die Dosis macht das Gift« aus seiner Feder. Und auf Fuselalkohole trifft das in vielfacher Hinsicht perfekt zu. In niedrigen Konzentrationen können Fuselalkohole auf höchst angenehme Art und Weise den Geschmack einer Spirituose beeinflussen.

Whisky-Liebhaber schätzen die große Vielfalt der Aromen des Getränks – jede Destillerie, jeder Jahrgang, jede Edition ist auf ihre Weise einzigartig. Einen entscheidenden Faktor für diese Geschmacksvielfalt stellen Art und Menge der enthaltenen Fusel-Alkohole dar. So soll Amylalkohol beispielsweise ein fruchtiges Röstaroma aufweisen, und 2-Phenylethanol duftet nach Rosen. Isoamylalkohol hingegen riecht stechend alkoholisch.

Und nicht nur, dass die Fuselalkohole an sich schon spezifische Geschmacks- und Geruchseigenschaften haben, sie können auch bei einer an das Brennen anschließenden Lagerung in einem Fass eigene chemische Reaktionen eingehen. Zusammen mit Säuren reagieren sie beispielsweise zu bestimmten chemischen Verbindungen, den Estern. Diese sind für ihren fruchtigen Geschmack bekannt. So kann der Fuselalkohol Propanol zusammen mit Essigsäure (aus dem Eichenholzfass) zu Essigsäurepropylester werden, das ein Birnenaroma aufweist. Isobutanol hingegen wird mit Essigsäure zu Isobutylacetat, dessen Aroma stark an Bananen erinnert. Ein gewisses Maß an Fuselalkoholen ist also in vielen Getränken, wie beispielsweise Whisky, gewollt. Sind sie doch ein essenzieller Bestandteil eines hochwertigen, vielfältigen, schmackhaften und alkoholischen Getränks.

Allerdings sind zu viele Fuselalkohole nicht gesund. Und hier kommen wir zum Kater.

Der Morgen danach

Kommt euch diese Situation bekannt vor? Ihr seid mit Freunden unterwegs. Aus einem anfänglichen Abendessen wird eine lange Nacht. Frühmorgens um drei Uhr fallt ihr nach einem lustigen Abend völlig übermüdet, aber gut gelaunt in euer Bett. Durch den vielen Alkohol ist euch ein wenig schwindlig. Vielleicht bereitet euch der Alkohol durch den Schwindel auch Probleme beim Einschlafen. Letztlich siegt jedoch die Müdigkeit.

Nach einer unruhigen Nacht erwacht ihr am nächsten Tag gegen Mittag. Allerdings fühlt ihr nicht diese erholsame Frische, die sich normalerweise einstellt, wenn ihr am Wochenende ausgeschlafen habt. Stattdessen verspürt ihr schreckliche Kopfschmerzen, die in schöner Synchronisation zu eurem Herzschlag erscheinen: Mit jedem Pochen ist es, als würde ein kleiner Zwerg mit einem Hämmerchen auf euren Kopf schlagen. Diese Kopfschmerzen werden begleitet von Übelkeit, einem schrecklichen Durst, einer Überempfindlichkeit gegenüber Helligkeit und Geräuschen, geröteten Augen sowie einer tief sitzenden Erschöpfung. Ihr habt einen Kater.

Dieser wird zu einem Großteil durch ein Abbauprodukt des Ethanols, das Acetaldehyd, ausgelöst. Wie ihr weiter oben bereits erfahren habt, ist dieses Acetaldehyd nur ein Zwischenprodukt bei der internen Beseitigung des Ethanols. Leider vertragen wir jedoch genau dieses Zwischenprodukt nicht sonderlich gut. Acetaldehyd führt zur Produktion von freien Sauerstoffradikalen, und diese können die Zellwände eurer Körperzellen schädigen, was für den Brummschädel zumindest teilweise ursächlich ist.

Allerdings sind auch die zuvor erwähnten Bei-Substanzen, wie beispielsweise die Fuselalkohole, für eure üblen Kopfschmerzen verantwortlich. Wissenschaftler der University of California haben schon 1970 nachgewiesen, dass alkoholische Getränke mit vielen Bei-Substanzen einen schlimmeren Kater verursachen als alkoholische Getränke mit wenigen.[32]

Übrigens, auch beim Erbrechen ist unser schönes Acetaldehyd maßgeblich beteiligt. Sobald die Leber merkt, dass es überhandnimmt und nicht rechtzeitig abgebaut werden kann, wird Erbrechen ausgelöst. Dies soll den Körper vor weiteren Schädigungen durch noch mehr Acetaldehyd schützen. Verstärkt wird dies dadurch, dass Alkohol Entzündungen im Magen auslöst. Magensäfte werden vermehrt produziert und geraten in »Wallung«. Dies verstärkt euer Gefühl von Übelkeit und Erbrechen-Wollen. Beim Erbrechen spielen also Magen und Leber ein unschlagbares Duo.

»Bier auf Wein, das lass sein. Wein auf Bier, das rate ich dir«

Diesen vermeintlich weisen Spruch haben wir alle gehört oder sogar selbst einmal von uns gegeben. Demnach sollen wir heftigere Katersymptome erleiden, wenn wir zuerst Bier und dann Wein trinken. Umgekehrt hingegen sei das kein Problem.

Ob dies wirklich stimmt, haben Wissenschaftler der Universität Witten/Herdecke 2019 an 90 Studierenden überprüft.[33] Die Studierenden wurden in drei Gruppen mit jeweils 30 Teilnehmerinnen und Teilnehmern unterteilt. Gruppe 1 trank zuerst Bier und im Anschluss Wein. Gruppe 2 startete mit Wein und wechselte dann zu Bier. Anschließend wurden die Symptome, unter denen die Probanden litten, penibel dokumentiert. Rund eine Woche später fand das kontrollierte Betrinken erneut statt, dieses Mal jedoch mit umgekehrten Vorzeichen. Gruppe 1 begann mit Wein und wechselte dann zu Bier. Gruppe 2 fing mit Bier an und ging dann zu Wein über. Eine dritte Gruppe trank jeweils nur eine Sorte Alkohol. Das Ergebnis war, dass sich keine der Gruppen maßgeblich von einer anderen Gruppe in puncto Kater unterschied. Es war also völlig egal, ob zuerst Wein oder Bier oder gar nur eine Sorte Alkohol konsumiert wurde. Auf das Erscheinen und die Symptome des Katers hatte dies keinen Einfluss. Der Spruch ist also – zumindest auf den gesundheitlichen Aspekt bezogen – nicht korrekt.

Mich hat dann aber doch die Neugierde gepackt, und ich habe die Herkunft des Spruchs recherchiert. Und siehe da, sie ist rein historisch bedingt. Im Mittelalter war Dünnbier das Getränk der einfachen Leute, wohingegen Wein das Getränk der Reichen und Wohlhabenden war. Zuerst im Leben Bier zu konsumieren und in späteren Jahren Wein, symbolisierte somit den wirtschaftlichen Aufstieg einer Person. Wohingegen zuerst Wein und dann Bier zu trinken den kapitalistischen Niedergang versinnbildlichte.

Methanol-Verunreinigung: Tödlicher Qualitätsmangel

»Der Schnaps schmeckt so schlecht, da wird man blind davon.« Kennt ihr den Ursprung dieser Aussage? Es geht dabei um eine potenzielle Verunreinigung des Getränks mit Methanol. Weiter oben habt ihr schon erfahren, dass Methanol, ebenso wie Ethanol, bei der alkoholischen Gärung gebildet wird. Bei der anschließenden Destillation ist es dann als leicht flüchtige Substanz im sogenannten Vorlauf zu finden und sollte vom Brennmeister verworfen werden. Es nimmt nämlich einen verhängnisvollen Verlauf, wird es vom menschlichen Körper aufgenommen. Einmal im Körper angekommen wird Methanol in Formaldehyd umgebaut. Aus Formaldehyd wird schließlich in einem weiteren, recht schnellen Umbauprozess Ameisensäure. Diese wird in der Folge etwas langsamer abgebaut. Es kommt deshalb zur Anreicherung von Ameisensäure in eurem Körper mit einer daraus resultierenden Übersäuerung. Das erste Opfer hier ist der Sehnerv.

Methanol-Konsum führt also tatsächlich zur Erblindung und später auch zum Tod. Ihr müsst euch nun jedoch keine gesteigerten Sorgen machen zu erblinden, wenn ihr euch einen 20 Jahre alten Scotch einschenken wollt. In aller Regel haben die Brennmeister das »Problem« mit dem Methanol gut im Griff. Ein nennenswerter Anteil ist nicht im Endprodukt zu erwarten. Zumindest nicht bei den bekannten Marken.

Leider bestätigen Ausnahmen die Regel. 2009 erwarben drei Schüler aus Deutschland auf einer Klassenreise im türkischen Badeort Kemer Schnaps.[34] Mit diesem wollten sie einen beschwipsten Abend genießen. Leider starben die drei an einer Methanolvergiftung. Der Alkohol war hochgradig mit Methanol gepanscht. Die zwei Verkäufer wurden von einem türkischen Gericht zu je 60 Jahren Gefängnis verurteilt. Nicht gerade strafmildernd wirkte sich aus, dass die Händler, ein Brüderpaar, zuvor mehrfach wegen gepanschtem Schnaps aufgefallen waren.

2013 ermordete eine Frau ihren Mann mit Methanol.[35] Die in Tschechien lebende Ehefrau reiste zu ihrem Mann nach Südtirol, der dort als Saisonarbeiter seinen Lebensunterhalt verdiente. Nach dem Besuch fühlte der Mann sich schlecht. Auch berichtete er über den Verlust seines Augenlichts. Zwei Tage später war er tot. Obwohl die Ehefrau den Mord bestritt, wurde sie verurteilt. Dazu beigetragen hatte sicher, dass der Mann nach zwei vorangegangenen Zusammenkünften schon ähnliche Vergiftungssymptome aufgewiesen hatte. Weiterhin wurde bei der

Frau zu Hause in Tschechien eine große Menge an Methanol gefunden.

Wisst ihr, was das Gegenmittel für eine Methanolvergiftung ist? Ethanol, also der normale Trinkalkohol. Wir erinnern uns, dass Methanol durch das Enzym Alkoholdehydrogenase in Formaldehyd und anschließend in Ameisensäure umgewandelt wird. Nehmen wir nun Ethanol zu uns, stürzt sich die Alkoholdehydrogenase nahezu vollständig auf das Ethanol und lässt das Methanol links liegen. Der Abbau des Methanols erfolgt dann auf einem anderen Weg, bei dem keine giftige Ameisensäure entsteht.

Diesen Umstand haben auch Ärzte in Vietnam im Jahr 2018 genutzt.[36] Hier wurde ein 48 Jahre alter Mann am 25. Dezember mit massiven Symptomen einer Methanolvergiftung ins Krankenhaus eingeliefert. Blutuntersuchungen zeigten die Vergiftung eindeutig. Als Gegengift musste der Patient innerhalb kurzer Zeit drei Dosen Bier trinken. In den nächsten zwölf Stunden bekam der Patient eine weitere Dose Bier pro Stunde. Diese ungewöhnliche Behandlung rettete dem Mann das Leben. In Deutschland gibt es inzwischen ein Medikament für die Behandlung einer Vergiftung mit Methanol. Der Mechanismus gleicht der Behandlung mit Ethanol. Spricht man mit Ärzten und Pflegern, berichten diese jedoch, dass dann und wann, wenn das Medikament gerade nicht verfügbar ist, auch hierzulande noch unkonventionell mit Ethanol behandelt wird.

Chronische Schäden

Das Tückische am Alkohol ist, dass es nicht nur zu einer akuten Alkoholvergiftung, welche ihr recht zügig nach dem Konsum bemerkt, kommen kann. Leider kann ein regelmäßiger Alkoholkonsum, der über Monate und Jahre hinweg andauert, auch einen schleichenden Einfluss auf eure Gesundheit haben, und zwar gravierend. Eine der schlimmsten langfristigen Auswirkungen von Alkohol ist ein irreversibler Schaden an eurer Leber. Die meisten leberkranken Menschen, die dies aufgrund von übermäßigem regelmäßigem Alkoholkonsum erleiden, haben eine der drei folgenden Erkrankungen:

1. Eine Fettleber, also das verstärkte Einlagern von Fett in die einzelnen Leberzellen.
2. Hepatitis, eine Entzündung der Leber aufgrund von Alkohol. Leberzellen sterben dadurch ab, und die Leber bildet Narbengewebe.
3. Eine Leberzirrhose. Das ist eine großflächige Zerstörung des normalen Lebergewebes mit weitverbreitetem Narbengewebe.

Während die Fettleber mit der richtigen Lebens- und Ernährungsweise noch reversibel ist, kann die Hepatitis schon endgültige Schäden verursachen. Eine Leberzirrhose hingegen ist final, und nur eine Lebertransplantation kann hier für ein Überleben sorgen.

Alkohol und Krebs

Krebs ist die Geißel unserer Zivilisation. Je älter wir werden, desto größer ist das Risiko, einen Tumor zu entwickeln. Allerdings gibt es neben dem Alter einige weitere Risikofaktoren für die Entwicklung von Krebs – und Alkohol ist einer davon. Schon im Jahr 1910 fiel dem französischen Pathologen *Lamy* auf, dass acht von zehn Patienten mit Tumoren in der Speiseröhre oder dem Magen einen sehr hohen Konsum von Absinth, einer recht starken Spirituose, aufwiesen.[37] Und auch wenn die damaligen Ergebnisse nicht eindeutig auf das Ethanol im Absinth zurückzuführen waren – ihr glaubt gar nicht, was damals im Absinth alles drin war –, ist die Datenlage heute unstrittig.

Ethanol wirkt eindeutig krebserzeugend. Die Menge des konsumierten Ethanols steht dabei in engem Zusammenhang mit dem Risiko, einen Tumor zu bekommen. Eindeutig gesagt: Je mehr Alkohol ihr in eurem Leben konsumiert, desto wahrscheinlicher bekommt ihr davon Krebs. Besonders im Fokus sind hier Tumore im Mund-Rachen-Raum (inklusive Speiseröhre), Leber-, Brust- und Dickdarmkrebs.

Erster Auslöser ist wieder unser Acetaldehyd, das erste Zwischenprodukt beim Abbau von Alkohol.[38] Es interagiert direkt mit der Erbsubstanz und kann somit Mutationen hervorrufen. Weiterhin führt Acetaldehyd, wie schon beschrieben, zu freien Sauerstoffradikalen.[39] Diese können ebenso eurer Erbsubstanz sowie weiteren Strukturen im Körper Schaden zufügen und so Krebs induzieren. Da die Umwandlung von Ethanol in Acetaldehyd nicht nur in der Leber, sondern schon in der Mundhöhle geschieht,[40] sind Mund-Rachen-Tumore bei regelmäßigem Alkoholkonsum gehäuft. Das Ausmaß dieser Umwandlung in der Mundhöhle ist jedoch individuell unterschiedlich und unter anderem vom eigenen Mikrobiom, also der Art und Menge der Mikroorganismen, abhängig.[41]

Darüber hinaus ist Alkoholkonsum dafür bekannt, für einen erhöhten Östrogenspiegel im Blut verantwortlich zu sein, was wiederum ein Risikofaktor für Brustkrebs ist.[42]

Alkohol macht süchtig

Ja, von Alkohol kann man süchtig werden. Es kann zu einer körperlichen und psychischen Abhängigkeit kommen. Die körperliche Abhängigkeit ist dadurch charakterisiert, dass sich der Körper nach längerem und regelmäßigem Konsum an die spezifische Wirkung des Alkohols gewöhnt hat. Er entwickelt eine Toleranz auf Alkohol und fordert immer mehr. Wird plötzlich kein Alkohol mehr getrunken, treten körperliche Entzugssymptome auf. Angstgefühle, Unruhe, Kopfschmerzen und ein teilweise unbändiges Verlangen nach Alkohol sind typische Symptome eines Entzugs. Schwerere Symptome können Halluzinationen, Krampfanfälle und eine Art Delirium sein.

Die psychische Abhängigkeit zeigt sich durch ein unkontrolliertes Verlangen. Betroffene berichten, dass sie ohne Alkohol am Abend gar nicht mehr abschalten können und deswegen immer wieder Alkohol »brauchen«.

Alkohol schädigt das Gehirn

Verschiedene Studien zeigen eindeutig, dass Ethanol direkt euer Gehirn schädigen kann. Dies wird zusätzlich durch den vorhin beschriebenen Leberschaden verstärkt. Im Zuge der Schädigung eurer Leber durch chronischen Alkoholkonsum schafft sie es weniger, den Alkohol vollständig abzubauen. Euer Gehirn ist also dem getrunkenen Ethanol länger ausgesetzt. Zusätzlich entstehen durch den Schaden an der Leber Stressmoleküle, die wiederum direkt euer Gehirn angreifen können. Alles in allem wird dies hepatische Enzephalopathie genannt. Eine chronische Leberschädigung sorgt für eine beeinträchtigte

Entgiftungsfunktion, die zu einer Funktionsstörung des Gehirns führt.

Alkohol und Schwangerschaft

Verzichtet bitte unbedingt auf Alkohol, wenn ihr schwanger seid oder schwanger werden möchtet. Getrunkener Alkohol verteilt sich nicht nur in eurem Körper, sondern auch in eurem ungeborenen Kind. Es gibt hierbei keine harmlose Menge an Alkohol. Schon eine kleine Menge an zusätzlich zugeführtem Alkohol kann zu Schädigungen des Babys im Mutterleib führen. Deshalb solltet ihr in der Schwangerschaft auch auf das literweise Trinken von Fruchtsäften verzichten, da ja auch diese kleine Mengen Alkohol enthalten.

Eine mögliche Schädigung ist beispielsweise das sogenannte fetale Alkoholsyndrom.[43] Ein zu kleiner Kopf, Fehlbildungen im Gesicht, Missbildungen am Herzen, motorische Störungen, Schielen und geistige Behinderung sind nur eine kleine Auswahl der etwaigen durch Alkohol entstehenden vorgeburtlichen Defekte.

Auch beim Stillen solltet ihr Vorsicht beim Umgang mit Alkohol walten lassen. Zwar gibt es durchaus Aussagen von Medizinern, die dahin gehen, dass wenig Alkohol in der stillenden Phase okay sei. Diese Ansicht ist aber umstritten, und es konnte nie eine einheitliche unbedenkliche Alkoholmenge festgelegt werden. Dies ist natürlich auch sehr schwierig, weil wir ja bereits wissen, dass wir durch gewisse Lebensmittel wie Brot, Nudeln oder Säfte ohnehin schon kleine Mengen an Alkohol im Alltag zu uns nehmen. Meine persönliche Meinung ist daher, dass es dem Baby zugutekommt, wenn man es schafft, in dieser Phase auf zusätzlich zugeführten Alkohol (Bier, Wein, Whisky etc.) zu verzichten.

Wie viel darf ich denn jetzt trinken?

Bei einer schweren akuten Alkoholvergiftung, also wenn jemand nicht mehr ansprechbar ist, solltet ihr den Rettungswagen rufen.

Bei regelmäßigem Konsum von Alkohol über einen monatelangen oder jahrelangen Zeitraum müsst ihr euch damit abfinden, dass sich euer Risiko für diverse Erkrankungen erhöht. Welches Risiko ihr dabei eingehen wollt, liegt allein bei euch. Für ein möglicherweise akzeptables Risiko können die Empfehlungen der Deutschen Hauptstelle für Suchtfragen einen Anhaltspunkt liefern. Diese empfiehlt, dass an mindestens zwei Tagen in der Woche überhaupt kein Alkohol getrunken werden soll. Frauen sollten nicht mehr als 12 Gramm Alkohol am Tag trinken (ein kleines Glas Wein; 0,125 Liter). Männer sollten nicht mehr als 24 Gramm Alkohol pro Tag trinken (0,6 Liter Bier). Solltet ihr einmal mehr getrunken haben, dann legt anstatt zwei alkoholfreien Tagen in der entsprechenden Woche ein paar freie Tage mehr ein.

»Hmmm …«, sinniert Martin nachdenklich. Sein Blick geht ein wenig ins Leere, und es scheint sichtlich in ihm zu arbeiten. »Die zwei alkoholfreien Tage schaffe ich schon lange nicht mehr. Auch die Empfehlungen dieser Stelle für Suchtfragen halte ich nicht ein. Ich meine, 0,6 Liter Bier am Tag? Ich trinke inzwischen locker zwei bis drei Liter. Aber ich fühle mich auch nicht schlecht dabei. Im Gegenteil. Und ich merke auch keine Leberprobleme oder so. Vielleicht bin ich einfach resistenter als andere Menschen.«

»Ganz so einfach ist das leider nicht«, erwidert #DerApotheker. »Nehmen wir als Beispiel den gerade von dir erwähnten Leberschaden. Die Leber ist ein wirklich widerstandsfähiges Organ, was sie ja auch sein muss. Sie übernimmt immerhin einen Großteil unserer Entgiftungsprozesse. Aber irgendwann ist es auch ihr zu viel. So ein Leberschaden kommt ja auch nicht von jetzt auf gleich. Das ist ein langsamer Prozess, den du anfangs gar nicht bemerkst. Körperliche Probleme aufgrund einer kaputten Leber spürst du leider oft erst, wenn der Schaden zu groß ist. Lässt du dich denn regelmäßig bei deiner Hausärztin oder deinem Hausarzt untersuchen? Hast du in letzter Zeit mal deine Leberwerte checken lassen?«

»Nein, ich gehe schon seit einigen Jahren nicht mehr zum Arzt. Ich bin ja nie krank.«

»Bei einer Vorsorge, die in jedem Fall sinnvoll ist, könntest du gleich deine Leberwerte überprüfen lassen. Dann hättest du einen groben Anhaltspunkt, ob deine Leber schon etwas gestresst ist oder nicht.«

»Okay, vielleicht mache ich das ja irgendwann«, bestätigt Martin. Er sieht aber nicht sehr überzeugt aus. »Die Empfehlungen, die ihr vorhin genannt habt, können ja gar nicht richtig sein. Heißt es nicht immer, dass ein Glas Rotwein am Tag sogar gesund ist? Da ist nicht die Rede von zwei alkoholfreien Tagen.«

»Ich lese derartige Berichte auch häufiger«, springe ich ein. »Allerdings sind sie leider nicht wahr. Diese Erkenntnisse beruhen alle auf einigen älteren Studien, die durchweg Mängel aufweisen. Beispielsweise waren in einer Untersuchung die abstinenten Menschen, also die Vergleichsgruppe zu den Rotweintrinkern, trockene Alkoholiker. Diese hatten sich in ihrer Trinkerzeit aber schon so sehr geschädigt, dass sich der Gesundheitsschaden durch ihre folgende Abstinenz nicht mehr komplett rückgängig machen ließ. In neueren, besser durchdachten Studien konnte die potenziell gesundheitsfördernde Menge eines Glases Rotwein am Tag auch gar nicht mehr belegt werden. Ich kann es nicht oft genug betonen: Alkohol ist ein Zellgift. Es schädigt deinen Körper nachweislich schon in geringen Mengen. Oder anders gesagt, mit jeder kleinen Menge gehst du ein Risiko für einen Gesundheitsschaden wie Krebs ein. Letztlich ist es eine persönliche Abwägung, wie bereit du bist, dieses Risiko einzugehen. Vor allem, da du erheblich mehr trinkst als die oben erwähnten 0,6 Liter Bier, die die Deutsche Hauptstelle für Suchtfragen erwähnt.«

Martin scheint immer noch nicht überzeugt.

»Denk doch auch mal an den ganzen Stress, den das alles verursacht«, wirft #DerApotheker ein. »Du hast erzählt, dass du mittags schon ein anderes Restaurant aufsuchst, damit deine Kollegen nicht merken, wie viel Bier du trinkst. Du hast also schon selbst festgestellt, dass du mit dir und deinem Bierkonsum nicht mehr im Reinen bist, und versuchst es zu verheimlichen.«

»Ja, du hast ja recht. Aber Bier ist das Einzige, was mich den Tag überstehen lässt. Das mit dem Aufhören ist nicht so einfach, wie es sich anhört.«

»Definitiv nicht. Wenn der Körper erst mal an eine Droge gewöhnt ist, kommt er nicht so leicht davon weg. Du kannst dir aber auch Hilfe beim Entwöhnen holen. Da musst du nicht alleine durch. Ich bin sicher, dass du das schaffen kannst. Vorausgesetzt, du willst es wirklich. Vielleicht hast du ja etwas oder jemanden, für den es sich lohnt aufzuhören. Oder vielleicht fällt dir eine Situation in der Arbeit oder im Privatleben ein, in der dir der Alkohol geschadet hat. Das könnte auch eine Motivation sein.«

»Okay … Vielen Dank auf jeden Fall für eure Zeit. Ich muss mir das alles mal in Ruhe durch den Kopf gehen lassen.«

»Mach das. Danke, dass du bei uns warst. Falls du noch Rückfragen hast, kannst du gerne jederzeit einen neuen Termin ausmachen. Wir können dir auch gerne noch erklären, wo du Hilfe findest, damit du da nicht alleine durchmusst. Professionelle Hilfe zum Aufhören und vielleicht auch ein Treffen mit ›Leidensgenossen‹. Das Austauschen tut in deiner Situation mit Sicherheit gut. Und du glaubst nicht, wie vielen Menschen es ähnlich geht wie dir. Melde dich einfach, wenn du darüber geschlafen hast.«

Als Martin draußen entschwunden ist, wendet sich #DerApotheker mir zu. »Ich bin mir nicht so sicher, ob er versuchen wird, vom Alkohol loszukommen. Er wirkte nicht so wirklich überzeugt.«

»Vielleicht ja doch. Immerhin hat er von sich aus den ersten Schritt gemacht, indem er zu uns gekommen ist. So eine Entscheidung dauert ein wenig.«

»Da hast du auch wieder recht. Wir sollten uns auf alle Fälle Flyer von Selbsthilfegruppen und Kliniken besorgen. Wenn wir die hier bei D.U.D.E. liegen haben, können wir sie den Leuten in die Hand drücken, bevor sie gehen. Vielleicht hätte Martin da wenigstens mal reingeschaut. Was meinst du?«

»Gute Idee, das hätte die Chance erhöht, dass er sich doch noch überlegt, irgendwo Hilfe zu suchen.«

»Komm, lass uns noch nach draußen gehen, es ist so schönes Wetter.«

»Bin dabei.«

Kapitel 3

Warum Kokain dich verändern kann

Ich sitze auf der Couch, und Musik läuft über meine Kopfhörer. Nebenbei scrolle ich durch meinen Twitter-Feed. Es ist 9:30 Uhr. Dreißig Minuten bis zu unserem nächsten Besucher.

Plötzlich steht Carsten auf und öffnet die Tür. Es hat wohl geklopft. Ich nehme meine Kopfhörer aus dem Ohr und verstaue sie im Ladecase. Ich höre Carsten, wie er mit einem Mann spricht, sehe ihn aber nicht, weil er noch nicht den Raum betreten hat.

»Hallo, ich bin Manfred, ich habe einen Termin wegen meines Kokainkonsums.«

»Hallo Manfred, ich bin Carsten. Wir hatten miteinander telefoniert. Komm doch rein.«

Ein hagerer, komplett in Leinen gekleideter Mann mit langen grauen Haaren betritt den Raum.

»Das ist #DerApotheker«, sagt Carsten noch, als mich die Blicke des Mannes treffen. Die Temperatur im Raum fällt plötzlich unter den Gefrierpunkt. Mein Atem wird sichtbar. Das Gesicht des Mannes verfärbt sich blutrot, sein Blick: kalt wie Eis.

»Nein«, ruft er laut, während seine Augen mich weiterhin fixieren. Ich sage nichts.

»Doch, ich kann Ihnen versichern, dass das #DerApotheker ist«, erwidert Carsten mit ironischem Unterton.

»Nein«, ruft er erneut. Ohne ein weiteres Wort verlässt er kopfschüttelnd den Raum. Carsten schaut ihm mit offenem Mund hinterher. Ich sage nichts.

»Was zum Teufel war denn das?« Carsten versteht die Situation nach wie vor nicht. Wie auch.

»Wir mögen uns nicht sonderlich«, erwidere ich.

»Hätte ich nicht gedacht.«

»Es war der Heilpraktiker.«

»*Der* Heilpraktiker? Der, mit dem du aneinandergeraten bist, weil er felsenfest davon überzeugt ist, dass Homöopathie wirkt, und der von Wissenschaft nichts wissen will?«

»Genau der!«

»Warum kommt er denn hierher, wenn er nichts mit dir zu tun haben will?«

»Du erwartest doch jetzt keine Logik von jemandem, der die Wissenschaft ablehnt, oder?«

»Da hast du auch wieder recht. Unfassbar!«

»Aber krass, dass er ein Kokainproblem hat. Das passt irgendwie nicht zu ihm.«

»Vielleicht meint er ja homöopathische Kokain-Globuli.«

»Das würde mich bei ihm null überraschen. Nur schade, dass wir dadurch den Vormittag verloren haben. Über den Termin hätte sich sicher jemand anderes gefreut. Was machen wir nun?«

»Lesen. Ich habe ein gutes Buch dabei.«

Unsere Lesezeit hält allerdings nicht lange an.

RIIIING, RIIIIIIING, RIIIIIIING. Das Telefon läutet.

»Drogenberatung D.U.D.E., die Drogen- und drogentoxikologische Erstanlaufstelle, #DerApotheker am Apparat.«

»Hallo. Mein Name ist Marius. Ich würde gerne einen Termin mit Ihnen vereinbaren.«

»Gerne. Du kannst mich aber ruhig duzen. Wir duzen uns hier alle. Darf ich fragen, wie alt du bist?«

»19.«

»Worüber möchtest du denn mit uns sprechen?«

»Ich … ähm … seit einem Jahr nehme ich regelmäßig Kokain, und ich würde da gerne mal mit jemandem darüber sprechen.«

»Kokain?« Ich lasse mir nichts anmerken und bleibe cool. »In Ordnung. Wir hätten gerade einen Termin frei. Jemand ist kurzfristig abgesprungen. Sehr kurzfristig, um genau zu sein. Wenn du magst, komm doch jetzt einfach vorbei.«

»Super! Alles klar, mache ich.«

»Gut, Marius, also bis gleich.« Ich höre nur noch ein Tuten am anderen Ende der Leitung.

»Carsten, wir haben einen Ersatz!« Ich grinse. »Und das Beste ist, er möchte ebenfalls zu Kokain beraten werden!«

»Perfekt! Dann habe ich mich nicht umsonst vorbereitet. Aber mal ehrlich, was ist das denn bitteschön für ein Zufall? Der hätte ja sonst was nehmen können.«

»Plata o Plomo«? Sorry, aber ein Kapitel über Kokain muss ich mit dieser ziemlich bekannten Frage des kolumbianischen Drogenbarons Pablo Escobar einleiten, der Unmengen Geld mit dem Verkauf von Kokain verdiente. Für diejenigen unter euch, die des Spanischen nicht mächtig sind: *Plata* heißt, wenn man es genau übersetzt, »Silber«. Allerdings wird es umgangssprachlich häufig im Sinne von »Geld« verwendet. *Plomo* hingegen kann mit »Blei« übersetzt werden. Man hatte damals also die Wahl, wenn man etwa Polizist war, entweder Pablos Geld zu akzeptieren und damit über den Kokainschmuggel hinwegzusehen, oder eine Kugel zu kassieren. Die meisten entschieden sich angesichts der eher schlechten Alternative wohl für *Plata*.

Kokain wird aus den Blättern des Cocastrauchs gewonnen, der an den Osthängen der Anden in Höhen zwischen 300 und 2000 Metern über dem Meer wächst. Die Anden sind eine riesige Gebirgskette, die sich entlang der Westküste Südamerikas erstreckt und Länder wie Venezuela, Kolumbien, Ecuador, Peru, Bolivien, Argentinien und Chile umfasst.

Dass die Cocablätter Effekte im Körper auslösen können, ist bei der Andenbevölkerung schon seit Tausenden von Jahren bekannt. Das Herumkauen auf ihnen hilft der oft armen Bevölkerung, nicht nur ihren quälenden Hunger zu bekämpfen, sondern auch ihre Müdigkeit zu vertreiben. Selbst Kälte empfinden sie dadurch weniger.

Hoch oben in den Bergen befindet sich naturgemäß weniger Sauerstoff in der Atemluft; je höher man steigt, desto weniger. Bergsteiger kennen das. An den Hängen der Anden ist das nicht anders, und der verringerte Sauerstoffgehalt führt bei dem ein oder anderen zur Höhenkrankheit, die mit Kopfschmerzen, Schwindel, Übelkeit und Erbrechen einhergehen kann. Sobald sich der Körper akklimatisiert, also an die neue Situation gewöhnt hat, verschwinden die Symptome wieder. Aber auch das Kauen der Cocablätter hilft bei der Höhenkrankheit, denn durch das Kauen der Blätter erweitern sich die Bronchien. Man spricht dabei von einer Bronchodilatation. Dadurch kann mehr Sauerstoff aufgenommen werden, wodurch die Symptome reduziert beziehungsweise beseitigt werden.

Die Andenbewohner kauen die Blätter aber nicht einfach pur, sondern in der Regel immer zusammen mit Kalk, dem Calciumcarbonat. Auf Google Books fand ich die Dissertation eines gewissen Albert Niemann aus Goslar, die 1860 publiziert wurde. Darin beschrieb er, dass das Kauen der Cocablätter vor allem auf die arbeitende Klasse der Bevölkerung beschränkt war, die hierfür stets einen Vorrat mit sich führte. Meistens wurden sie in einer ledernen Tasche verstaut, in der sich ein ausgehöhlter Flaschenkürbis befand, der mit gebranntem und gepulvertem Kalk befüllt war. Die Arbeiter ruhten sich laut Niemann drei- bis viermal täglich von ihrer schweren Arbeit aus, um Cocablätter zu kauen. Sie kauten so lange auf diesen Blättern herum, bis sich diese zu einer Kugel zusammenballten. Dann steckten sie ein befeuchtetes Stäbchen zuerst in den Kalk und anschließend in den Mund[44]. Das Ganze wurde so oft wiederholt, bis die Blätter ihren Geschmack verloren. Wie man später herausfand, wird durch das Calciumcarbonat das Kokain in Ecgonin umgewandelt. Ecgonin hat gegenüber dem Kokain den Vorteil, dass ihm das Suchtpotenzial fehlt.

Johann Jakob von Tschudi, ein Schweizer Forschungsreisender, berichtete in seinen *Reiseskizzen aus Peru*, laut Niemann, dass ihm ein Mitglied der indigenen Bevölkerung bei seinen Ausgrabungen in Peru geholfen habe und »dass dieser während der Zeit durchaus keine Speisen zu sich genommen und selbst des Nachts nur zwei Stunden sich der Ruhe hingegeben hat. Dabei kaute er aber unaufhörlich Coca und gebrauchte davon alle zwei bis drei Stunden ein Loth.«[45] (Ein Lot(h) entspricht in etwa 14 bis 18 Gramm.) Derselbe Arbeiter begleitete von Tschudi im Anschluss, ohne Nahrung zu sich zu nehmen, auf einem zweitägigen Ritt über die Hochebenen. Dabei ritt er nicht selbst, sondern lief neben den Maultieren her. Das Kauen der Cocablätter verursachte also körperliche Höchstleistungen.

In Europa wusste man also über die Wirkung der Cocablätter zu dieser Zeit durchaus Bescheid. Was man allerdings nicht wusste, war, was dafür in den Blättern verantwortlich war. Doch um das herauszufinden, musste man erst einmal an die Blätter gelangen. Und das war damals gar nicht so einfach. Es gab in Europa zwar den einen oder anderen, der die Blätter in die Finger bekam und Untersuchungen anstellen konnte, aber erfolgreich war keiner von ihnen. Der wirksame Bestandteil wurde zunächst nicht entdeckt. Dass es sich dabei um ein Alkaloid handeln könnte, vermutete man immerhin, da die Wirkung in mancher Hinsicht dem Koffein ähnlich war.

Alkaloid bedeutet, dass die Substanz »den Alkalien ähnlich« ist. Alkaloide sind meistens basische, stickstoffhaltige organische Verbindungen, die im Körper verschiedene Reaktionen hervorrufen können. Das erste Alkaloid, das aus einer Pflanze isoliert wurde, war das Morphin, das 1804 der Apothekerlehrling Friedrich Sertürner identifizierte.

Dass es sich auch bei der Wirksubstanz der Cocablätter um ein Alkaloid handelt, wurde schließlich 1859 von ebenjenem Albert Niemann herausgefunden, den ich oben bereits erwähnt habe. In seiner Dissertation schrieb er, dass das Kokain nicht wirklich gut in Wasser löslich sei. Als Base ließ es sich allerdings mit einer Säure in ein Salz umwandeln. Durch die Zugabe von beispielsweise Acidum hydrochloricum (HCl), der Salzsäure, entstand das Hydrochlorid des Kokains. In dieser Form ließ es sich wesentlich leichter in Wasser lösen. Als Cocainum hydrochloricum wurde es dann 1863 in Deutschland von der Firma Merck für medizinische Zwecke auf den Markt gebracht.

Auch der US-amerikanische Apotheker John Stith Pemberton setzte Kokain ein. Neben seiner Tätigkeit als Apotheker kämpfte er im Amerikanischen Bürgerkrieg, in dem er sich 1865 eine durch einen Säbel verursachte Wunde an der Brust zuzog. Da diese ziemlich quälend war, versuchte er, die Schmerzen mit

Morphin zu dämpfen. Das brachte zwar Linderung, aber ebenfalls ein weiteres Problem mit sich: Er wurde davon abhängig.

Folglich suchte Pemberton nach Wegen, um seine Sucht zu heilen. So landete er schließlich beim Kokain, das noch nicht als gesundheitsgefährdend eingestuft worden war. Er experimentierte damit herum und entwickelte so am 8. Mai 1886 aus einer Kombination von Kokain aus **Coca**blättern und Koffein aus der **Cola**nuss eine frühe Version von Coca-Cola. Der ein oder andere mag diesen Namen vielleicht schon mal gehört haben.

Die Ur-Coca-Cola, die schließlich als Erfrischungsgetränk auf den Markt kam, enthielt in etwa 250 Milligramm Kokain auf einen Liter. Zum Mengenvergleich: Menschen, die hin und wieder Kokain schnupfen, ziehen sich etwa 20 bis 60 Milligramm durch die Nase. 1903 verschwand das Kokain aus dem Getränk, es gefährdete eben doch die Gesundheit. Heute wird zur Herstellung von Coca-Cola statt frischer Cocablätter ein kokainfreier Cocablattextrakt verwendet. Diesen Extrakt erhält der Getränkehersteller von der Stepan Company, der einzigen Firma, der es in den USA erlaubt ist, Cocablätter aus Peru und Bolivien zu importieren und sie zu verarbeiten. Das aus den Blättern entfernte Kokain wird dann an einen irischen Pharmakonzern namens Mallinckrodt verkauft, der das Kokain zu medizinischen Zwecken weiterverarbeiten darf. Als Kokainhydrochlorid wird es anschließend in Krankenhäusern als Lokalanästhetikum verwendet.

Der österreichische Arzt und Begründer der Psychoanalyse Sigmund Freud war ebenfalls sehr an Kokain interessiert. In seiner 1885 erschienenen Schrift *Über Coca* berichtete er über seine Selbstversuche mit Kokain, das er von Merck erhielt. Nach der oralen Einnahme einer wässrigen Kokainhydrochlorid-Lösung beobachtete er Folgendes: »Wenige Minuten nach der Einnahme stellt sich eine plötzliche Aufheiterung und ein Gefühl von Leichtigkeit her. Man fühlt dabei ein Pelzigsein an den Lippen, und wenn man jetzt kaltes Wasser trinkt, empfindet man es an den Lippen als warm, im Schlunde als kalt.«[46] Weiter beschrieb er, dass die Wirkung »in einer Aufheiterung und anhaltenden Euphorie (besteht), die sich von der normalen Euphorie des gesunden Menschen in gar nichts unterscheidet. Es fehlt gänzlich das Alterationsgefühl, das die Aufheiterung durch Alkohol begleitet, es fehlt auch der für die Alkoholwirkung charakteristische Drang zur sofortigen Bethätigung. Man fühlt eine Zunahme der Selbstbeherrschung, fühlt sich lebenskräftiger und arbeitsfähiger; aber wenn man arbeitet, vermisst man auch die durch Alkohol, Thee oder Kaffee hervorgerufene edle Excitation und Steigerung der geistigen Kräfte. Man ist eben einfach normal und hat bald Mühe, sich zu glauben, dass man unter irgend welcher Einwirkung steht.«

Zur gleichen Zeit war der österreichische Augenarzt Carl Koller auf der Suche nach einer Substanz, mit deren Hilfe er seine Patienten schmerzfrei am Auge operieren konnte, was sich aufgrund der Reflexbewegungen des Sinnesorgans immer wieder als schwierig herausstellte. Freud machte ihn schließlich auf Kokain aufmerksam. Koller nahm den Ratschlag dankend an und experimentierte damit herum. Er fand heraus, dass sich das mit Kokain betäubte Auge gegenüber verschiedenen Reizen als unempfindlich zeigte.

Koller führte am 11. September 1884 die erste Augenoperation am Menschen durch, in der das Auge zuvor durch Kokain lokalanästhetisch betäubt wurde. Das war nicht nur ein Meilenstein der Augenheilkunde, sondern der gesamten Medizin: Die Lokalanästhesie, also die örtliche Betäubung, war erfunden. Die lokalanästhetische Wirkung wird verursacht, indem das Kokain spannungsabhängige Natriumkanäle blockiert, was zur Folge hat, dass Schmerzreize nicht mehr weitergeleitet werden können.

Kokain wurde damals quasi als Allheilmittel gegen alles Mögliche eingesetzt. Husten? Nimm Kokain. Depressionen? Nimm Kokain. Selbst in der Asthmabehandlung und bei Heuschnupfen konnte Kokain Linderung verschaffen. Freud behandelte sogar seine migränebedingten Kopfschmerzattacken erfolgreich mit Kokain, denn die Kopfschmerzen, die bei einer Migräne auftreten, werden durch eine Erweiterung der Blutgefäße im Gehirn ausgelöst. Kokain verengt diese Gefäße wieder.

Die Hauptwirkung des Kokains beruht auf der Hemmung der Wiederaufnahme der Neurotransmitter Dopamin, Serotonin und Noradrenalin. Bei Neurotransmittern handelt es sich um Botenstoffe, die elektrische Signale von einer Nervenzelle auf eine andere Zelle übertragen. Dabei müssen sie den synaptischen Spalt, also den Zwischenraum zwischen der Nervenzelle und der nachgeschalteten Zelle, überwinden. Das ist gar nicht so einfach, weil ein Teil der Neurotransmitter gleichzeitig auch wieder zurück in die Nervenzelle geschleust wird. Dieses Zurückschleusen des Neurotransmitters wird durch Kokain gehemmt, was zur Folge hat, dass dessen Konzentration im synaptischen Spalt erhöht wird. Auf diese Weise kommt es zu einer Verstärkung der Übertragung und dementsprechend zu den Kokainwirkungen.

Durch die daraus resultierende Erhöhung der Noradrenalinkonzentration wird das sympathische Nervensystem aktiviert. Dieses, auch Sympathikus genannt, ist der Gegenspieler des Parasympathikus. Durch die Aktivierung des Sympathikus wird der Körper in den Fight-or-Flight-Modus gesetzt. Alles, was wichtig ist, um zu kämpfen oder zu fliehen, wird aktiviert, und alles, was unwichtig ist, heruntergefahren.

Serotonin bindet an die 5-HT$_{1B/1D}$-Rezeptoren und aktiviert sie, wodurch es zu einer Vasokonstriktion, also einer gefäßverengenden Wirkung kommt. Da Kokain die Serotonin-Konzentration im synaptischen Spalt erhöht, können so die Kopfschmerzen einer Migräneattacke, die ja mit erweiterten Gefäßen einhergeht, reduziert werden. Auch Noradrenalin verursacht eine Vasokonstriktion. Diese wird durch eine Aktivierung der alpha-Rezeptoren verursacht.

Eine Verengung der Blutgefäße führt ansonsten eher zu Problemen, denn sie erhöht den Blutdruck. Durch verengte Gefäße kann nun auch weniger Sauerstoff transportiert werden. Dieser wird aber dringend benötigt, da Kokain den Sauerstoffbedarf erhöht, indem es das Herz schneller schlagen lässt. Ein höherer Sauerstoffbedarf, zusammen mit einer geringeren Verfügbarkeit desselben, ist also keine gute Kombination. Durch die Verengung der Herzkranzgefäße ist zum Beispiel die Gefahr, einen Herzinfarkt zu erleiden, erhöht. Und da die Risiken des Kokains, eine Abhängigkeit durch die Erhöhung der Dopaminkonzentration auszulösen, insgesamt größer sind als das medizinische Potenzial, wurde dessen Verfügbarkeit 1929 in Deutschland gesetzlich eingeschränkt.

Je schneller das Kokain im Gehirn anflutet, desto größer ist die Gefahr, davon süchtig zu werden. Diese ist dementsprechend am größten, wenn man sich das Kokain spritzt. Auf diesem Weg tritt die Wirkung schon nach ein paar Sekunden ein, da es keinen Umweg gehen muss. Zieht man sich das Kokain stattdessen durch die Nase, dauert es ein paar Minuten, bis die Wirkung eintritt. Dafür hält der Rausch aber länger an – etwa 30 bis 45 Minuten, bei einer Abklingdauer von bis zu zwei Stunden. Das Risiko der Abhängigkeit ist hier auch hoch, aber dennoch geringer als beim Spritzen.

Kokain ist in der Anlage III des Betäubungsmittelgesetzes unter den verkehrs- und verschreibungsfähigen Betäubungsmitteln aufgelistet. Anlage III enthält dementsprechend die Betäubungsmittel, die als Arzneimittel eingesetzt werden können. Paragraf 2 verbietet allerdings die ärztliche Verordnung von Kokain für einen Patienten. Was ein Arzt jedoch darf, wird im dritten Absatz desselben Paragrafen geregelt. Es ist ihm erlaubt, Kokain als Praxisbedarf für Eingriffe am Kopf bis zu einer 20-prozentigen Kokainlösung zu verschreiben sowie als maximal zweiprozentige Salbe. Häufig kommt das allerdings nicht vor.

Die Qualität des Kokains

Wie so oft bei illegalen Drogen ist auch bei Kokain die Qualität der Droge der entscheidende Faktor, wenn es um die toxikologischen Auswirkungen geht. Deshalb muss ich gleich mit einer schlechten Nachricht für Kokainkonsumenten starten: Es existiert quasi kein Kokain auf dem Schwarzmarkt, das aus 100 Prozent reinem Kokain besteht. Kokain ist immer »verschnitten«, also mit anderen Substanzen versetzt. Der Vorteil für die Verkäufer liegt auf der Hand. Verschnittenes Kokain ist schwerer, hat mehr Volumen und bringt deshalb mehr Profit. Die Verschnittstoffe sind dabei so vielfältig wie gefährlich. Um detailliert herauszufinden, welche Verschnittstoffe im Umlauf sind, haben niederländische Wissenschaftler zwischen 1999 und 2007 rund 3200 Kokainproben untersucht.[47] Die erste und für mich erstaunlichste Erkenntnis war, dass rund 13 Prozent der untersuchten Proben überhaupt kein (!) Kokain enthielten, sondern ausschließlich Verschnittstoffe. Bei den anderen Proben waren diverse Pharmazeutika, wie etwa Schmerzmittel, die häufigsten

Verschnittstoffe. Auch Atropin, das Gift der Tollkirsche, wurde entdeckt. Ihr könnt euch vorstellen, dass diese enorme Menge an möglichen Zusatzstoffen bei der Beurteilung der toxischen Effekte ein großes Problem darstellt. Was war denn letztendlich für den Leberschaden verantwortlich? Lag es wirklich am Kokain, oder war es möglicherweise mit einer hohen Dosis Paracetamol gestreckt? Was sorgte für die Halluzinationen? War es Kokain, oder hat jemand Atropin hineingepanscht?

Die Liste der potenziellen Verschnittstoffe ist lang und soll im Folgenden nicht näher betrachtet werden. Einzige Ausnahme: ein tragischer Todesfall aufgrund eines eher exotischen Stoffs. Diesen medizinischen Fallbericht veröffentlichten italienische Wissenschaftler 2022 in der Fachzeitschrift *Journal of Analytical Toxicology*.[48] Gemäß ihren Beschreibungen wurde eine 27 Jahre alte Frau in ihrem Auto in einem Waldstück nahe Mailand tot aufgefunden. Die medizinische Untersuchung offenbarte, dass sie kurz vor ihrem Tod Kokain zu sich genommen hatte. Und auch wenn der erste Eindruck auf eine Überdosis schließen ließ, wurde für diese Theorie zu wenig von der Droge im Körper der Frau gefunden. Die aufgenommene Menge würde im Normalfall nicht für einen unmittelbaren Tod ausreichen. Bei weiteren Untersuchungen wurde jedoch ein hoher Anteil an Methomyl im Körper der Frau gefunden. Das ist ein toxisches Insektizid, also ein Gift zur Bekämpfung von Insekten. Leider kann es neben Insekten auch Menschen töten, zumindest in hoher Dosis. An dieser Stelle muss man sich die Frage stellen: Hat die Frau das Methomyl in suizidaler Absicht eingenommen? Oder war etwa das Kokain mit diesem lebensbedrohlichen Stoff verschnitten? Weitere Kokainproben, die im Auto der Frau gefunden wurden, konnten hier Licht ins Dunkel bringen. Sie alle enthielten das tödliche Insektengift. Die Wissenschaftler gehen deshalb davon aus, dass die 27-Jährige an einer Überdosis des Verschnittstoffs im Kokain gestorben ist.

Es erscheint euch abwegig, ein tödliches Insektengift in Kokain hineinzumischen? Für den Drogenverkäufer, der zufällig einen alten Kanister davon in seiner Garage gefunden hat, war es wohl eine ökonomische Entscheidung.

Im Folgenden geht es aber um die Effekte des reinen Kokains.

Schmuggeln im Darm

Zuallererst sei einmal klargestellt: Zu viel Kokain auf einmal tötet. Die Dosis macht eben das Gift. Dies kann am Beispiel der Bodypacker erläutert werden. Bodypacker sind vermeintlich findige Drogenkuriere. Beim Versuch, Drogen über Landesgrenzen zu schmuggeln, verpacken sie die illegale Ware in dehnbaren Hüllen, etwa Kondomen, und schlucken diese verpackten Drogen komplett herunter. So passieren sie unbehelligt Grenzkontrollen, und kein Drogenspürhund kommt ihnen auf die Schliche. Zumindest in den optimistischen Planungen der Schmuggler. Die Praxis sieht jedoch oftmals etwas anders aus. Zum einen sind die Grenzbeamten inzwischen geschult, was das Aufspüren der Bodypacker angeht. Sie haben ein aufmerksames Auge für auffälliges Verhalten. Zum anderen sind sie beileibe nicht machtlos. Besteht ein treffender Verdacht auf Drogenschmuggel, kann eine Computertomografie angeordnet werden. Mithilfe dieses bildgebenden Verfahrens können die Drogenbehältnisse im Körper schnell gefunden werden. Aber abgesehen davon, dass Drogenschmuggel ein Verbrechen ist, muss ich euch auch aus toxikologischer Sicht davon abraten, denn das endet mit oftmals verheerenden, tödlichen Auswirkungen. Schon mehrmals starben Bodypacker an einer Überdosis, da die dehnbare Hülle um die Drogen herum im Körper aufgeplatzt ist.[49]

Höher, schneller, weiter

Zu Beginn einer »normalen Drogenkarriere« wird Kokain wegen seiner sehr starken stimulierenden Wirkung eingenommen. Man fühlt sich stärker, leistungsfähiger und sogar intelligenter. Gleichzeitig tritt jedoch eine Minderung des Urteilsvermögens ein. Eine diabolische Kombination, die mich an einige berühmte Persönlichkeiten erinnert.

Direkt nach dem Kokainkonsum berichten Nutzer von einer ausgezeichneten Stimmung oder davon, dass sie zuvor unlösbare Probleme plötzlich klar durchdenken konnten (auch wenn ich an dieser Stelle die Qualität der erdachten Lösung anzweifeln möchte). Aphrodisierende Wirkungen werden dem Kokain zugeschrieben. Sexuelle Hemmungen entfallen, man wird zügelloser. Gleichzeitig verspüren Konsumenten aber ebenso Ruhelosigkeit, Reizbarkeit bis hin zu Aggressivität und Gewaltbereitschaft. Weiterhin wird von unbegründeten Ängsten und Verwirrtheit berichtet.

Im Anschluss an die Euphorie beziehungsweise das Rausch-Erleben folgt der »Crash«. Müdigkeit, Erschöpfung und depressive Zustände bestimmen diese Phase. Viele Menschen haben das Gefühl, nicht mehr in das übliche Leben zurückkehren zu können, und tragen deshalb suizidale Gedanken in sich. Psychosen mit Halluzinationen und Wahnzuständen sind ebenfalls nach Kokainkonsum beschrieben worden.

Kokainsucht – Ein unbändiges Verlangen

Recht schnell (schon nach wenigen Anwendungen) entwickelt sich eine Abhängigkeit. Gleichzeitig giert der Körper nach immer höheren Dosen, da sich eine Toleranz entwickelt. Beim Absetzen kommt es jedoch nicht zu solchen schlimmen körperlichen Entzugserscheinungen, wie sie etwa bei Heroin bekannt sind. Der »Crash« induziert stattdessen ein unbändiges Verlangen nach einer erneuten Dosis der Droge. Früher ging man davon aus, dass es sich um eine rein psychische Abhängigkeit handelt. Da die erlebten Gefühle aber eng mit den körperlichen Veränderungen zusammenhängen, verschwimmen hier die Grenzen zwischen psychischer und physischer Abhängigkeit.

Aufgrund des großen Unterschieds zwischen euphorischem Rausch und Crash, vor allem angesichts der bei vielen Konsumenten einsetzenden Depressionen, gilt Kokain als eine Droge mit sehr hohem Abhängigkeitspotenzial. Auch psychisch vollkommen gesunde und stabile Menschen berichteten nach wenigen Kokaineinnahmen, dass sie ihr Leben ohne Kokain nicht mehr ertragen können.

Der Körper rebelliert

Neben den psychischen Auswirkungen hat Kokain auch jede Menge körperlicher Schandtaten am Start. Und die haben es leider in sich. Direkt nach der Aufnahme von Kokain beschreiben viele Konsumenten ein Schmerzgefühl in der Brust.[50] Das muss erst einmal nichts akut Schlimmes bedeuten, sollte aber ein Warnsignal sein, da dieses Gefühl in einigen Fällen von einem Herzinfarkt begleitet wird.[51] Der auslösende Mechanismus kann hier vielfältig sein. Oftmals ist eine Thrombose, also ein Blutgerinnsel, in einem Herzkranzgefäß verantwortlich.[52] Und als wäre das noch nicht genug, erhöht der Gebrauch von Kokain auch noch das Risiko für einen Schlaganfall.[53] Tückischerweise können diese ernsten Begleiterscheinungen bereits nach kurzer Zeit, aber auch erst nach einigen Tagen auftreten. Das höchste Risiko besteht jedoch innerhalb der ersten Stunde nach der Aufnahme.[54]

Hat man sich durch diese ersten Brustschmerzen durchgekämpft und auch keinen Herzinfarkt oder Schlaganfall erlitten, führt die Einnahme von Kokain recht schnell zu einer Erhöhung des Blutdrucks, da es verengend auf die Blutgefäße wirkt.[55] Dies wird durch eine Erhöhung der Pulsfrequenz begleitet. Weiterhin können Herzrhythmusstörungen auftreten. Glücklicherweise verschwinden diese wieder, sobald der Körper das Kokain verstoffwechselt hat.[56]

Apropos Blutgefäße: Eine besonders fiese Schädigung konnten Wissenschaftler aus den USA zeigen. Hierfür nutzten sie ein selbst entwickeltes Verfahren mit dem Namen »Doppler Optical Coherence Tomography«. Mithilfe dieser innovativen Methode können die Wissenschaftler dreidimensionale Bilder des Blutflusses in den feinen Blutgefäßen des Gehirns erstellen.[57] Über 30 Tage lang verabreichten die Forscher Mäusen Kokain. Was sie im Anschluss fanden, war so eindrücklich wie erschreckend. Wo normalerweise zarte Strukturen zu erkennen sind, war nur noch eine verschwommene dunkelrote Fläche zu erkennen. Es kommt also auf irgendeine Art und Weise zu einer Schädigung der feinen Gefäßstruktur im Gehirn. Für einen Akademiker wie mich, der sein gesamtes Auskommen nur mit seinem Kopf erarbeitet, ist das ein entsetzliches Szenario. Man nimmt Kokain, um klarer denken zu können, und zermatscht sich dabei das Gehirn.

Und als ob diese potenziell schlimmen Auswirkungen nicht schon genug sind, kann es auch noch zur Agitation kommen. Das ist eine krankhafte Unruhe, bei der es zu heftigen, plötzlichen und hastigen Bewegungen kommt. Oftmals ist dies mit einer erhöhten Körpertemperatur, sogar über 40 Grad Celsius, sowie teilweise mit Krampfanfällen verbunden.

Und noch etwas: Wisst ihr, was eine Herzmuskelentzündung ist? Das ist eine Entzündung der Herzmuskelzellen, die zum Absterben dieser führen kann. Ein Kreislaufzusammenbruch mit plötzlichem Herztod kann die Folge sein. Leider ist der Konsum von Kokain ein Risikofaktor für eine Schädigung des Herzmuskels. Bei 20 bis 30 Prozent der kokaininduzierten Todesfälle konnte in der Klinik eine Herzmuskelentzündung festgestellt werden.[58]

Vorurteile über Drogensüchtige

Für die Beschreibung der nächsten häufigen und schädigenden Auswirkungen von Kokain möchte ich euch auf eine kleine Gedankenreise mitnehmen. Schließt bitte einmal eure Augen und stellt euch eine klischeehaft-typische drogensüchtige Person vor. Denkt hier nicht an eine Person beim erstmaligen Konsum, sondern an einen Menschen nach langjährigem Missbrauch einer illegalen Droge. Ich wette, dass ein Großteil von euch eine ausgemergelte, blasse und kränklich aussehende Person vor Augen hat. Extremes Untergewicht mit einer krankhaften Betonung der Knochen aufgrund des Mangels an Körperfett steht vor eurem inneren Auge. Und genau dies kann bei chronischem Missbrauch von Kokain geschehen.

Es ist bekannt, dass der Gebrauch von Kokain den Appetit

sowie die Nahrungsaufnahme beeinflusst. Offenbar sorgt es dafür, dass wir Menschen insgesamt weniger Nahrung zu uns nehmen. Dies kann zu einer drastischen Gewichtsabnahme führen. Besonders anschaulich wurde dies in Experimenten mit Ratten. Wissenschaftler aus New York boten Ratten Futter und gleichzeitig Kokain in steigenden Dosierungen an, dabei zeigte sich: Die Ratten, die weniger Futter zu sich nahmen, hatten mehr Kokain aufgenommen.[59] Nach dem Absetzen des Kokains fraßen die Ratten nach einiger Zeit wieder in normalen Mengen. Der Mechanismus, der hinter der geminderten Nahrungsaufnahme steckt, ist wohl banal: ein vermindertes Hungergefühl.[60] Das Phänomen der verminderten Nahrungsaufnahme in Verbindung mit einem (stark) verminderten Körpergewicht kann auch bei Menschen beobachtet werden.[61]

Leider sorgt die daraus resultierende Mangelernährung nicht nur für ein magersuchtähnliches, krankhaftes Aussehen, sondern für verschiedene schädigende Auswirkungen. So konnte schon eine verringerte Anzahl an rotem Blutfarbstoff im Blut detektiert werden, was auf eine Armut an roten Blutkörperchen, eine Anämie, hindeutet.[62] Konsequenzen können hier Müdigkeit und Konzentrationsschwäche, Kopfschmerzen, Schwindel, Kurzatmigkeit bis hin zu Herzrasen unter Belastung sein.

Schwangeren ist vom Gebrauch von Kokain zwingend abzuraten, da es dramatische Auswirkungen auf das ungeborene Kind haben kann. So konnten angeborene Herzfehler und auch Störungen im Gehirn festgestellt werden, wenn Schwangere Kokain konsumiert hatten.[63]

Fazit: Kokain ist eine heimtückische Droge mit einem sehr hohen Abhängigkeitspotenzial. Eine Folge ist, dass Wesensveränderungen eintreten – während der akuten Einnahme sowie im Anschluss. In der Crash-Phase erscheint vielen Konsumenten das Leben nicht mehr lebenswert. Ich kann euch nur abraten, diese Droge »zum Spaß« auszuprobieren. Das enorme Risiko lohnt sich in keiner Weise. Ganz zu schweigen von den gefährlichen Wirkungen der unzähligen Verschnittstoffe, mit denen auf dem Schwarzmarkt gekauftes Kokain gestreckt ist.

Besteht bereits eine Abhängigkeit, ist von einem kalten Entzug abzuraten. Dieser ist enorm belastend und wird aufgrund der Depressionen oft von suizidalen Gedanken begleitet. Ein erster Schritt bei der Bekämpfung der Sucht sollte es sein, den Auslöser für die Einnahme von Kokain zu identifizieren und Lösungsstrategien zu erarbeiten. Hierzu sind eine therapeutische Unterstützung sowie eine ärztliche Begleitung ratsam. Wenn diese Sucht erfolgreich bekämpft werden soll, lasst euch bitte dabei helfen.

Klopf! Klopf! Die Schläge an die Scheibe der Eingangstür machen deutlich, dass jemand davorsteht. Ich lege mein Smartphone beiseite, erhebe mich von der unglaublich bequemen Couch und gehe zur Tür. Die nervige, laut tickende Uhr über der Tür zeigt 10:35 Uhr an.

»Hallo. Ich bin Marius. Ich habe vorhin einen Termin vereinbart.«

»Hallo Marius. Ich bin #DerApotheker. Komm rein.«

»Schön, dass es so kurzfristig geklappt hat.« Wir betreten das Beratungszimmer und ich zeige auf den Sessel. Auf dem Tisch stehen umgedrehte Gläser und verschiedene, zum Teil angebrochene Flaschen: Wasser mit und ohne Kohlensäure, Apfel- und Orangensaft und moderne, kokainfreie Cola.

Marius macht es sich auf dem Sessel bequem.

»Hallo, ich bin Carsten. Freut mich!« Carsten beugt sich über den Tisch und reicht ihm die Hand. Marius schlägt ein.

»Darf ich dir was zum Trinken anbieten?«, frage ich.

»Erst mal nicht, danke!« Ich nicke und setze mich zu Carsten auf die Couch. »Sollte ich mich nicht lieber auf die Couch legen?«, fragt er mich grinsend.

»Nein, ich bin ja kein Psychologe«, erwidere ich augenzwinkernd.

»Und was bist du dann?«

»Apotheker!«

»Müsstest du dann nicht vorne in der Apotheke stehen?«

»Mache ich auch meistens. Aber an einem meiner freien Tage helfe ich hier zusammen mit Carsten ehrenamtlich aus.«

»Respekt!«

»Danke. So, du hattest vorhin am Telefon erwähnt, dass du seit über einem Jahr regelmäßig Kokain schnupfst.«

»Genau. Ich habe mich damals von meinen Kumpels dazu bequatschen lassen. Aber mittlerweile geht der Scheiß ganz schön ins Geld! Anfangs hab ich mir so 50 Milligramm am Tag reingeballert, mittlerweile reicht mir das aber nicht mehr.«

»Bei regelmäßigem Konsum kommt es bei Kokain zur Toleranzentwicklung, das heißt, man braucht mehr davon, um die gleiche Wirkung zu erhalten.«

»Davon kann ich ein Lied singen.«

»Was zahlst du momentan für ein Gramm Kokain auf der Straße?«

»75 Euro!«

»Und wie viel Gramm brauchst du so in etwa im Monat?«

»15 Gramm. Plus/minus. Und das kann ich mir auf Dauer nicht leisten. Meine Kumpels rauchen mittlerweile Crack. Aber darauf hab ich echt keinen Bock.«

»Crack ist Kokain, das mit Natriumhydrogencarbonat versetzt wurde, damit man es rauchen kann. Dadurch, dass man es raucht, benötigt man weniger davon für eine identische Wirkung.«

»So wollen die halt ihr Geld sparen. Ich habe es einmal ausprobiert und mich dabei wie ein Junkie gefühlt. Ich will das nicht.«

»Verstehe. Kokain zu schnupfen ist natürlich nicht gesund, aber bei Crack kommen zusätzlich zu den Nebenwirkungen des Kokains noch Schädigungen der Lunge hinzu. Der Name hat damit zu tun, dass das Crack beim Verbrennen entsprechende Knack-Geräusche macht«, informiert ihn Carsten.

»Ich habe echt keinen Bock, auch noch meine Lunge zu zerstören. Es reicht ja schon, dass ich ständig Nasenbluten von dem Scheißkokain kriege.«

»Damit bist du nicht der Einzige.«

»Ich fühle mich ja echt gut, wenn ich mir das Zeug reingezogen habe. Was heißt gut? Einfach besser! Fitter, schlauer, enthemmter. Freier. Das ist schon geil! Mich nervt es aber, dass ich meinem Dealer vertrauen muss. Mir war schon klar, dass das Kokain gestreckt ist, wenn ich es kaufe, aber ich hoffe, dass da kein giftiger Scheiß reingemischt wurde.«

»Es kann durchaus sein, dass da irgendwelche giftigen Stoffe reingemischt wurden. Die Drogen auf der Straße haben keine pharmazeutische Qualität. Das macht das Ganze gleich noch gefährlicher. Im Grunde kann den Dealern aber nicht daran gelegen sein, ihre Kunden zu töten.«

»Auch wieder wahr.« Er steht von der Couch auf. »Ich muss mal kurz aufs Klo!«

»Das findest du direkt neben dem Eingang.«

Er nickt und verschwindet.

Ich schenke mir ein Glas Cola ein, und nachdem ich den ersten Schluck getrunken habe, registriere ich, wie er schon wieder das Klo verlässt. Ich wundere mich, weshalb es so schnell ging und keine Spülung zu hören war. Ich schaue ihn skeptisch an, als er wieder vor mir steht. Er grinst mich frech an, während er sich mit dem Handrücken über die Nase fährt.

»Der Konsum von Drogen ist bei uns nicht gestattet!«, lasse ich ihn wissen.

»Ich habe es mir eh anders überlegt.«

»Innerhalb von fünf Sekunden?«

»Ja, fuck it! Ich will nicht auf das Zeug verzichten. Ich suche mir lieber einen zweiten Job oder so was.«

»Es sind nicht nur die Kosten, die gegen einen Kokainkonsum sprechen«, versuche ich das Gespräch wieder aufzunehmen.

»Ja, whatever. Ich hau ab. Danke für eure Zeit.«

»Du bist freiwillig hergekommen, und es ist deine Entscheidung, ob du bleiben möchtest oder nicht«, sagt Carsten diplomatisch. »Wenn du es dir jedoch anders überlegst, weißt du ja, wo du uns findest.«

»Alles klar. Bye!«

»Tschüss!«

Carsten und ich zucken mit den Schultern.

»Da kann man nichts machen! Es bleibt letztendlich seine Entscheidung.«

»Mal sehen, wie es mit der Raverin heute Nachmittag läuft.«

Kapitel 4

Weshalb MDMA (Ecstasy, Molly & Mandy) keine harmlose Partydroge ist

Es ist 13:45 Uhr. #DerApotheker und ich sitzen noch in einem thailändischen Restaurant. Ich hatte ein ausgezeichnetes vegetarisches Curry und #DerApotheker ein Phat Thai. Um 14:00 Uhr haben wir den nächsten Termin. Hastig bezahlen wir, für einen Kaffee oder Tee ist keine Zeit mehr. Beim Hinausgehen werfe ich einen sehnsüchtigen Blick auf die Siebträgermaschine des Restaurants. Wie gerne hätte ich jetzt noch einen doppelten Espresso.

Um Punkt zwei kommen wir bei D.U.D.E. an. Vor der Tür steht eine schüchtern wirkende junge Frau, vielleicht 18 Jahre alt. Sie ist mir auf Anhieb sympathisch. Wir gehen auf sie zu. Ich lächle sie an: »Hallo, du musst Sarah sein. Ich bin Carsten und das ist #DerApotheker. Verzeih, dass wir uns ein wenig verspätet haben.«

»Habt ihr doch gar nicht«, erwidert Sarah mit einem offenen und ehrlichen Lächeln. »Es ist genau 14:00 Uhr, und 14:00 Uhr haben wir ausgemacht.«

»Überzeugt«, erwidere ich und schüttle ihre ausgestreckte Hand. »Komm erst einmal rein.«

Wir gehen durch die Tür, die uns #DerApotheker galant aufhält. Ich deute auf den Sessel, und Sarah setzt sich mit einem Seufzen.

»Magst du einen Kaffee oder etwas anderes trinken?«, frage ich. »Ich brauche jetzt dringend einen. Leider haben wir nur Filterkaffee. Eine gute Espressomaschine sollten wir uns wirklich noch anschaffen.« Ich beobachte, wie sich die Mundwinkel meines Kollegens bei dieser letzten Bemerkung kurz spöttisch nach oben ziehen und nehme das Kopfschütteln von Sarah wahr.

»Was führt dich zu uns?«, versucht #DerApotheker das Gespräch in Gang zu bringen. Er weiß natürlich, dass es um Ecstasy gehen wird. Sarah hat dies schon bei der Terminvereinbarung mitgeteilt.

»Ich mache gerne Party«, erwidert Sarah.

Es entsteht eine kleine Pause, in der ich den Gesprächsfaden wiederaufnehme. »Das ist in deinem Alter ja nichts Ungewöhnliches. Wenn du die ganze Nacht durchfeierst, wirfst du sicher etwas ein.« Das angedeutete Nicken von Sarah bestärkt mich weiterzusprechen: »Ecstasy ist eine typische Partydroge. Wie oft nimmst du es denn?«

»Bisher habe ich es nur einmal genommen«, versichert Sarah schnell. »Aber es war echt cool. Ich würde es gerne wieder nehmen, aber ich habe auch Angst davor. Deshalb bin ich hier. Ich möchte von euch wissen, ob es okay ist, wenn ich ab und zu eine Tablette einwerfe.«

Vor ein paar Jahren traf ich mich mit ein paar Kumpels in Berlin zu einem Junggesellenabschied. Ziel war es, Spaß zu haben. Meine Definition von Spaß war offensichtlich eine andere als die des Kumpels, der den Abend organisierte. Nachdem wir schick essen waren, gingen wir erst in einen Stripclub, auf den ich gar keinen Bock hatte, und danach ins Berghain, worauf ich noch weniger Bock hatte. Aber hey, man heiratet ja nur einmal – zumindest ist das der Plan.

Beim Berghain handelt es sich um einen Technoclub. Einen weltberühmten Technoclub. Viele kennen ihn. Zumindest von außen. Die Kunst besteht nämlich darin, an den Türstehern vorbeizukommen. Die Leute stehen stundenlang an, um am Ende an der Tür zu scheitern. Doch wir standen auf der Gästeliste. Wir konnten also einfach an all den Wartenden vorbeigehen. Direkt zu den Türstehern, wo wir kleine Aufkleber bekamen. Jeder einen. Der Aufkleber sollte auf die – damals einzige – Kameralinse des Smartphones geklebt werden, im Berghain darf nämlich nicht fotografiert werden. Was im Berghain passiert, bleibt im Berghain. Wir verklebten also brav unsere Kameralinsen und traten ein. In eine andere Welt. Eine Welt, in der halb nackte, schweißgebadete Menschen ekstatisch tanzten. Zu einem stundenlang andauernden Lied, das mit wummernden Bässen den Takt angab und vom DJ immer wieder leicht verändert wurde. Es war die Hölle. Für mich zumindest. Denn die anderen dort hatten offenbar ihren Spaß. Sie tanzten und tanzten. Stundenlang. Sie schienen – im Gegensatz zu uns – Energie ohne Ende zu haben. Man munkelte, es könnte an diesen kleinen bunten Tabletten liegen: Ecstasy.

Während man Marihuana eher mit der Hippiebewegung, mit Reggae und Hip-Hop in Verbindung bringt, ist Ecstasy die Techno-Droge. Vor allem in den 1990er-Jahren fehlte Ecstasy wohl auf keinem Rave.

Der Name Ecstasy entstand vermutlich, weil die enthaltene Substanz bei den Konsumenten einen Zustand der Ekstase und intensiver Euphorie hervorrufen kann. Obwohl sich mittlerweile verschiedene Substanzen dahinter verbergen können, verwenden wir hier Ecstasy synonym mit der Substanz, die auch ursprünglich damit gemeint war: MDMA.

MDMA steht für 3,4-**M**ethylen**d**ioxy**m**ethyl**a**mphetamin. Das mag erst mal kompliziert klingen, aber ohne sich die Strukturformel des Moleküls anzugucken, erkennt man an der Bezeichnung, dass es sich bei MDMA um einen Abkömmling des Amphetamins handelt, auch bekannt als Speed. Amphetamin und verwandte Verbindungen wie MDMA haben gemein, dass sie nicht nur aufputschend, sondern auch appetitzügelnd wirken. So wurde MDMA auch erstmals 1912 von der Firma Merck in Darmstadt als Appetitzügler hergestellt – jedenfalls dachte man das lange Zeit. Als sich Wissenschaftler Anfang der 2000er-Jahre durch die Archive von Merck wühlten, um dem Ganzen auf den Grund zu gehen, fanden sie vier Dokumente, die mit MDMA in Verbindung standen, sie stammten aus den Jahren 1912, 1927, 1952 und 1959.

Das Dokument von 1912 enthüllte, dass die erstmalige Herstellung von MDMA dem Chemiker Anton Köllisch zuzuschreiben ist (und nicht Fritz Haber, wie man bislang angenommen hatte). Köllisch, der erst seit 1911 bei Merck arbeitete, versuchte, eine Alternative zu dem blutstillenden Mittel Hydrastinin herzustellen. Ihm gelang sein Vorhaben 1912 mit der Entwicklung von Methylhydrastinin. Stellte man es nach seiner Methode her, fiel als Zwischenprodukt ein farbloses Öl an, das als Methylsafrylamin bezeichnet wurde. Und bei diesem Methylsafrylamin handelte es sich um nichts anderes als um MDMA. Aber Moment mal. MDMA soll ein Öl sein? Wie kann das sein?

MDMA ist ein basisches Öl, das, wenn man Salzsäure hinzugibt, weiße Kristalle, das MDMA-Hydrochlorid, ausbildet. Spricht man also von MDMA, meint man damit meistens ebenjenes MDMA-Hydrochlorid.

Diese Entdeckung bewies, dass MDMA also eher zufällig entstand. Man schenkte der Substanz auch erst mal keine weitere Aufmerksamkeit mehr. Das sollte sich erst elf Jahre nach dem Tod von Köllisch ändern, der 1916 im Ersten Weltkrieg fiel.

1927 befand sich der Merck-Chemiker Dr. Max Oberlin auf der Suche nach Substanzen, die unter anderem auf Safrol basieren, welches sich vor allem in tropischen Pflanzen befindet. Dabei stieß er wohl auf das Methylsafrylamin, das diesen Kriterien entsprach. Oberlin brachte das MDMA in seine kristalline Form des Hydrochlorids und nahm damit die ersten pharmakologischen Tests vor. Allerdings noch nicht am Menschen. Seine Untersuchungen musste er aber aus Kostengründen bald einstellen, er war jedoch der Meinung, dass man diese Substanz zumindest »im Auge behalten« sollte.

Die nächste Erwähnung von MDMA aus dem Jahr 1952 stammte von Dr. Albert van Schoor. Er nutzte MDMA, um damit toxikologische Experimente an Fliegen durchzuführen. Das Ergebnis notierte er in seinem Laborbuch: »Nach 30' 6 Fliegen †.«[64] Sieben Jahre später, 1959, war Dr. Wolfgang Fruhstorfer auf der Suche nach Stimulanzien, wofür er verschiedene Substanzen untersuchte – so auch das MDMA. Ob er es allerdings an Menschen testete, ist unklar.

1960 erschien in Polen eine Arbeit über die Herstellung von MDMA, und zehn Jahre später wurden in Chicago bereits die ersten MDMA-Tabletten von der Polizei konfisziert. Die erste Studie zu MDMA am Menschen wurde 1978 von dem US-amerikanischen Chemiker Alexander Shulgin veröffentlicht. Shulgin testete in seinem Leben Hunderte verschiedene Drogen an sich selbst aus, was ihm den Spitznamen »Godfather of Psychedelics« einbrachte.

In der Studie, die Shulgin zusammen mit dem Pharmakologen David E. Nichols durchführte, beschrieben die beiden, dass MDMA einen leicht kontrollierbaren veränderten Bewusstseinszustand mit emotionalen und sinnlichen Obertönen herbeiführen würde. (Was auch immer das heißen mag.) Shulgin bezeichnete MDMA, das zu seinem Lieblingsrauschmittel wurde, als »Fenster« und war davon überzeugt, dass diese Substanz einen Nutzen in der Psychotherapie bieten könnte. Er bot sie daraufhin dem Psychotherapeuten Leo Zeff an, der in seinen Therapiesitzungen bereits Erfahrungen mit psychoaktiven Substanzen sammeln konnte. Zeff war so beeindruckt von der Wirkung, dass er es zu seiner Mission machte, auch andere Psychotherapeuten davon zu überzeugen. Dafür reiste er durch die USA und zum Teil auch durch Europa, wo er rund 4000 Therapeuten in der Anwendung von MDMA an ihren Patienten schulte.

Durch MDMA soll im Patienten ein Bewusstseinszustand hervorgerufen werden, der ihn empfänglicher für die Therapie macht. Aufgrund seiner psychoaktiven Eigenschaften wird es auch als Entaktogen bezeichnet, was übersetzt so viel bedeutet wie »das Innere berührend«. Durch die Einnahme von MDMA soll also die Bereitschaft gesteigert werden, sich mit seinem Innenleben auseinanderzusetzen.

Im Juli 1985 wurde die Substanz schließlich durch die Drug Enforcement Administration (DEA) in den USA verboten, weil sie sich dort als Rauschdroge immer weiter verbreitete. Die Psychotherapeuten mussten in ihren Therapien fortan darauf verzichten. Deutschland und der Rest der Welt folgten dann im August 1986. Allerdings konnte das weltweite Verbot die Verbreitung von Ecstasy in der Partyszene auch nicht mehr stoppen. Mit der Ravekultur fand Ecstasy eine große Verbreitung und schwappte schließlich über den Großen Teich hinüber nach Europa. Mittlerweile gehört Ecstasy ebenso wie andere Amphetamine, darunter Methamphetamin (Crystal Meth), genauso wie Kokain zu den am meisten verbreiteten illegalen Drogen.

MDMA wird nicht nur als Tabletten konsumiert, sondern auch in Form von Pulver, das in den USA Molly und in Großbritannien Mandy genannt wird. Von manchen wird das Pulver wie Kokain durch die Nase gezogen, von anderen in Kapseln verpackt und geschluckt. Da in Ecstasy-Tabletten oft auch andere Substanzen beigemischt wurden, ging der ein oder andere davon aus, beim Pulver nur das reine MDMA zu konsumieren. Durch Stichproben konnte nachgewiesen werden, dass das jedoch nicht der Fall ist. Man kann es nicht oft genug wiederholen: Illegale Drogen haben keine pharmazeutische Qualität. Man weiß weder, wie viel von der Wirksubstanz in ihnen enthalten ist, noch was sonst so beigemischt wurde – und riskiert jedes Mal seine Gesundheit und manchmal auch sein Leben.

Neben den Tabletten und dem Pulver wird MDMA weiterhin in Kristallform angeboten. So kann man es sich zwar nicht durch die Nase ziehen, aber zumindest etwas sicherer sein, dass es sich dabei um ein relativ reines Produkt handelt. Zumindest dann, wenn man die MDMA-Kristalle von anderen zu unterscheiden weiß. In der Szene werden die Kristalle, die man sich vom angefeuchteten Finger lutscht, unter anderem M oder Emma genannt.

Die Wirkung von Ecstasy ist davon abhängig, was letztendlich neben dem MDMA enthalten ist, also welche Streckmittel in welcher Menge. Wird tatsächlich reines MDMA konsumiert, wird dessen Wirkung durch viele unterschiedliche Mechanismen verursacht. Die Hauptwirkung – und um die geht es hier nur – wird durch den Neurotransmitter Serotonin ausgelöst. Gelangt das MDMA durch den Magen-Darm-Trakt oder die Nase ins Blut, wird von der Nervenzelle vermehrt Serotonin freigesetzt. Damit es allerdings an die Serotonin-Rezeptoren gelangen kann, muss es zuerst einen kleinen Zwischenraum überqueren: den synaptischen Spalt. Dieses Vorhaben wird jedoch von den zur Nervenzelle gehörenden Serotonintransportern (SERT) erschwert, die versuchen, das Serotonin an seinem Vorhaben zu hindern und es wieder aus dem synaptischen Spalt zurück in die Nervenzelle zu pumpen.

Da MDMA allerdings auch diese Transporter hemmt, wird das vermehrt ausgeschüttete Serotonin also nicht wirklich an der Überquerung des synaptischen Spalts gehindert, wodurch sich viel mehr davon an die Rezeptoren der nachgeschalteten Zellen binden und diese aktivieren kann. Durch diesen Mechanismus wirkt MDMA unter anderem stimmungsaufhellend, angstlösend, antriebssteigernd, entaktogen, also die eigenen Empfindungen verstärkend, und empathogen, was bedeutet, dass es den Zugang zu den Gefühlen anderer Menschen erleichtert.

Die Nervenzellen sind nach dem Konsum von MDMA erst mal entleert. Serotonin wie auch die Serotonintransporter müssen neu gebildet werden. Aus diesem Grund kommt es nach dem Konsum von MDMA zu einer allgemeinen Erschöpfung und in manchen Fällen auch zu depressiven Phasen, die mehrere Tage andauern können. Bei manchen führt das auch zu Angststörungen. Wird MDMA daraufhin erneut eingenommen, obwohl die Speicher noch relativ leer sind, kann die Wirkung dementsprechend nicht so stark ausfallen.

Gefährlich werden kann MDMA durch die durch den Konsum ausgelöste erhöhte Serotoninkonzentration. Dabei kann es zum Serotoninsyndrom kommen, das mit Symptomen wie Verwirrtheit, krankhafter Unruhe, psychischen Veränderungen, Schwitzen, Übelkeit, Zittern, Muskelzuckungen, Herzrasen und Schüttelfrost einhergeht. Je höher die Serotoninkonzentration, desto größer das Risiko. Falls man Arzneimittel einnimmt, die selbst schon die Serotoninkonzentration erhöhen, kann die Einnahme von MDMA schlimmstenfalls sogar tödlich verlaufen. Solche Arzneimittel sind zum Beispiel Citalopram, Escitalopram und MAO-Hemmer, die alle gegen Depressionen verordnet werden, Dextromethorphan gegen trockenen Husten, Tramadol gegen Schmerzen sowie die Triptane, die man zur Behandlung von Migränekopfschmerzen einsetzt.

Lotterie des Todes

Im Jahr 1992 veröffentlichte der Londoner Arzt John Anthony Henry einen Artikel über Ecstasy im *British Medical Journal,* der den unheilvollen Titel »Ecstasy and the Dance of Death« trug, also »Ecstasy und der Tanz des Todes«.[65] Henry warnte dort vor den unberechenbaren Konsequenzen einer Ecstasy-Einnahme. Auch wenn der Beitrag schon ein paar Jahre auf dem Buckel hat, beinhaltet er eine wahre Botschaft. Selbst in moderaten Dosen, als einzelne Tablette, kann Ecstasy erschreckende Konsequenzen für die Gesundheit haben.

Häufig verspüren Konsumenten eine Anspannung in der Muskulatur, ein Knirschen ihrer Zähne und eine extrem starke Ruhelosigkeit in den Beinen. Das mag sich jetzt nicht sonderlich besorgniserregend anhören, allerdings führt die erhöhte Muskelaktivität zusammen mit einem direkten Eingreifen in die Thermoregulation im Gehirn zu einer erhöhten Körpertemperatur.[66] Besonders in schlecht klimatisierten und heißen Räumen in Verbindung mit körperlicher Bewegung (Tanzen) steigt die Gefahr einer Überhitzung, die in einem zweiten Schritt zu Leber- und Nierenversagen führt. Auch eine lebensgefährliche, aus der

Überhitzung resultierende Wasservergiftung ist eine mögliche Konsequenz daraus.[67] Hierbei wird eine enorm große Menge an Wasser getrunken, sodass es im Körper, aufgrund des Ausschwemmens von Mineralien, zu einem sehr geringen Natriumgehalt mit lebensbedrohlichen Ausmaßen kommt.

Einer der bekanntesten Todesfälle ist der tragische Tod der Teenagerin Leah Betts. Die Britin starb 1995 nach der Einnahme zweier Ecstasy-Tabletten, die sie in ihrem eigenen Zuhause während ihrer Geburtstagsfeier einnahm – sie war achtzehn geworden. Offenbar trank sie große Mengen Wasser (rund sieben Liter) in kurzer Zeit, da sie sich vor den negativen Auswirkungen der Tabletten fürchtete. Sie fiel in ein Koma, aus dem sie nie mehr erwachte.

Oft werden auch ein steifer, schmerzender Nacken sowie Muskelschmerzen in den Gliedern in den ersten zwei bis drei Tagen nach der Einnahme von Ecstasy beschrieben.[68] Weitere häufige Symptome sind Kopfschmerzen, Brechreiz, Appetitverlust, eine verschwommene Sicht, ein trockener Mund und Schlaflosigkeit. Oftmals sind die Frequenz des Herzschlags sowie der Blutdruck erhöht. Von manchen Konsumenten werden auch psychische Effekte wie milde Halluzinationen, Depersonalisierung (ein Gefühl des Abkoppelns vom eigenen Körper), Angstattacken sowie ein untypisches bizarres Verhalten berichtet.[69] Selten treten Panikattacken,[70] starke Verwirrtheit[71] und kurze psychotische Episoden[72] auf.

Immer wieder kommt es zu Todesfällen, die direkt oder indirekt mit der Einnahme von Ecstasy in Verbindung gebracht werden. Von einer ganzen Reihe von schweren Vergiftungsfällen bis hin zum Tode handelt ein medizinischer Bericht von 2012 im *Journal of Intensive Care Medicine*.[73] Gemäß den Autoren wurden zwölf Patienten innerhalb eines Zeitraums von drei Stunden in Krankenhäuser der Region um San Francisco eingeliefert. Alle gaben an, auf einem Festival gefeiert und Ecstasy konsumiert zu haben. Dies konnte durch Blutanalysen bestätigt werden. Die Patienten litten unter anderem unter erhöhter Temperatur, Krampfanfällen, beschleunigtem Herzschlag, Nierenproblemen und schwachem Blutdruck. Innerhalb von acht Tagen starben zwei der zwölf Patienten, sechs erholten sich vollständig und vier hatten noch Monate später mit gesundheitlichen Problemen zu kämpfen. Der erste Verdacht war, dass das eingenommene Ecstasy mit einer toxischen Substanz verunreinigt war. Dieser Verdacht konnte jedoch durch verschiedene Untersuchungen entkräftet werden. Die behandelnden Ärzte gingen deshalb von einer Überdosierung mit Ecstasy aus. Diese Annahme wurde schließlich von Untersuchungen einiger auf dem Festival beschlagnahmter Ecstasy-Tabletten gestützt: Sie wiesen einen ungewöhnlich hohen Wert an MDMA auf.

Und in der Tat ist es so, dass (schwere) Vergiftungen mit Ecstasy oftmals mit einer Überdosierung einhergehen.[74] Leider kann noch kein genauer Schwellenwert genannt werden, da aufgrund unterschiedlicher Abbaumechanismen im Körper eine Überdosierung abhängig von der individuellen Biochemie ist. Schätzungen zufolge verstirbt beim erstmaligen (!) Konsum von Ecstasy einer von etwa 2000 bis 50 000 Konsumierenden. Herzlich willkommen in der biochemischen Lotterie.

Ecstasy und das Herz

Eine besondere Gefahr existiert für euer Herz. Einen außerordentlich dramatischen Fall beschrieben Wissenschaftler aus Italien 2019.[75] Wenige Stunden nach der Einnahme von Ecstasy

wurde ein 16 Jahre altes Mädchen in die Notaufnahme eingeliefert. Kurz nach ihrer Ankunft fiel sie unter starken Zitteran-
fällen und unregelmäßigem Herzschlag ins Koma. Rund eine
halbe Stunde nach Eintreten der komatösen Situation verstarb
das Mädchen. Eine Autopsie offenbarte schwere Herzschäden.
Bluttests wiesen das zuvor konsumierte Ecstasy nach. Haarana-
lysen zeigten, dass das Mädchen in den letzten acht bis zwölf
Monaten regelmäßig Ecstasy konsumiert hatte. Weitere Drogen
konnten nicht detektiert werden. Die Diagnose lautete deshalb:
schwere Herzschäden aufgrund regelmäßigen Ecstasy-Konsums.
Diese Diagnose war auch darauf basiert, dass keine (angebore-
nen) Herzschäden bekannt waren.

Nun ist dieser Einzelfall sicherlich kein Beweis für die herz-
schädigende Wirkung von Ecstasy. Allerdings deuten auch andere Studien auf diese problematischen Effekte hin. Schon der
einmalige Konsum – wahrscheinlich abhängig von der Dosis –
kann Herzmuskelzellen zum Absterben bringen. Auch hier spielt
wieder die individuelle Biochemie die alles entscheidende Rolle.
Ob ihr besonders anfällig seid, wisst ihr leider erst, wenn es zu
spät ist.

Ecstasy und das Gehirn

Im Zuge der Erforschung, inwiefern Ecstasy schädigend auf das
Gehirn wirken kann, kam es 2002 zu einer aufsehenerregenden,
aber wie sich später herausstellte, auch fehlerhaften Studie.[76] Der
angesehene US-amerikanische Neurologe George Ricaurte und
sein Team spritzten zehn Affen im Rahmen eines wissenschaftlichen Experiments reines MDMA (so dachte er zumindest).
Dies wiederholte er dreimal im Abstand von je drei Stunden.

Seinen Beschreibungen zufolge sollte dies den typischen Ecstasy-Konsum während einer Partynacht darstellen. Zwei der Affen starben recht schnell an Überhitzung. Zwei weitere Affen mussten aufgrund schwerer Bewegungsstörungen aus dem Experiment genommen werden. Die restlichen sechs Affen wurden einige Wochen nach der Ecstasy-Gabe gründlich untersucht. Es wurde unter anderem eine starke Reduzierung der Gehirnstrukturen, welche Dopamin enthalten, entdeckt. Da eine Schädigung in diesen Gehirnbereichen mit der Parkinson-Krankheit, charakterisiert durch unkontrolliertes Zittern und motorische Einschränkungen, in Verbindung gebracht wird, war dies auch eine Interpretation der Studienergebnisse. Führt etwa schon eine einzige Partynacht zu der gefürchteten Erkrankung, welche das äußere Erscheinungsbild des *Zurück in die Zukunft* (Marty McFly lässt grüßen)-Schauspielers Michael J. Fox prägen? Nach der Veröffentlichung der Studienergebnisse in der angesehenen Zeitschrift *Science* sorgten die Resultate für viel Aufruhr. Leider war Ricaurte und seinen Mitarbeitern jedoch ein peinliches Missgeschick unterlaufen. Neun der zehn Affen wurde überhaupt gar kein MDMA appliziert. Anstelle des MDMA bekamen sie Methamphetamin (Crystal Meth). Offenbar hatte es einen Beschriftungsfehler auf dem Probenröhrchen gegeben. Ihrem eigenen Fehler kamen die Wissenschaftler auf die Schliche, da sich die erhaltenen Ergebnisse in Folgestudien einfach nicht reproduzieren ließen. Den Fehler haben sie übrigens öffentlich eingestanden und publiziert. (Respekt an dieser Stelle für die offene, vorbildliche und wissenschaftlich wertvolle Fehlerkultur der Arbeitsgruppe!)

Nun zu dem, was wir wissen. Denn auch wenn Ecstasy nach heutiger Studienlage kein Parkinson auslöst, kann es maßgeblich unser Gehirn beeinträchtigen. Eine Studie von Forschern der

Universität Amsterdam liefert diesbezüglich ausgezeichnete und recht einzigartige Ergebnisse.[77] Das Besondere an ihr ist, dass erstmals nicht nur aktuelle Ecstasy-Konsumenten, sondern auch Menschen vor ihrer ersten Ecstasy-Einnahme integriert wurden, insbesondere solche, die ein erhöhtes Risiko dafür aufwiesen. Das waren beispielsweise Personen, deren engere Freunde bereits Ecstasy einnahmen. Da einige von ihnen im Verlauf der Studie tatsächlich anfingen, Ecstasy zu benutzen, konnten die Auswirkungen direkt betrachtet werden. So ist es eindeutig, dass Ecstasy das Gehirn schädigen kann. Bei denjenigen, die anfingen, erstmals Ecstasy zu konsumieren, verschlechterte sich innerhalb eines Jahres die Gehirnleistung, und zwar führten bereits zwei bis drei Tabletten im Mittel dazu. Die minderen Leistungen des Gehirns konnten auch nicht mit dem Alterungsprozess erklärt werden, da gleichaltrige Personen, die abstinent geblieben waren, keine vergleichbaren Einschränkungen aufwiesen. Allerdings, so räumten die Autoren der Studie ein, waren die Verschlechterungen – obwohl signifikant messbar – trotzdem relativ gering. Im Alltag, also außerhalb sensitiver wissenschaftlicher Auswertungen, würden diese Störungen vermutlich gar nicht auffallen.

Eine andere Studie der Universität Köln geht einen Schritt weiter.[78] Für sie wurden 194 neue Ecstasy-Konsumenten rekrutiert. Diese wiesen keine schwerwiegenden gesundheitlichen Störungen auf und durften zum Zeitpunkt des Studienstarts nicht mehr als fünf Mal Ecstasy zu sich genommen haben. Über ein Jahr lang wurden die Konsumenten im Rahmen verschiedener Tests untersucht, und die Ergebnisse waren eindeutig. Der Konsum von zehn oder mehr Ecstasy-Tabletten innerhalb eines Jahres führte zu einer eindeutig geminderten Gedächtnisleistung. Im Gegenzug kam es zu keiner Verschlechterung bei den Probanden, die innerhalb dieses Jahres kein Ecstasy nahmen.

Weitere Studien konnten auch klären, wie es zu diesen Auswirkungen kommt: Im Detail greift Ecstasy die serotonergen Axone an. Axone sind Endigungen des langen Fortsatzes der Nervenzelle, und serotonerg bedeutet, dass die Axone das Hormon Serotonin als Botenstoff aufweisen. Eine Schädigung durch Ecstasy an dieser Stelle verhindert also die Kommunikation mit anderen (Nerven-)Zellen.[79] Zusätzlich konnte nachgewiesen werden, dass Ecstasy auch das Wachstum von Nervenzellen einschränkt.[80] Dies ist besonders schwerwiegend für Jugendliche, deren Gehirn noch mitten in der Entwicklung ist. Und neben der Regelmäßigkeit der Einnahme wird auch die Höhe der Einzeldosis als ausschlaggebender Parameter diskutiert.[81]

Es ist also unzweifelhaft, dass Ecstasy-Konsum das Gedächtnis schädigen kann. Angesichts dieser Ergebnisse klingen Zeitungsartikel, in denen junge Menschen über rapide nachlassende Leistungen in Schule etc. nach Ecstasy-Konsum berichten, leider plausibel.[82] Eine einzige gute Nachricht kann ich den bereits Betroffenen allerdings mit auf den Weg geben. Verschiedene Studien deuten an, dass es ab Eintritt der Abstinenz zu einer Erholung der Gehirnleistung kommt. Ob jedoch jemals wieder das Ausgangsniveau erreicht wird, ist noch nicht geklärt und erscheint zumindest fraglich.

»Es gibt viele junge Menschen, die Ecstasy einwerfen, um eine Partynacht mit Freunden durchzuhalten«, werfe ich verständnisvoll ein, »oftmals ist es die Gruppendynamik, die für die erste und weitere Tabletten sorgt.«

»Stimmt, so war es auch bei mir. Ich war einfach total fertig, wollte aber nicht die Erste sein, die nach Hause geht. Da hat ein Freund diese bunte Tablette aus seiner Hosentasche gezaubert. Und danach war ich wieder fit. Das war total cool. Ich hatte plötzlich unendlich viel Energie«, erwidert Sarah. »Ich würde das so gerne noch einmal erleben.«

»Genau das kann sich aber zum Problem entwickeln.« Ein kurzer Blick zu #DerApotheker zeigt mir, dass er sein typisches »Jawohl, genauso ist es«-Gesicht aufgesetzt hat. »Auch wenn Ecstasy ein eher geringes Suchtpotenzial hat, ist es dennoch vorhanden. Es handelt sich hierbei hauptsächlich um eine psychische Sucht, starke körperliche Entzugssymptome sind seltener. Dein Verlangen, die positiven Gefühle erneut zu erleben, also genau das, was du gerade beschreibst, wird im Laufe der Zeit immer stärker werden. Gleichzeitig gewöhnt sich dein Körper auch an das Ecstasy und benötigt immer mehr, um die erwünschte Wirkung zu erzielen.«

Ich sehe Sarah an, wie es in ihr arbeitet. Nach einer kurzen Pause fragt sie: »Aber ist das so schlimm? Ihr habt jetzt von vielen Gefahren geredet, dass das Zeug nicht rein ist, vom Herz und Hirn … Meinen Freunden geht es aber ganz gut, und die nehmen teilweise schon echt lange Ecstasy.«

»Na ja, es ist durchaus ›normal‹, dass verschiedene Menschen auch verschiedene Reaktionen erfahren. Außerdem treten die genannten Schäden am Gehirn auch nicht schlagartig auf, sondern kommen eher schleichend. Nach und nach kannst du dir immer weniger merken, bist vielleicht nicht mehr so eloquent, dein sprachliches Gedächtnis wird langsam schlechter.«

»Hmm … das wäre natürlich doof. Ich möchte Übersetzerin werden. Da ist die Sprache natürlich enorm wichtig. Und dass man sich viel merken kann. Meinen großen Berufswunsch möchte ich mir eigentlich nicht verbauen. Ich sehe schon, das ist doch komplizierter, als ich dachte. Ihr habt mir einiges zum Nachdenken mitgegeben. Das muss ich wohl erst mal sacken lassen. Danke für die Infos und für das nette Gespräch.«

»Sehr gerne. Ich glaube, du hast verstanden, welche Wette du eingehst, wenn du das Zeug schluckst. Wir sind immer für dich da. Wenn du noch mal herkommen willst, vereinbare einfach wieder einen Termin.«

»Alles klar, tschüss!«

»Tschüss. Pass auf dich auf.«

Nachdem Sarah die Tür hinter sich geschlossen hat, schaut mich #DerApotheker nachdenklich an. »Schon krass, wenn so junge Menschen Gefallen an Drogen finden«, sagt er nachdenklich.

»Da hast du recht.« Eine bedrückende Stille entsteht. Ich räuspere mich.

»Komm, lass uns auch Feierabend machen.«

»Übrigens, ich gehe am Wochenende auf das Kool Savas-Konzert. Einer meiner Kumpels hat abgesagt. Willst du sein Ticket haben?«, fragt mich #DerApotheker plötzlich.

»Ist das eine ernst gemeinte Frage?«, erwidere ich leicht irritiert. Aber sein Schalk in den Augen ist Antwort genug. »Frag mich noch mal, wenn du Karten für die Oper hast«, lache ich ihm entgegen.

Kapitel 5

Warum man bei einer Opiumsucht gleich von mehreren Substanzen abhängig ist

»Guten Morgen, Carsten!« Es ist mal wieder Montag, der beliebteste Tag der Woche. Immerhin scheint die Sonne. Carsten und ich stehen vor der Apotheke.

»Sag mal, wie war heute noch mal die Reihenfolge?«

»Du meinst die Reihenfolge unserer Besucher?« Carsten nickt. »Jetzt kommt erst mal der ältere Herr mit dem Opiumproblem, und heute Nachmittag jemand wegen LSD.«

»Das mit dem Opium finde ich komisch. Wer konsumiert denn in Deutschland Opium?«

»Das habe ich mich auch gefragt«, antworte ich. »Als er anrief und meinte, dass es bei ihm um Opium ginge, dachte ich erst, dass er Morphin oder so meinte, aber nein. Er sprach tatsächlich von Opium. Na ja, wir werden ja gleich sehen.«

»Wollen wir heute mal vorne reingehen?«

»Klar!« Gemeinsam betreten wir den Verkaufsraum. Niemand da. »Wir sind's!«, rufe ich, damit sich meine Kollegen im Backoffice-Bereich der Apotheke nicht umsonst auf Kunden freuen.

»Ach, schau mal einer an. Wen haben wir denn da? Die Drogenfuzzis«, sagt meine Kollegin Anna, die auf uns zutritt.

»Dir auch einen guten Morgen, Anna!«, erwidere ich.

»Ihr seid wirklich Freaks! Dass ihr an eurem freien Tag hierherkommt, um eine Drogenberatung aufzuziehen, das ist schon unglaublich.«

»Es ist eine schöne Freizeitbeschäftigung«, erklärt Carsten. »Also, mir macht es Spaß, man lernt jede Menge dazu und kann anderen zudem noch helfen.«

»Ihr seid meine Helden.« Anna grinst, Carsten grinst, und ich verdrehe die Augen.

»War schön, mit dir zu quatschen. Bye«, bemerke ich.

»Ja, ja. Geht nur in euer dunkles Kämmerchen.«

»Vielleicht keine schlechte Idee. Unser Besucher taucht sicher gleich auf«, sagt Carsten mit Blick auf seine Armbanduhr.

»Die meisten eurer Besucher kiffen oder koksen wahrscheinlich eh nur, oder?«, hakt Anna nach.

»So würde ich es nicht ausdrücken. Aber ja, Kokain und Cannabis kommen relativ häufig in den telefonischen Anfragen vor. Oder Alkohol. Oft sind es aber auch nur kleine Fragen, die wir direkt klären können.«

»Und was hat euer heutiger Besucher für ein Drogenproblem?«

»No comment!«

»Echt jetzt?« Anna schaut mich erstaunt an.

»Wir haben theoretisch keine Schweigepflicht, aber wir sind trotzdem verschwiegen. Wer zu uns kommt, soll sich sicher sein, dass es nicht gleich die ganze Nachbarschaft erfährt.«

»Nicht gleich, aber irgendwann?«

»Witzig!«

»Schon gut. Ich bin eben neugierig.«

»Kann ich mir vorstellen, Anna. Bis später.« Carsten und ich laufen an ihr vorbei in den Backoffice-Bereich.

»Morgen Jungs!«

»Morgen Erika!«, grüßen wir zurück. Erika ist unsere PKA (pharmazeutisch-kaufmännische Angestellte), die gerade dabei ist, die Ware, die der Großhandel heute Morgen gebracht hat, zu verbuchen.

»Carsten, ich habe dir schon einen Kaffee gemacht. Steht in eurem Beratungszimmer.«

»Das ist aber eine Überraschung, danke!«, strahlt Carsten. »Wenn doch #DerApotheker auch mal so nett zu mir wäre.«

»Bitte? Ich bin immer nett zu dir«, erwidere ich achselzuckend.

»Ich hätte dir auch einen Tee gemacht, aber deine ganze Prozedur ist mir zu kompliziert«, sagt Erika mit Blick auf mich.

»Kein Problem«, antworte ich.

Gerade als wir die Tür zu unserem Beratungsraum öffnen, hören wir ein Klopfen an der Außentür.

»Ey, wir haben noch zehn Minuten«, sage ich mit Blick auf meine Teekanne.

»Jetzt nicht mehr«, bemerkt Carsten und öffnet die Tür. Davor steht ein älterer Herr, der vermutlich Mitte siebzig sein dürfte.

»Guten Morgen, ich bin Hans. Ich habe einen Termin.«

»Guten Morgen, kommen Sie rein«, begrüßt ihn Carsten. »Das ist mein Kollege, #DerApotheker.«

»Wir können uns gerne duzen. Ich hab gehört, ihr macht das hier so.«

»Oh, von wem denn?«, frage ich und deute mit der rechten Hand auf den Sessel.

»Mein Enkel hat mir von euch erzählt. Er war wohl schon hier? Philipp heißt er.«

»Darf ich leider nicht bestätigen«, erkläre ich. »Wir haben uns hier eine Schweigepflicht auferlegt.«

»Was hier passiert, bleibt auch hier«, bestätigt Carsten.

»Wie in Vegas!«, erwidert Hans lachend.

»Oder wie im Berghain«, füge ich leise hinzu und verdrehe meine Augen.

»Hans, du hast erwähnt, dass du wegen Opium mit uns sprechen möchtest«, leitet Carsten das Beratungsgespräch ein.

»Genau. Opium. Nicht Morphin.«

»Wir waren etwas überrascht, dass das in Deutschland ein Ding ist.«

»Wisst ihr, ich bin 76 Jahre alt und beruflich viel in meinem Leben rumgereist. Auf Geschäftsreisen wird gerne mal getrunken, aber in manchen Ländern werden dir auch Drogen angeboten. Ich habe immer abgelehnt. Aber irgendwie fühlte sich das irgendwann nicht mehr höflich an. Eines Tages war ich in Afghanistan und hatte einen wichtigen Vertrag abzuschließen. Als wir dort in illustrer Runde saßen, zog einer eine Opiumpfeife aus seiner Tasche und fing an zu rauchen. Die anderen taten es ihm gleich. Als mir eine Pfeife angeboten wurde, hatte ich das Gefühl, nicht nein sagen zu können. Also habe ich sie genommen und das Opium geraucht. Zurück in Deutschland erinnerte ich mich an dieses damit verbundene Gefühl und wollte es wieder spüren. Ich kannte ein Wettbüro, das von einem Afghanen betrieben wurde, und fragte ihn, ob er mir Opium besorgen könne.«

»Klingt wie ein schlechtes Klischee«, melde ich mich zu Wort. Carsten schaut ein wenig vorwurfsvoll. »Du hast nicht wirklich gedacht, dass alle Afghanen Drogendealer sind?«

»Ja, mir wurde dann auch schmerzlich klar, wie bescheuert der Gedanke war«, fuhr Hans fort. »Der Mann packte mich am Arm und warf mich schimpfend aus seinem Laden. Ich hätte ein falsches Bild von seinem schönen Land und sollte schnellstmöglich mal ein Buch darüber in die Hand nehmen und mich informieren. Es lag mir fern, jemanden beleidigen zu wollen oder irgendwelche Klischees zu bedienen, ich hatte nur die Hoffnung, dass er vielleicht jemanden kennen würde, der jemanden kennt.«

»Hmm. Schwierig«, erwidere ich.

»Als Nächstes habe ich es in dem Park versucht, der hier in der Nähe ist, und habe einfach einen Typen angesprochen, der nach Dealer aussah.« Hans macht eine kleine Pause und ergänzt: »Ich weiß, das klingt ebenfalls sehr nach Klischee!«

»Und, was hat er gesagt?«, hakt Carsten nach.

»Verpiss dich, alter weißer Mann!« Hans lacht. »Das habe ich dann auch schleunigst gemacht. Und als ich gerade den Park verlassen wollte, hielt mich jemand am Arm fest. So ein junger, blonder, total gepflegt ausschauender Mann. Er meinte, er hätte Verbindungen und könnte mir alles besorgen. Ich solle ihn in zwei Stunden hier noch mal treffen. Was ich dann auch tat. Und was soll ich sagen? Er hat sein Wort gehalten. Klar, das Opium war nicht so gut wie das, was ich in Afghanistan geraucht habe, aber es kommt dem nahe genug.«

»Hat er gesagt, wo er es herhat?«, frage ich neugierig.

»Nur so viel, dass das Opium tatsächlich aus Afghanistan stammt und aufwendig nach Deutschland geschmuggelt wird. Deshalb wolle er 500 Euro für 100 Gramm haben. Dafür sei es dann aber nicht gestreckt.«

Das Wort »Opium« ist aus dem Griechischen und bedeutet »Saft«, zurückzuführen ist es auf seine Gewinnung aus den unreifen Samenkapseln des Schlafmohns. Ritzt man diese an, läuft aus ihnen ein weißer Milchsaft heraus, der erst mal eine Weile an der Luft trocknen muss. Durch den Luftsauerstoff wird daraus eine bräunlich-schwarze Masse, die von der Samenkapsel abgeschabt und gesammelt wird: das Opium, auch Rohopium genannt.

Opium hat zahlreiche Wirkungen auf den menschlichen Körper. Unter anderem wirkt es schmerz-, appetit- und durchfallhemmend, aber auch beruhigend, euphorisierend und schlaffördernd. Verantwortlich sind dafür seine verschiedenen Inhaltsstoffe, von denen man anfangs aber noch nichts wusste. Aufgrund dieser Wirkungen wird das Opium bereits seit Tausenden von Jahren in der Medizin eingesetzt – aber eben auch als Rauschmittel verwendet.

Besonders hervorzuheben sind die Ereignisse, die sich in China Anfang des 19. Jahrhunderts abspielten. China hatte damals für die Europäer viele interessante Waren zu bieten, etwa Porzellan oder Seide, aber vor allem Tee. Die Briten liebten Tee, und die East India Company stillte dieses Verlangen, indem sie ihn tonnenweise von China nach Großbritannien brachten. Ein Kilogramm Tee kostete damals noch den Wochenlohn eines einfachen Arbeiters, weshalb er vor allem von den betuchteren Menschen getrunken wurde.

Für die Krone erwies sich der Tee als gute Einnahmequelle, die allerdings auch ein Problem mit sich brachte. Da die Chinesen kaum Interesse an britischen Waren hatten, kam es durch den massiven Teeimport zu einer negativen Handelsbilanz. Die Gold- und Silberreserven nahmen infolgedessen immer weiter ab, was zu einer Schwächung der britischen Wirtschaft führte.

Eine Lösung dafür fand sich Ende des 18. Jahrhunderts, als man endlich eine Ware entdeckte, an denen die Chinesen Interesse zeigten: Opium. Anfangs setzte man es in China nur zu medizinischen Zwecken ein, aber bald schon wurde dessen Rauschwirkung erkannt, wenn man es rauchte. Der Siegeszug des Opiums war nicht mehr aufzuhalten.

Das Opium, das nach China gebracht werden sollte, wurde im britisch kontrollierten Indien angebaut. Die dortigen Bauern durften den Schlafmohn jedoch nur mit Genehmigung der East India Company kultivieren, die auf dem Subkontinent das Monopol darauf besaß. Und auch nur sie durfte ihnen das Rohopium abnehmen.

Mit dem Export nach China tat sich allerdings ein weiteres Problem auf. Man wusste von den Schäden, die das Opium anrichten konnte, wollte jedoch aus Angst vor negativen Folgen für den Teehandel keine Schwierigkeiten mit dem chinesischen Kaiser bekommen. Doch auch diese Herausforderung konnte über Umwege gelöst werden: Das Rohopium wurde von der East India Company nicht direkt nach China verkauft, sondern meistbietend an britische Händler. Diese wiederum brachten es auf Schiffen nach China, wo sie noch nicht mal an Land gingen. Sie ankerten vor der Küste und nahmen dort chinesische Händler in Empfang, die ihnen das Opium abnahmen. Schmuggler brachten es schließlich an Land und verteilten es. Das Silber, das die Händler erhielten, gelangte – abzüglich ihrer Einnahmen – letztendlich wieder über die East India Company nach China, um weiteren Tee zu kaufen. Opium gegen Tee.

Offiziell war der Handel mit Opium verboten. Die chinesischen Beamten ließen sich aber bereitwillig bestechen. Nicht nur, weil sie sich des Geldes erfreuten, sondern auch, weil viele von ihnen selbst der Droge verfallen waren. Insgesamt jagten von rund 400 Millionen Chinesen über zwölf Millionen den roten Drachen – wie sie das Rauchen von Opium nannten. Sie vergaßen durch den Konsum ihre Alltagssorgen und genossen das Gefühl der Schwerelosigkeit, bevor sie langsam wegdämmerten.

Viele Chinesen wurden durch ihre Sucht in den wirtschaftlichen Ruin getrieben. Aber nicht nur ihr Geldbeutel wurde immer leichter, sondern auch sie selbst. Ihre Körper mergelten förmlich aus, um nur eine der zahlreichen negativen Folgen des übermäßigen Konsums aufzuzählen.

Das Opium wurde in China zum Problem. Das Land wurde dadurch geschwächt, und erneut kam es zu einer negativen Handelsbilanz, dieses Mal aufseiten der Chinesen. Der Kaiser ordnete die Unterbindung des Drogenschmuggels an, und die Schmuggler, die sich davon nicht einschüchtern ließen, wurden hingerichtet oder landeten in Haft. Das Opium wurde tonnenweise beschlagnahmt.

Im Sommer 1839 verwies der chinesische Kaiser schließlich alle Europäer des Landes und beendete so den Opiumhandel. Fürs Erste zumindest, denn die Briten wollten das nicht auf sich sitzen lassen und erklärten China kurzerhand den Krieg. Da Großbritannien China militärisch weit überlegen war, blieb den Chinesen nichts anderes übrig, als 1842 zu kapitulieren. Man zwang sie zu Zugeständnissen und hohen Entschädigungszahlungen für das beschlagnahmte Opium. Der Krieg wurde als Erster Opiumkrieg bekannt, und der Opiumhandel wurde vorerst wieder aufgenommen.

Wir drehen das Rad der Zeit etwas zurück, ins Jahr 1804. Nach Deutschland. Genauer: in die Paderborner Hof-Apotheke. Dort gelang dem schon erwähnten Apothekergehilfen Friedrich Sertürner etwas, was vor ihm noch keiner zustande brachte. Er schaffte es, die Substanz aus dem Opium zu isolieren, die er für dessen schlafverursachende Wirkung verantwortlich machte. Er war der Erste, der auf der Suche nach einem pflanzlichen Wirkstoff nicht nur nach Säuren suchte. Zu dieser Zeit ging man noch davon aus, dass nur eine Säure für die Wirkung einer Pflanze verantwortlich sein könnte. Die Substanz, die er fand, reagierte alkalisch. Er nannte sie Morphium, in Anlehnung an Morpheus, den griechischen Gott des Traumes.

Heutzutage ist Morphium unter dem Namen Morphin bekannt und wird noch immer aus Opium gewonnen und als starkes Schmerzmittel eingesetzt.

Morphin nimmt man aber auch auf, wenn man es eigentlich gar nicht beabsichtigt, dann, wenn man etwas isst, das Mohnsamen enthält, wie zum Beispiel Mohnbrötchen oder Mohnkuchen. Das ist insofern interessant, weil die verwendeten Samen des Schlafmohns eigentlich gar kein Morphin enthalten. Wie kommt das Morphin also dann in unseren Körper? Das ist naheliegender, als man denkt. Bei der maschinellen Ernte gelangen die Samen mit dem alkaloidhaltigen Milchsaft der Kapsel in Kontakt. Und auf diese Weise werden sie mit den im Milchsaft enthaltenen Opiaten, wie dem Morphin, verunreinigt. Die aufgenommenen Mengen durch die Backwaren führen zwar nicht zu einer Rauschwirkung, aber trotzdem zu einem positiven Drogentest. Neben Morphin als dem Hauptalkaloid enthält Opium noch 36 weitere Alkaloide, wie Codein und Noscapin. Alkaloide, die man aus dem Opium gewinnt, nennt man wiederum Opiate. Der Begriff »Opioide« hingegen umfasst alle Stoffe, die eine morphinartige pharmakologische Wirkung aufweisen und an Opioidrezeptoren binden können. Opioid bedeutet »dem Opium ähnlich«.

Zu den Opioiden gehören folglich alle im Opium vorkommenden Opiate, die halbsynthetischen Opioide wie Heroin (Kapitel 13) sowie die vollsynthetisch hergestellten Opioide wie das Tilidin (Kapitel 9). Die Opiate des Opiums ebenso wie die Opioide, die nicht im Opium enthalten sind, vermitteln ihre Wirkungen über die Opioidrezeptoren, die vor allem im zentralen Nervensystem, aber auch in der Peripherie vorkommen. Die wichtigsten Opioidrezeptoren werden mit den griechischen Buchstaben μ (My), κ (Kappa) und δ (Delta) bezeichnet. Ebenfalls gebräuchlich sind MOR, KOR und DOR, wobei das OR jeweils für »Opioidrezeptor« steht.

Bindet eines der Opiate an den MOR, werden durch dessen Aktivierung verschiedene Wirkungen ausgelöst. Zum Beispiel kommt es zu einer starken Schmerzhemmung, der Herzschlag wird verlangsamt, die Körpertemperatur gesenkt, die Pupillen verengen sich, es kommt zum Harnverhalt (die Blase lässt sich nicht vollständig entleeren) und zu einer Verstopfung (der Darm lässt sich nicht vollständig entleeren). Diese Wirkungen verführen allerdings nicht unbedingt zu einer Anwendung als Rauschmittel, dafür ist vor allem die Euphorie auslösende Wirkung des Opiums verantwortlich, die ebenfalls über eine Aktivierung des MOR ausgelöst wird und am stärksten ist, wenn Opium geraucht wird. Die wohl größte Gefahr beim Opiumkonsum ist aber die Atemdepression, die ebenfalls durch eine Aktivierung des MOR ausgelöst wird; dabei ist die Atemfrequenz und die Atemtiefe reduziert. Dadurch, dass man weniger häufig und weniger tief ein- und ausatmet, wird der Körper vermindert mit Sauerstoff versorgt, während gleichzeitig der Kohlenstoffdioxidgehalt im Blut ansteigt. Eine Atemdepression kann durch einen Atemstillstand zum Tod führen.

All die bisher beschriebenen Effekte werden über die Aktivierung des MOR ausgelöst. Das heißt, die gewünschten Effekte der Bestandteile des Opiums sind nicht von den unerwünschten loslösbar. Eine Bindung und Aktivierung der Opiate an den KOR führt zu einer schwächeren Schmerzhemmung als der am MOR. Zusätzlich wird eine beruhigende bis dämpfende (sedierende) Wirkung ausgelöst. Aber auch eine der Euphorie gegensätzliche Wirkung wird über diesen Rezeptor ausgelöst: die Dysphorie. Das Risiko einer Atemdepression ist über diesen Rezeptor eher geringer. Die Aktivierung des DOR hingegen hemmt ebenso

Schmerzen, kann aber auch zu Halluzinationen führen. Zusätzlich wird eine starke Abhängigkeit mit der Gefahr der Atemdepression vermittelt.

Licht und Schatten – Ein bisschen Tod ist immer dabei

Vergiftungsfälle mit Opium geschehen in Deutschland nur sehr selten. Dies liegt jedoch nicht an der Unbedenklichkeit des Stoffes, sondern vielmehr an der begrenzten Verfügbarkeit. Trotzdem gibt es eine Vielzahl von Kenntnissen über dessen toxikologische Wirkung, hauptsächlich aus Ländern, in denen Opium angebaut wird.

Insgesamt fühlt man sich durch den Konsum von Opium entspannt und pudelwohl.[83] Negative Gefühle werden betäubt, und alle Sorgen fallen von einem ab; Ängste verschwinden wie von Zauberhand. Das sind die Hauptgründe, wieso Opium überhaupt als Droge genutzt wird. Bei einer Überdosierung kann es allerdings auch unangenehme Auswirkungen haben.

Dies musste eine 64 Jahre alte Frau schmerzlich erfahren.[84] Sie wurde in einer lauen Augustnacht gegen drei Uhr zusammengesackt und nicht ansprechbar in ihrem Auto bei laufendem Motor aufgefunden. Das rasch herbeigerufene Notfallpersonal stellte fest, dass sie nicht mehr atmete. Zusätzlich war ihr Blutzuckerwert erhöht und der Körper insgesamt unterkühlt. Es wurden keine Drogen und auch keine entsprechenden Utensilien bei ihr gefunden. Die Frau wurde umgehend beatmet, und ihr wurden Notfallmedikamente verabreicht. Glücklicherweise führte dies schnell zum Wiedereinsetzen der eigenen Atmung, und der Transport ins nahe gelegene Krankenhaus konnte erfolgen. Dort wurde eine Herzrhythmusstörung diagnostiziert; zu allem Übel setzte im Krankenhaus auch die eigenständige Atmung wieder aus.

Durch weitere kreislaufstabilisierende Maßnahmen konnte innerhalb der nächsten 36 Stunden ein dauerhaftes Einsetzen der Atmung erreicht werden. Auch ihr Blutzuckerwert und die Herztätigkeit normalisierten sich. Da die Patientin wieder ansprechbar war, konnte sie das Mysterium ihres Zustands aufklären. Sie berichtete, dass sie eine dunkle Stelle an ihrem Zeh bemerkt habe, weshalb sie große Angst bekam. Sie litt bereits in der Vergangenheit unter Hautkrebs und befürchtete das Schlimmste. Um ihre Angst zu lindern, bereitete sie sich einen Tee aus Opium zu. Da dieser jedoch sehr bitter schmeckte, versüßte sie ihn mit einer großen Menge Zucker. So ließ der Zucker ihren Blutzuckerspiegel in die Höhe steigen, während das Opium für die übrigen Probleme verantwortlich war.

Die Frau konnte die Überdosis Opium nur dank der schnellen ärztlichen Hilfe überleben. Es hätte auch anders enden können. Hätte man sie nur wenige Minuten später gefunden, wäre sie infolge des Sauerstoffmangels erstickt.

Chronische Wirkungen

Opium kann aber nicht nur bei einer akuten Überdosis schaden. Auch die langfristige Einnahme kleinerer Dosen tut dem Körper alles andere als gut. Aus dem ständigen Konsum des Betäubungsmittels folgt häufig eine dauerhafte Lethargie, also ein Zustand körperlicher und psychischer Trägheit, mit oftmals daraus resultierenden sozialen Problemen. Es ist kaum noch möglich, einer Arbeit nachzugehen. Die eigene Familie wird vernachlässigt. Alles Geld wird in die Besorgung von Opium gesteckt.

Zusätzlich finden sich in der Literatur einige Hinweise, dass chronischer Opiumkonsum ein Risikofaktor für eine koronare Herzerkrankung, also eine Verengung und Verkalkung der Herzkranzgefäße ist,[85] sowie für einen Herzinfarkt.[86]

Opium und Krebs

Die Internationale Agentur für Krebsforschung (IARC), die zur Weltgesundheitsorganisation gehört, hat den Konsum von Opium als krebserregend für den Menschen eingestuft.[87] Die IARC gibt hier an, dass besonders Krebserkrankungen der Speiseröhre, des Magens, der Bauchspeicheldrüse und des Rachens beobachtet werden können. Im Tierversuch sieht dies seltsamerweise ein wenig anders aus. Hier gibt es nur unzureichende Belege für eine krebserzeugende Wirkung.

Normalerweise sind die Mechanismen der Krebsentstehung im Menschen und bei anderen Säugetieren relativ ähnlich. Wo genau liegt hier also der Unterschied? Handelt es sich vielleicht doch um Effekte, die von der jeweiligen Spezies abhängen? So ähnlich krebserzeugende Wirkungen auch oftmals geschehen, sind wir Menschen doch keine 80 Kilogramm schwere Maus.

Auf den zweiten Blick erscheinen speziesspezifische Effekte jedoch unwahrscheinlich. Viel wahrscheinlicher ist, dass die Effekte wohl auf unterschiedliche Verabreichungsformen und Reinheiten zurückzuführen sind. Besonders stehen hier die krebserregenden polyzyklischen aromatischen Kohlenwasserstoffe (PAK) und Schwermetalle im Fokus. PAK entstehen bei Verbrennungsprozessen. Und hier kommt wieder unsere Opiumpfeife ins Spiel. Tieren in einem wissenschaftlichen Versuch wird das

Opium im Normalfall ins Futter sowie ins Trinkwasser gegeben. Sie konsumieren also völlig PAK-frei.

Bei den Schwermetallen liegt der Sachverhalt ein wenig anders, diese entstehen nicht beim Rauchen. Stattdessen wird das Opium gerne mit voller Absicht für einen höheren Profit gestreckt. Dadurch wird das spezifische Gewicht erhöht, um es mit einem größeren Profit verkaufen zu können.[88] Bei Tierversuchen wird natürlich nicht gestrecktes Opium genutzt. Im Gegenteil, dieses Opium weist eine hohe Reinheit auf.

»Nach so vielen Informationen raucht mein Kopf wie sonst nur meine Opiumpfeife!« Hans lacht über seinen Witz, und auch wir können uns ein Lachen nicht verkneifen.

»Ja, über Opium gibt es einiges, das man wissen sollte«, erwidere ich.

»Allerdings. Interessant finde ich, dass es aus so vielen Bestandteilen besteht. Man also nicht eine einzelne Substanz zu sich nimmt, sondern mehrere.«

»Ah, da fällt mir noch etwas hinsichtlich der krebserregenden Wirkung des Opiums ein«, merkt Carsten an. »Miguel López Lázaro, ein Wissenschaftler der Universität Sevilla, plädiert dafür, die Nomenklatur, also die Benennung, bezüglich des Opiums anzupassen. Das hat er 2022 in einer internationalen Fachzeitschrift propagiert.«

»Inwiefern?«, hake ich nach.

»Um Missverständnissen entgegenzutreten. Er ist der Ansicht, dass das streng kontrollierte Opium, welches medizinisch und in Tierversuchen eingesetzt wird, weiterhin Opium genannt werden soll. Das Opium, das die Menschen auf dem Schwarzmarkt kaufen, sollte hingegen ›Straßenopium‹ genannt werden. Im Gegensatz zu dem medizinischen Opium wisse man bei diesem Straßenopium nämlich nie, was man da in Wirklichkeit zu sich nimmt.«

»Verstehe. Aber dann sollte man das auf jede Droge anwenden. Die Risiken, die ein Drogenkonsum mit sich bringt, wären allgemein kleiner, würden sie einer pharmazeutischen Qualität entsprechen«, gebe ich zu bedenken.

»Das ist ehrlich gesagt auch etwas, was mir etwas Sorgen bereitet«, mischt sich Hans ein. »Ich kann das Opium ja schließlich nicht auf seine Reinheit überprüfen.«

»Das ist ein großes Problem!«, sage ich.

»Definitiv!«, stimmt Carsten zu. »Aber auch medizinisches Opium hat ein sehr hohes Potenzial, abhängig zu machen. Sobald der Körper sich an die regelmäßige Zufuhr gewöhnt hat, reagiert er bei einem Fernbleiben mit körperlichen Entzugserscheinungen wie Unruhe, Angstzuständen, Depressionen, laufender Nase, Tränenfluss, Bauchschmerzen, Durchfall, Erbrechen, Muskelkrämpfen und Herzrasen.«

»Ist mir auch aufgefallen«, bestätigt Hans.

»Erschwerend kommt hinzu, dass auch hier im Laufe der regelmäßigen Einnahme der Körper eine Toleranz entwickelt. Es wird also immer mehr Opium benötigt, um die gewünschten Effekte zu erzielen oder um die Entzugserscheinungen zu lindern.«

»Das gilt für alle Opioide. Opium selbst wird heute nur noch selten in der Medizin eingesetzt. Vor ein paar Jahren hatten wir in der Apotheke öfter mal eine Opiumtinktur für eine ältere Dame gegen ihren Durchfall hergestellt, den sie aufgrund ihrer Krebstherapie hatte. Mittlerweile gibt es ein Fertigarzneimittel, sodass man die Tinktur in der Regel nicht mehr selbst herstellen muss«, sage ich. »Aber auch da besteht die Gefahr einer Abhängigkeit.«

»Bei mir ist Verstopfung ein Problem«, meldet sich Hans.

»Das ist für mich einer der Punkte, warum ich versuchen möchte, meinen Konsum zu begrenzen.«

»Da gibt es leider keinen Gewöhnungseffekt. Die Verstopfung bleibt. Egal, aus welchen Gründen man die Opioide zu sich nimmt.«

»Das nervt! Meint ihr, ich bin schon abhängig? Ich rede mir immer ein, das unter Kontrolle zu haben. Ich konsumiere auch nicht täglich.«

»Kannst du denn einfach damit aufhören?«

»Das weiß ich ehrlich gesagt nicht.«

»Ich finde, das wäre einen Versuch wert.«

»Du meinst, ich sollte es nur mal probeweise sein lassen?«

»Vielleicht wird aus probeweise etwas Dauerhaftes.«

»So kannst du zumindest herausfinden, ob du abhängig bist oder nicht«, ergänzt Carsten. »Grundsätzlich variiert es von Person zu Person, wie lange es dauert, bis man vom Opium abhängig wird.«

»Okay, aber mal eine andere Frage. Könnt ihr mir sagen, warum man vom Opiumkonsum abnimmt?«

»Also, ich habe mich mit dieser Frage eine Weile auseinandergesetzt und nicht wirklich eine Antwort darauf gefunden. Das Ding ist, dass der Gewichtsverlust nicht über die Bindung an die Rezeptoren zu erklären ist. Vielmehr wird es wohl so sein, dass man durch den Konsum von Opium das Essen schlichtweg vergisst«, sage ich.

»Das könnte ich mir tatsächlich vorstellen. Schließlich liege ich manchmal stundenlang benebelt auf der Couch, und dabei kommt es mir nicht in den Sinn, mir etwas zu kochen.«

»Klingt für mich auch plausibel«, sagt Carsten. Ich habe leider auch keine bessere Erklärung.«

»Eine Sache fällt mir noch ein«, sage ich. »Du nimmst bestimmt irgendwelche Arzneimittel. Da besteht die Gefahr von Wechselwirkungen mit dem Opium.«

»Danke, dass du das ansprichst. Mein Arzt, den ich ebenfalls ins Vertrauen gezogen habe, achtet bei der Wahl der Medikamente, die er mir verschreibt, darauf. Selbst Alkohol hat er mir deshalb verboten.«

»Gut! Alkohol erhöht nämlich die Gefahr der Atemdepression, die vom Opium ausgeht.«

»Wisst ihr, ihr habt mir wirklich so einiges zum Nachdenken gegeben. Einerseits denke ich mir, dass ich alt bin und sowieso alles egal ist, andererseits möchte ich noch möglichst viel Zeit mit meinen Enkeln verbringen.«

»Da hast du ja deine Antwort«, sage ich.

Hans nickt. »Wahrscheinlich. Gut, ich muss dann auch mal wieder.«

»Aufs Klo oder los?«, frage ich.

»Beides!«, erwidert Hans grinsend. »Aber ich geh zu Hause. Ich habe es nicht weit.«

»Alles klar!«

Wir erheben uns und begleiten Hans zur Tür.

»Danke für dieses Gespräch!«

»Danke, dass du vorbeigekommen bist«, erwidert Carsten.

Nach der Verabschiedung eile ich zum Wasserkocher: It's teatime.

Kapitel 6

Weshalb LSD mehr kann, als man denkt

»Ist das nicht ein wunderschöner Tag?«, sage ich, während wir in der Mittagspause bei strahlendem Sonnenschein spazieren gehen. »Das Wetter spielt mit, Hans war nett, und das Thema Opium total spannend.«

#DerApotheker schaut mich flüchtig an und nuschelt etwas Unverständliches.

»Ah, die Gesellschaft könnte ein wenig gesprächiger sein. Geht's dir heute nicht gut?«

»Nein, passt schon. Ich hatte nur von Samstag auf Sonntag Notdienst in der Apotheke und habe relativ wenig geschlafen. Die Müdigkeit kickt gerade rein. Ich glaube, ich werde alt.«

»Kommt mir bekannt vor! War ich früher Freitagnacht unterwegs, zog ich am Samstag gleich wieder los. Inzwischen brauche ich den kompletten Samstag und Sonntag, bis ich wieder einigermaßen fit bin.«

Vor lauter Reden sind wir falsch abgebogen und stehen in einer Gegend, die wir nicht kennen. #DerApotheker schaut mich ratlos an und zuckt mit den Schultern.

Sofort kommt mir eine Idee. »Grinse-Miez, willst du mir wohl sagen, welchen Weg ich hier nehmen muss?«, frage ich, während ich versuche, ein extrem breites Grinsen aufzusetzen.

Das verwirrte Gesicht meines Begleiters spricht Bände.

Ich rezitiere weiter: »Das hängt zum guten Teil davon ab, wohin du gehen willst.«

#DerApotheker schaut mich an, als wäre ich völlig verrückt. Nach zwei Sekunden Sprachlosigkeit räuspert er sich. »Ooooooookay! Ich dachte eigentlich, ich sei heute durch den Wind. Aber du toppst mich. Was willst du denn jetzt mit *Alice im Wunderland*?«

»Na ja, zum einen haben wir uns gerade verlaufen, und zum anderen wird es in unserem späteren Termin um LSD gehen.«

»Stimmt«, erwidert #DerApotheker. »Da gibt es doch dieses Alice-im-Wunderland-Syndrom bei der Einnahme von LSD. Davon habe ich schon mal gehört.«

»Genau. Betroffene leiden unter spezifischen Symptomen, die an die Erlebnisse von Alice erinnern. Dazu gehören ein Gefühl von Unwirklichkeit und Selbstentfremdung, Wahrnehmungsveränderungen, Schwebegefühle, eine gestörte Wahrnehmung des eigenen Körpers und ein verändertes Zeitgefühl. Typisch ist auch, dass sich Menschen stark vergrößert oder verkleinert im Verhältnis zu ihrer Umgebung empfinden und dass weit entfernte Dinge sehr nah beziehungsweise nahe Dinge sehr weit entfernt erscheinen. Das alles erinnert einfach an *Alice im Wunderland*.«

»Gab es nicht sogar Gerüchte, dass der Autor des Buchs, Lewis Carroll, seine persönlichen Erfahrungen mit Halluzinogenen darin verarbeitet hat?«, fragt #DerApotheker.

»Dies wird seit den 1960er-Jahren kontrovers diskutiert. Allerdings gibt es keine Aufzeichnungen darüber, dass er wirklich halluzinogene Substanzen konsumiert hat oder dass seine Geschichten über Alice davon inspiriert war.«

In der Zwischenzeit haben wir wieder zurückgefunden und schließen die Tür auf. Während wir hineingehen, kommt eine ungefähr 60 Jahre alte Dame auf uns zugelaufen und spricht uns an.

»Hallo, bin ich hier richtig bei Duda oder Dude oder so ähnlich? Ich bin Stephanie Karger.«

»Ja, hier sind Sie richtig«, sage ich. »Wir sind beide von D.U.D.E. und können uns gerne duzen, wenn Sie möchten.«

»Sehr gerne.«

»Komm doch rein und setz dich. Wir sind gleich für dich da.«

Ich stelle noch schnell Kaffee und Wasser auf den Tisch und platziere mich ihr gegenüber. #DerApotheker hat schon mit dem Gespräch begonnen.

»Du hast uns am Telefon erzählt, dass du LSD nimmst? Habe ich das richtig verstanden?«, tastet er sich langsam vor.

»Nein, nicht ganz. Ich habe noch nie in meinem Leben Drogen genommen und habe das auch nicht mehr vor. Aber ich glaube, dass meine Tochter LSD nimmt. Sicher bin ich mir nicht. Aber aus verschiedenen Gründen, die ich hier nicht ausbreiten möchte, vermute ich das. Bevor ich das Gespräch mit ihr suche, würde ich mich erst mal über LSD informieren. Wie schlimm ist es, wenn man das nimmt? Ist es wirklich so übel, wie man oft sagt? Da bin ich doch richtig bei euch, oder? Könnt ihr mir weiterhelfen?«

LSD. Lysergsäurediethylamid. Oder auch »Acid«, was einfach nur »Säure« heißt. Die Geschichte von LSD begann im Jahr 1938 in Basel, als der bei der Pharmafirma Sandoz angestellte Chemiker Albert Hofmann auf der Suche nach einem Mittel, das den Kreislauf anregen konnte, mit dem Getreidepilz Mutterkorn herumexperimentierte. Hofmanns Interesse galt dabei der Lysergsäure – einer Verbindung, die der Mutterkornpilz bildet, um daraus dann verschiedene Alkaloide herzustellen.

Hofmann nahm die Lysergsäure und veränderte diese chemisch, sodass daraus andere Verbindungen entstanden. Abkömmlinge der Lysergsäure. Jede Verbindung, die auf diese Weise entstand, könnte schließlich zu einem Arzneimittel werden, das nicht nur Menschen half, sondern auch Geld einbrachte. Er widmete sich dabei besonders den Amiden, organischen Stickstoffverbindungen. Jedem Amid, das er auf diese Weise herstellte, gab er eine fortlaufende Nummer. Das für uns interessante Amid war das fünfundzwanzigste. LSD-25.

Aber auch LSD-25 löste bei den Tieren, an denen man es schließlich testete, leider nicht die erwünschten, den Kreislauf anregenden Effekte aus. Eine Wirkung hatte die Substanz dennoch: Die Tiere wurden unruhig. Da man jetzt aber nur wenig mit einem Unruhe auslösenden Mittel anfangen konnte, untersuchte Sandoz die Substanz nicht weiter.

Fünf Jahre später stellte Hofmann LSD-25 erneut her. Eine Ahnung, dass an der Substanz doch mehr dran sein könnte, veranlasste ihn dazu. Er reinigte es auf, und während er so dabei war, wurde er in seiner Arbeit »durch ungewöhnliche Empfindungen gestört«, wie er in seinem Buch *LSD – mein Sorgenkind. Die Entdeckung einer »Wunderdroge«* beschrieb.[89] Über dieses Ereignis berichtete er: »Vergangenen Freitag, 16. April 1943, mußte ich mitten am Nachmittag meine Arbeit im Laboratorium unterbrechen und mich nach Hause begeben, da ich von einer merkwürdigen Unruhe, verbunden mit einem leichten Schwindelgefühl, befallen wurde. Zu Hause legte ich mich nieder und versank in einen nicht unangenehmen rauschartigen Zustand, der sich durch eine äußerst angeregte Phantasie kennzeichnete. Im Dämmerzustand bei geschlossenen Augen – das Tageslicht empfand ich als unangenehm grell – drangen ununterbrochen phantastische Bilder von außerordentlicher Plastizität und mit intensivem, kaleidoskopartigem Farbenspiel auf mich ein. Nach etwa zwei Stunden verflüchtigte sich dieser Zustand.«[90]

Da Hofmann an diesem Tag nicht mit anderen Substanzen hantiert hatte, schrieb er diese Wirkungen dem Lysergsäurediethylamid zu, das er trotz größter Vorsicht wohl irgendwie aufgenommen haben musste. Über die Fingerspitzen, wie er vermutete. Wie auch immer das LSD in seinen Körper gelangte, es musste eine geringe Menge gewesen sein.

Als Wissenschaftler wollte er dem Ganzen natürlich auf den Grund gehen. Er entschied sich für einen Selbstversuch. Und so kam es, dass er sich drei Tage später erneut dieser Substanz aussetzte. Da Hofmann bereits mit anderen Mutterkornalkaloiden vertraut war, wählte er eine Dosis, die bei diesen Verbindungen gerade noch so eine Wirkung auslösen konnte. 250 Mikrogramm beziehungsweise 0,25 Milligramm. Zum Vergleich: Ein ein Zentimeter langes Haar wiegt im Durchschnitt 2,1 Milligramm und somit fast das Zehnfache der Dosis, die Hofmann für seinen Selbstversuch wählte.

Die erneute LSD-Einnahme erfolgte um 16:20 Uhr. Um 17:00 Uhr setzte dann Schwindel, begleitet von Angstgefühlen, Sehstörungen, Lähmungen und Lachreiz ein. Also fuhr er nach Hause. Mit dem Fahrrad. Naheliegend. Von 18:00 Uhr bis 20:00 Uhr erlebte er die, wie er protokollierte, »schwerste Krise«[91]: »Schwindel und Ohnmachtsgefühl wurden zeitweise so stark, daß ich mich nicht mehr aufrechthalten konnte und mich (zu Hause) auf ein Sofa hinlegen mußte. Meine Umgebung hatte sich nun in beängstigender Weise verwandelt. Alles im Raum drehte sich, und die vertrauten Gegenstände und Möbelstücke nahmen groteske, meist bedrohliche Formen an. Sie waren in dauernder Bewegung, wie belebt, wie von innerer Unruhe erfüllt. Die Nachbarsfrau, die mir Milch brachte ... erkannte ich kaum mehr. Das war nicht mehr Frau R., sondern eine bösartige, heimtückische Hexe mit einer farbigen Fratze. Aber schlimmer als diese Verwandlungen der Außenwelt ins Groteske waren die Veränderungen, die ich in mir selbst, an meinem inneren Wesen spürte. Alle Anstrengungen meines Willens, den Zerfall der äußeren Welt und die Auflösung meines Ich aufzuhalten, schienen vergeblich. Ein Dämon war in mich eingedrungen und hatte von meinem Körper, von meinen Sinnen und von meiner Seele Besitz ergriffen.«[92]

Über den langsam ausklingenden Rausch berichtet er Folgendes: »Jetzt begann ich allmählich, das unerhörte Farben- und Formenspiel zu genießen, das hinter meinen geschlossenen Augen andauerte. Kaleidoskopartig sich verändernd drangen bunte phantastische Gebilde auf mich ein, in Kreisen und Spiralen sich öffnend und wieder schließend, in Farbfontänen zersprühend, sich neu ordnend und kreuzend, in ständigem Fluss.«[93]

Das war er also. Der zweite LSD-Trip der Geschichte. Der erste unfreiwillig, der zweite in einer viel zu hohen Dosis.

Hofmann erfuhr somit, dass es sich bei LSD um eine sehr potente Substanz handelt, von der man nur ganz kleine Mengen braucht. LSD beginnt bereits ab etwa 20 Mikrogramm zu wirken. Das macht es zum stärksten bekannten Halluzinogen.

Hofmanns Erfahrung mit der Droge zeigt, wie wichtig es ist, die richtige Dosis einer Substanz zu wählen. Denn egal, ob es sich dabei um ein Arzneimittel oder um Drogen handelt, die Dosis ist entscheidend für die Wirkung, die Nebenwirkungen und ob das Leben danach noch weitergehen wird. Die richtige Dosis lässt sich allerdings nur dann sicher wählen, wenn die Substanz rein ist.

Der Tag von Hofmanns zweitem LSD-Trip, der 19. April, gilt seit 1985 bei Freunden des LSD-Konsums als Feiertag. Sie feiern ihn als Bicycle Day, Fahrradtag, in Anlehnung an seine LSD-berauschte Fahrradfahrt nach Hause.

Auch wenn Hofmann mit LSD kein kreislaufanregendes Mittel entdeckte, sollte es doch als Arzneimittel auf den Markt kommen. Dazu wurde eine klinische Voruntersuchung mit Freiwilligen durchgeführt. Auch Hofmann selbst nahm daran teil. Allerdings empfand er diese Untersuchungen als sehr unangenehm. Er vermutete, dass dieses Empfinden an der klinischen Umgebung des Labors lag.

Im Jahr 1949 brachte Sandoz dann das LSD in Form des Präparats Delysid® auf den Markt. Eingesetzt wurde es laut Beipackzettel »zur seelischen Auflockerung bei analytischer Psychotherapie, besonders bei Angst- und Zwangsneurosen sowie zur experimentellen Untersuchung über das Wesen der Psychosen«. Weiter hieß es, »Delysid® vermittelt dem Arzt im Selbstversuch einen Einblick in die Ideenwelt des Geisteskranken und ermöglicht durch kurzfristige Modellpsychosen bei normalen Versuchspersonen das Studium pathogenetischer Probleme«.

Delysid® wurde ein voller Erfolg. »Die ersten zehn Jahre war es wirklich ein Wunderkind. Es wurde eingesetzt an Patienten, die nicht ansprechbar waren. Die blockiert waren – und das LSD hat sie dann gelöst«, schwärmte Hofmann von der Wirkung des Präparats, das bis 1966 verfügbar war.[94]

Weite Verbreitung fand das LSD schließlich in den USA während der Hippie-Ära. Künstler und Musiker ließen sich davon inspirieren und hofften, mit der Droge ihr Bewusstsein erweitern zu können. Viele Jugendliche verfielen ihr. Sie forderten freien Zugang und fanden Unterstützung bei dem Harvard-Professor für Psychologie Timothy Leary, der sich für die Freigabe bewusstseinsverändernder Drogen einsetzte. Das Problem bei einer so potenten Droge war jedoch, dass es nicht gerade selten zu einer Einnahme zu hoher Dosen kam, die zu starken Nebenwirkungen führten, darunter schlimme Panikattacken und Horrortrips.

Im Jahr 1966 wurde LSD in den USA verboten. In den darauffolgenden Jahren auch weltweit. Die Forschung an LSD wurde eingestellt, erst in den 1990er-Jahren wurde sie wieder aufgenommen. Inzwischen wird zum Beispiel getestet, ob LSD gegen Depressionen helfen könnte.

Wodurch Depressionen ausgelöst werden, ist nach wie vor nicht vollständig geklärt. Man vermutet, dass es sich dabei um verschiedene Erkrankungen mit ähnlichen Symptomen handelt. Das könnte erklären, warum manche Arzneimittel bei Menschen mit Depressionen helfen und andere nicht. Häufig werden bei Depressionen Substanzen eingesetzt, die die Menge an Serotonin erhöhen. Ist die Depression auf einen Mangel an Serotonin zurückzuführen, helfen diese Wirkstoffe durchaus.

Und hier könnte das LSD ins Spiel kommen. Es erhöht zwar nicht die Serotoninkonzentration, aber es entfaltet zum größten Teil selbst seine Wirkung über die 5-HT-Rezeptoren, vor allem aber über den 5-HT_{2A}-Rezeptor. Wie ihr vielleicht noch aus dem Cannabis-Kapitel wisst, steht 5-HT für 5-Hydroxytryptamin. Serotonin. Auch die Rauschwirkung, von der Hofmann berichtete, wird über Serotoninrezeptoren ausgelöst. Man vermutet, dass die Halluzinationen, die durch den LSD-Konsum ausgelöst werden können, über die Aktivierung der 5-HT_{2A}-Rezeptoren im Gehirn zustande kommen.

LSD kann aber nicht nur an die Serotoninrezeptoren binden, sondern ebenso an die Dopamin-Rezeptoren und die Adrenozeptoren. Unter Letzteren versteht man Alpha- und Betarezeptoren, durch deren Aktivierung LSD unter anderem zu Herzrasen, erhöhtem Blutdruck, Schwitzen und einer Erweiterung der Pupillen führen kann.

Konsumiert wird LSD hauptsächlich auf kleinen, zurechtgeschnittenen Löschblättern, auf die die Droge aufgebracht wurde. Man nennt sie zum Beispiel Tickets oder Trips und kann sie entweder hinunterschlucken, daran lutschen oder sie unter die Zunge legen. Möglich ist aber auch, das LSD in Form einer ethanolischen Lösung zu konsumieren, die man dann häufig in Tropfenform mit einer Pipette oder auf einem Würfelzucker einnimmt.

Da LSD zu einer Toleranz führt, die in etwa ein bis zwei Wochen anhält, führt eine erneute Einnahme innerhalb dieser Zeit nur zu einer minimalen Wirkung – falls überhaupt eine eintritt. Was genau der Grund für die Toleranzbildung ist, ist nicht eindeutig geklärt. Möglich wäre, dass die Rezeptoren nicht mehr so empfindlich auf das LSD reagieren beziehungsweise die Dichte der Rezeptoren durch den Konsum abgenommen hat und sie sich erst einmal wieder neu bilden müssen. Interessant ist auch, dass sich eine Kreuztoleranz gegenüber den anderen psychedelischen Serotoninagonisten wie Psilocybin und Meskalin ausbildet. Unter Kreuztoleranz versteht man die Abschwächung der Wirkung einer Substanz aufgrund der Toleranz gegenüber anderen Substanzen, die in der Regel ähnlich wirken.

Wiederholungsschleife ins Ungewisse

Viele Nutzer beschreiben den Rausch nach einer LSD-Einnahme als ein durchweg positives Erlebnis. Die Kehrseite der Medaille ist aber, dass der Trip bei jedem verschieden ist. Das Erlebte hängt unter anderem von der momentanen Stimmung und Verfassung ab. Aus einem positiv empfundenen Trip kann auch schnell ein schlechter Trip oder im Extremfall ein Horrortrip werden. Anstelle von Euphorie und Freude sind Angst und Panik die dominierenden Emotionen.

Erlebnisse der eher unangenehmen Art sind auch Flashbacks. Das sind unwillkürliche und vorübergehende Erinnerungen von bestimmten Schlüsselmomenten im eigenen Leben, die plötzlich wieder gedanklich durchgemacht werden. Häufig handeln diese von Dingen rund um den Drogenkonsum. Rund 25 bis 50 Prozent aller LSD-Konsumenten erleiden zumindest gelegentlich solche Flashbacks.[95]

Von einem Beispiel berichten Psychiater aus den USA 2019.[96] Ein 21-jähriger Mann kam in die Notaufnahme eines lokalen Krankenhauses. Dort erzählte er von akuten Flashbacks in Verbindung mit Halluzinationen. Im Detail schilderte er, dass die Halluzinationen »taktiler Natur« seien und dass er »immer noch den kalten Atem«, der aus ihm herauskomme, spüren würde. Taktil bedeutet in diesem Fall, dass er Teile seiner Halluzinationen mittels Tastsinn spüren konnte. Was allerdings mit dem »kalten Atem« gemeint war, bleibt wohl ein Rätsel. Der junge Mann wurde daraufhin stationär im Krankenhaus aufgenommen. Bei weiteren Untersuchungen wurde festgestellt, dass er sieben Monate zuvor (!) eine unbekannte Menge LSD eingenommen hatte. Seitdem hatte er auch regelmäßig Flashbacks von eben dieser Nacht der LSD-Einnahme. Damals sei er nach dem Konsum ohnmächtig geworden. Nach dem Erwachen habe er festgestellt, dass er blutverschmiert war. Was für eine Horrorvorstellung! Offenbar hatte er den Dealer, der ihm das LSD verkaufte, übel zugerichtet. Zur Beseitigung seiner regelmäßig auftretenden Flashbacks verordneten die Psychiater Medikamente und entließen ihn aus dem Krankenhaus in weitere psychiatrische Behandlung. Ob diese ihm langfristig geholfen hat, ist nicht bekannt.

Todesfälle durch LSD

In der Literatur werden dem LSD einige Todesfälle zugerechnet. Allerdings teile ich diese Zuteilung nicht vollumfänglich. Meine Zweifel möchte ich an einem Fall darlegen, die genauen Details wurden 1992 in der Fachzeitschrift *The American Journal of Forensic Medicine and Pathology* publiziert.[97] Ein 28 Jahre alter und gesunder Mann verbrachte den größten Teil eines Nachmittags mit seinem Bruder Bier trinkend zu Hause. Nach einiger Zeit wollten die Brüder im Auto zu einem nahe gelegenen Geschäft fahren. Offenbar gingen die Biervorräte zur Neige. Die geplante Tour war angesichts des vorherigen Bierkonsums generell schon einmal eine schlechte Idee. Allerdings kam es gar nicht erst dazu, da die Brüder einen Schaden am Wagen entdeckten und anfingen, sich gegenseitig anzuschreien. Offenbar ging es dabei heiß her, denn die Nachbarn riefen die Polizei. Zwei Polizeibeamte trafen alsbald ein und versuchten, die Brüder zu beruhigen. Bei einer Überprüfung der Personalien stellte die Polizei fest, dass noch ein ausstehender Haftbefehl gegen einen der Brüder vorlag. Diese Tatsache trug nicht wirklich dazu bei, die aufgebrachten Geschwister zu beruhigen, und der polizeilich bekannte Bruder rannte davon. Es kam zu einer wilden Verfolgungsjagd, die damit endete, dass der Flüchtende mehrmals mit Schlagstöcken traktiert und gefesselt wurde. Dies sorgte, wenig überraschend, ebenfalls nicht für eine Beruhigung des Mannes. Deshalb wurde er auf den Rücksitz eines Streifenwagens gelegt und zur Polizeiwache gefahren.

Unterwegs rutschte der Mann zwischen Rücksitz und Vordersitz und verklemmte sich dort. Nach rund drei Minuten nahmen die Polizisten ein röchelndes Geräusch von dem Festgenommenen wahr und riefen einen Rettungswagen zur Polizeistation. Dieser traf dann nahezu zeitgleich mit dem Polizeiwagen ein. Der Geflüchtete war zu diesem Zeitpunkt nicht mehr ansprechbar und musste nach erfolgloser Reanimation für tot erklärt werden. Eine gerichtsmedizinische Untersuchung ergab einen kürzlich erfolgten Konsum von Alkohol, LSD und Cannabis.

Meines Erachtens zeigt dieser Fallbericht eher auf, wie es um Teile der Polizei in den USA bestellt ist beziehungsweise war, und nicht, wie riskant ein LSD-Konsum sein kann. Trotzdem ist er – je nach Quelle – als Beweis der verheerenden Auswirkungen von LSD in der Fachliteratur zu finden. Was jedoch an dieser Stelle nicht verschwiegen werden darf, ist, dass es durch einen schlechten oder gar einen Horrortrip zu traumatischen Erfahrungen kommen kann. Die Handlungen eines unter solchen Eindrücken stehenden Menschen sind oft irrational und können im schlimmsten Fall zum Tod führen. Dazu benötigt es nicht nur einen verhängnisvollen Drogencocktail aus Alkohol, Cannabis und LSD. Das schafft auch ein durch LSD hervorgerufener Bad Trip alleine.

Wie gefährlich ist nun LSD?

Ich habe nicht einen einzigen Bericht gefunden, in dem ein gesunder Mensch durch eine versehentliche Überdosierung an LSD verstorben ist. Die wahrscheinlich größte versehentliche Überdosierung an LSD wurde 1975 beschrieben[98]: Acht Menschen nahmen LSD-Pulver in extrem hoher Dosis über die

Nase auf. Sie gingen irrtümlich davon aus, anstelle von LSD Kokain vorliegen zu haben. Innerhalb von 15 Minuten erlebten die Menschen körperliche Beschwerden und wurden in die Notaufnahme eingeliefert. Fünf der Patienten lagen zu diesem Zeitpunkt bereits im Koma. Die anderen drei litten unter starker Hyperaktivität mit Halluzinationen. Weitere Symptome waren ein stark erhöhter Herzschlag, exzessives Schwitzen, Magenblutungen, geweitete Pupillen und Atemprobleme. Die Patienten wurden stationär aufgenommen und mit kreislaufstabilisierenden Maßnahmen versorgt. Nach zwei bis drei Tagen konnten alle acht Patienten vollständig genesen entlassen werden. Ohne die frühe Einleitung der stabilisierenden Maßnahmen hätte aber alles sehr viel schlimmer enden können.

Drei weitere Vergiftungsfälle, bei denen jedoch die mehr oder weniger exakte Dosis bekannt war, veröffentlichten Wissenschaftler aus Kanada 2020 in der Fachzeitschrift *Journal of Studies on Alcohol and Drugs*.[99] Im ersten Vergiftungsfall steht ein 15 Jahre altes Mädchen im Mittelpunkt, das versehentlich auf einer Party das gut Zehnfache einer üblichen »Freizeitdosis« an LSD geschluckt hatte (rund 1 Milligramm statt 0,1 Milligramm). Besucher derselben Party berichteten von einem stark auffälligen Verhalten des Mädchens über sechs bis sieben Stunden. Ein erst dann gerufener Krankenwagen fand sie jedoch wach und bei einigermaßen klarem Verstand vor. Das Mädchen wurde ins Krankenhaus gebracht, wo sie beobachtet und bei bester Gesundheit entlassen wurde.

Der zweite Fall passierte auch auf jener Party. Eine in der zweiten Woche schwangere Frau (was ihr zu diesem Zeitpunkt nicht bekannt war) nahm versehentlich eine fünffach so hohe Dosis wie gewollt (also in etwa 0,5 Milligramm statt der für sie »üblichen« 0,1 Milligramm) zu sich. Innerhalb weniger Minuten erlitt sie einen Krampfanfall und verlor das Bewusstsein. Nach dem Erwachen am nächsten Morgen war sie jedoch wieder bei klarem Verstand und ohne weitere Symptome. Sie gebar rund neun Monate später einen gesunden Sohn, der inzwischen volljährig ist und völlig unauffällig heranwuchs.

Kommen wir – last but not least – zum dritten in der Publikation beschriebenen Vergiftungsfall. Dieser geschah mit einer sehr viel höheren Dosis. Eine 46 Jahre alte Frau wollte Kokain schnupfen, nutzte aber versehentlich das LSD ihres Mitbewohners. So verabreichte sie sich eine 550-fach höhere Dosis als die oben genannte »Freizeitdosis« (55 Milligramm statt 0,1 Milligramm). Nach etwa einer Stunde begann die Frau zu erbrechen. Die folgenden elf Stunden verbrachte sie in einer Art Delirium, in dem sie sich viele weitere Male erbrach. Danach war sie wieder in der Lage zu kommunizieren, wenn auch keine fein geschliffenen Verse vernommen werden konnten. Die folgenden zwölf Stunden erlebte sie in einem »angenehmen Rauschzustand«, währenddessen sie sich erneut mehrmals erbrach. Eine weitere Mitbewohnerin gab an, dass die Betroffene meist still auf einem Stuhl saß, teils mit offenen, teils mit geschlossenen oder zurückgerollten Augen. Sogar Schaum sei vor ihrem Mund gewesen. Glücklicherweise rehabilitierte sie sich nach diesen rund 24 Stunden wieder vollständig.

Offenbar ist es nicht so einfach, sich tatsächlich tödlich mit LSD zu vergiften. Trotzdem ist von einer Überdosierung generell abzuraten, können doch unangenehme körperliche Vergiftungssymptome aus einem überdosierten Gebrauch von LSD resultieren.

Das Hauptrisiko, das aus dem Konsum von LSD resultiert, betrifft meines Erachtens die psychische Komponente. Aus einem gewollten positiven Trip kann durchaus ein Schreckensszenario werden. Hierbei steigt das Risiko für schlechte Erfahrungen, wenn es um die eigene Gemütsverfassung aktuell nicht gut bestellt ist. Und: Aus einem schlechten Trip können schnell irrationale Handlungen resultieren, die dann Verletzungen beinhalten. Auch Flashbacks können die Lebensqualität erheblich mindern.

Macht LSD abhängig?

LSD ist nicht dafür bekannt, körperlich abhängig zu machen. Eine psychische Abhängigkeit gibt es allerdings sehr wohl. Das starke Verlangen, einen als angenehm empfundenen Trip wieder zu erleben, kann zu ebendieser psychischen Abhängigkeit führen.

»Das war super interessant«, sagt Stephanie. »Habe ich richtig verstanden, dass LSD gar nicht so gefährlich ist, wie ich immer dachte? Ich hatte nämlich mal gelesen, dass LSD schon beim ersten Mal tödlich sein kann und sicher abhängig macht.«

»Das geben die wissenschaftlichen Daten auf keinen Fall her«, erwidere ich. »Wenn man psychisch einigermaßen stabil ist, sich wohlfühlt und keinen mit schlimmen Substanzen gestreckten Stoff in einer geeigneten Dosis einnimmt, ist das Risiko für einen akuten Gesundheitsschaden im Vergleich zu anderen Rauschmitteln wohl eher relativ gering«, führe ich weiter aus. »Aber genau das ist auch das Hauptproblem. Ob das gekaufte LSD rein und ungestreckt ist, kann deine Tochter nicht wissen. Daher sind diese Aussagen eigentlich nichts wert. Bei Drogen wird viel Schindluder getrieben und die Sucht oder das Verlangen von Menschen ausgenutzt.«

»Hmmm, das stimmt. Sie ist dem Dealer auf Gedeih und Verderb ausgeliefert. Aber mal angenommen, man nimmt reines LSD, dann wäre es nicht gefährlich, es zu nehmen, oder?«

»Das würde ich so nicht sagen. Das Risiko für einen Bad Trip oder negativ erlebte Flashbacks gibt es immer. Auch wenn man an einem Tag gut drauf ist, hat man vielleicht doch gewisse Dinge im Leben, die belastend sind, manchmal sogar unbewusst. Oder allgemeine Ängste, und diese können während eines Trips in den Vordergrund kommen. Das kann dann zu sehr schlimmen Erlebnissen führen. Ein gewisses Risiko geht man bei jeder Droge ein. Daher ist uns bei D.U.D.E. auch die Aufklärung so wichtig. Harmlos ist kein einziges Rauschmittel. Solange man jedoch die Risiken kennt, kann man sich eben bewusst für oder gegen den Konsum und dessen eventuelle Folgen entscheiden. Aber worauf du hinauswillst: Es gibt sicherlich gefährlichere Drogen als LSD.«

An dieser Stelle ergreift #DerApotheker das Wort. »LSD wird sogar als Medikament für einige psychische Erkrankungen getestet. Das zeigt, dass es gehörig das Gehirn durcheinanderwirbeln kann.«

»Du hast ja auch irgendwas von Depressionen vorhin erzählt«, sagt Stephanie.

#DerApotheker greift hinter sich und holt sein letztes Buch, was er geschrieben hat, hervor. »Kennst du das? Es heißt *#DerApotheker für alle Fälle*, und darin werden auch Depressionen beschrieben. Ich schenke es dir.«

Stephanie nimmt das Buch entgegen und blättert darin herum. »Danke, vielen lieben Dank.«

»Aber um noch mal auf deine Tochter zurückzukommen. Sie sollte unbedingt darauf achten, dass sie nicht mehrere Drogen gleichzeitig konsumiert. LSD und Ecstasy, zusammen eingenommen, das kann zu extrem starken Wahrnehmungsveränderungen mit krassen optischen und akustischen Halluzinationen führen. Die psychoaktive Wirkung beider Substanzen verstärkt sich nämlich. Die Gefahr eines Bad Trips ist hier deutlich erhöht.«

»Ich würde das gar nicht nur auf LSD und Ecstasy beschränken«, ergänzt #DerApotheker. »Es ist generell keine gute Idee, verschiedene Drogen durcheinander zu konsumieren. Das birgt stets zusätzliche Gefahren. Auch wenn es nur der vermeintlich harmlose Alkohol ist.«

Stephanie holt tief Luft, danach sagt sie: »Ich muss einfach mal ein bisschen drüber nachdenken und dann mit meiner Tochter sprechen. Vielleicht schicke ich sie ja auch zu euch.«

»Gerne. Auch du kannst jederzeit wieder einen neuen Termin ausmachen, wenn du noch Fragen hast. Wir wünschen dir auf alle Fälle viel Erfolg beim Gespräch mit deiner Tochter. Vielleicht lernen wir sie ja mal kennen.«

Kapitel 7

Warum Koffein in Maßen in Ordnung ist, in Massen aber nicht

Montag. Eine Woche später. Ich bin müde. Die letzte Nacht war kurz. Wie so oft. Das Koffein, das durch meinen Blutkreislauf schwimmt, tut schon lange nicht mehr, was es soll. Aber das hält mich nicht davon ab, mir eine Kanne leckeren Earl Grey zuzubereiten, bevor unser erster Besucher kommt.

»Du und dein Tee. Dass dir der noch nicht zu den Ohren raushängt, ist ein Wunder.« Carsten schaut mich an, wie ich vor meiner Ziehkanne stehe und beobachte, wie die Teeblätter darin umherschwimmen.

»Wir wollen gar nicht erst von deinem Kaffeekonsum anfangen!«, erwidere ich.

»Touché.«

Bevor ihm noch ein geistreicher Konter einfällt, klopft es.

»Gerettet durch den Gong, würde ich sagen.« Carsten guckt mich mit einem Das-ist-noch-nicht-beendet-Blick an.

»Das kannst du dir gerne einreden. Könntest du bitte die Tür öffnen, mein Tee ist gleich fertig.«

Während Carsten sich aus dem Sofa bequemt, gieße ich den Tee aus der Ziehkanne über ein Sieb in die Trinkkanne ab und schenke mir eine Tasse davon ein.

»Hallo, willkommen bei D.U.D.E., ich bin Carsten, und das da hinten ist #DerApotheker. Er macht gerade wieder aus seinem Tee eine Wissenschaft.«

»Das hört sich doch gut an. Ich würde auch gerne eine Tasse nehmen, wenn ich darf«, erwidert die rund 70 Jahre alte, adrett gekleidete Frau, die gerade zur Tür hereinkommt. »Ich bin Rita und ein Koffeinjunkie.«

Carsten schließt die Tür, während Rita zu mir kommt.

»Hallo Rita«, begrüße ich sie. »Möchtest du deinen Tee mit oder ohne Zucker?«

»Ohne. Ich mag meinen Tee wie meinen Whisky: pur.«

»Kein Problem«, erwidere ich, während ich ihr eine Tasse einschenke.

»Danke! Und du gehörst zu den Menschen, die ihren Tee lieber gezuckert trinken, ja?«

»Schwarzen Tee mit Zucker und grünen ohne«, antworte ich wahrheitsgemäß.

»Interessant.«

Ich nicke und trage beide Tassen zu unserem Tisch. Ritas stelle ich auf die Seite des Sessels und meine auf die des Sofas.

»Alles klar. Der Sessel also für mich.«

Wir warten, bis sie sich gesetzt hat, dann lassen wir uns auf dem Sofa nieder.

»Dich bringt also deine Koffeinsucht her«, beginnt Carsten das Gespräch. »Wie man ja auch sehen kann.« Er deutet auf die dampfende Tasse Tee, die sich mittlerweile in ihrer Hand befindet.

»Genau. Und ich hoffe, das ist okay. Ich habe lange überlegt, ob ich mich für eure Dienste überhaupt qualifiziere.«

»Na, klar!«, sage ich. »Wenn es da für dich Gesprächsbedarf gibt, bist du hier richtig.«

»Schön. Ich kam mir schon etwas komisch vor. Es ist so, dass ich jeden Tag sehr viel Tee trinke. Ungefähr vier Liter.«

»Da kenne ich noch so jemanden.« Carsten wirft mir einen triumphierenden Blick zu. »Das ist wirklich viel.« Das sagt er mehr zu mir als zu Rita gewandt.

»Halte ich für völlig normal«, sage ich achselzuckend.

»Du vielleicht, aber wer trinkt schon vier Liter. Und das auch noch täglich.« Carsten schüttelt seinen Kopf, um seine Aussage zu unterstreichen. »Aber erzähl doch mal, Rita. Wie sieht dein Tag so aus?«

»Ich bin seit ein paar Jahren in Rente, und seitdem ist mein Teekonsum noch weiter angestiegen. Gleich nach dem Aufstehen trinke ich eine Kanne Tee, und wenn die Kanne leer ist, mache ich mir die nächste. Und wenn die leer ist, noch eine. Und so weiter. In der Regel trinke ich die erwähnten vier Liter am Tag. Manchmal auch fünf. Selten weniger.«

»Verstehe. Aber wenn du von Tee sprichst, meinst du auch immer Tee?«, hake ich nach.

»Ich kann dir gerade nicht so ganz folgen.«

»Ich meine damit, ob du mit Tee auch die Aufgüsse aus anderen Pflanzen meinst, die man als Tee bezeichnet, obwohl sie kein Tee sind, so wie Pfefferminz- und Kamillentee.«

»Ach so. Nein, ich meinte richtigen Tee. Ich trinke tatsächlich nur Schwarztee mit Koffein.«

1,3,7-Trimethyl-2,6-purindion. 1,3,7-Trimethylxanthin. Zwei Namen für die gleiche Substanz, einer komplizierter als der andere. Auch wenn diese Namen uns Auskunft über die Substanz geben können, wollen wir hier den gebräuchlichsten verwenden: Koffein. Er gibt auch Aufschluss darüber, woraus die Substanz zum ersten Mal isoliert wurde: *Coffea arabica.*

Röstet und mahlt man die Samen dieser ursprünglich aus Äthiopien kommenden Pflanze, kann man sich aus dem Pulver zusammen mit Wasser eines der beliebtesten Getränke der Deutschen herstellen. Ein Getränk, ohne das die meisten morgens überhaupt nicht funktionieren: Kaffee.

Glücklicherweise gibt es aber noch andere Pflanzen, die Koffein enthalten. Da sei vor allem meine Lieblingspflanze genannt: *Camellia sinensis*. Die Teepflanze. Nimmt man die getrockneten Triebspitzen und jungen Blätter von der Teepflanze und gießt sie mit heißem Wasser auf, erhält man ein (mir) wesentlich besser schmeckendes Heißgetränk als den Kaffee: Tee. Perfekt dazu abgestimmtes Bergamottaroma – und fertig ist der Earl Grey.

Vom Tee gibt es verschiedene Variationen, je nachdem, wie er nach dem Pflücken weiterverarbeitet wurde. Die beiden wichtigsten Teevarianten sind der grüne und der schwarze Tee. Oft liest man, dass der Unterschied zwischen den beiden darin liege, dass der grüne Tee – im Gegensatz zum schwarzen – unfermentiert sei. Nimmt man es aber genau, was wir hier natürlich immer tun wollen, ist das nicht ganz korrekt. Bei einer Fermentation handelt es sich nämlich um einen Prozess, bei dem chemische Verbindungen durch Bakterien oder Enzyme verändert werden. Denken wir an den Wein und seine Gärungsprozesse, bei denen die Hefebakterien den Zucker der Beeren in Alkohol umwandeln, handelt es sich dabei um eine Fermentation.

Beim Tee sind aber weder irgendwelche Mikroorganismen noch irgendwelche Enzyme im Einsatz. Was hier abläuft, sind Oxidationsprozesse. Der Begriff »Oxidation« leitet sich von Oxygenium ab, dem Sauerstoff. Bei der Oxidation verändert der Luftsauerstoff die im Tee enthaltenen chemischen Verbindungen. Um das gewährleisten zu können, muss der Sauerstoff aber erst einmal an die Verbindungen herankommen. Aus diesem

Grund werden – um schwarzen Tee zu erzeugen – die Teeblätter gerollt. Dadurch brechen die Zellwände auf, und der Sauerstoff kann so mit den Substanzen in den Zellen in Kontakt treten und sie verändern. Oxidieren. Die neu entstehenden Verbindungen beeinflussen die Farbe, den Geschmack und auch die gesundheitlichen Auswirkungen des Tees auf den Menschen. Auf das Koffein hat die Oxidation jedoch keinen Einfluss.

Falls ihr euch jetzt gefragt habt, seit wann im Tee Koffein und nicht Tein, Teein, Thein oder wie immer ihr das Wort schreiben wollt, enthalten ist, dann sei euch gesagt, dass das alles ein und dasselbe ist. Früher glaubte man, dass es sich dabei um unterschiedliche Verbindungen handelt, weil das Koffein aus dem Kaffee anders freigesetzt wird als das aus dem Tee. Mittlerweile weiß man es aber besser. Das Koffein im Tee ist an Polyphenole gebunden, die es erst nach der Magenpassage im Darm freisetzen, wodurch die Wirkung später eintritt, dafür aber länger anhält. Im Kaffee hingegen ist das Koffein an einen Chlorogensäure-Kalium-Komplex gebunden, der das Koffein freigibt, wenn er mit der Magensäure in Kontakt kommt.

Koffein befindet sich aber nicht nur in Kaffee und Tee, sondern auch noch in einigen weiteren Pflanzen, etwa in den Samen der Früchte des Kolabaums (*Cola nitida*). Die Früchte werden Kolanüsse genannt. Wie ihr im Kokain-Kapitel gelesen habt, waren sie zusammen mit Cocablättern die Namensgeber für Coca-Cola. In 100 Milliliter Coca-Cola sind 10 Milligramm Koffein enthalten. Das kann man eindeutig angeben, den Koffeingehalt von Tee und Kaffee hingegen nicht. Wie viel Koffein in ihnen enthalten ist, ist davon abhängig, was für einen Tee oder Kaffee man kocht und wie viel Gramm Teeblätter beziehungsweise wie viele Kaffeebohnen man für eine Tasse verwendet. Zusätzlich ist der Koffeingehalt auch noch davon abhängig, wie lange man Tee oder Kaffee ziehen lässt. Zumindest bis zu einem gewissen Grad. Hat man das komplette Koffein aus den Blättern gelöst, hat man das komplette Koffein aus den Blättern gelöst. In der Regel enthält eine Tasse Kaffee aber mehr Koffein als eine Tasse Tee.

Die Entdeckung des Koffeins geht auf Friedlieb Ferdinand Runge zurück. Zu verdanken hat er sie letztlich dem deutschen Dichterfürsten höchstpersönlich: Johann Wolfgang von Goethe. Nachdem Runge eine Lehre zum Apotheker in Lübeck absolviert hatte, studierte er in Berlin, Göttingen und Jena Medizin. In Jena schien es ihm derart gut zu gefallen, dass er dort blieb und im Anschluss an sein Medizinstudium Chemie studierte. Sein Professor, Johann Wolfgang Döbereiner, hegte ein freundschaftliches Verhältnis zu Goethe, der sich zu dieser Zeit immer mal wieder in Jena aufhielt.

Goethe war ein Mann vieler Interessen, so auch der Naturwissenschaften. Als Döbereiner Goethe 1819 davon berichtete, dass der 25-jährige Chemiestudent Runge es fertigbrachte, nachzuweisen, ob eine Speise oder ein Getränk mit Bilsenkraut, Tollkirsche oder Stechapfel vergiftet war, wollte Goethe den jungen Chemiker kennenlernen.

Das Problem zu jener Zeit war, dass man ohne Schwierigkeiten an diese Pflanzen herankam und damit immer wieder Menschen vergiftet wurden. Der Stechapfel zum Beispiel wuchs an jeder Ecke. Diese Pflanzen zu verwenden, um unliebsame Menschen loszuwerden, war insofern praktisch, da es noch keinen Weg gab, das Gift nachzuweisen.

Über sein Treffen mit Goethe berichtete Runge in seinen *Hauswirthschaftlichen Briefen* wie folgt: »Wie unser Willkommen gewesen, kann ich nicht sagen. Die schöne, hohe, mächtige Gestalt trat mir mit einem so überwältigenden Eindruck entgegen, daß ich ihm zitternd die Katze hinreichte, gleichsam, als wollte ich mich damit verteidigen. ›Ach so‹, sagte er, ›das ist also der künftige Schrecken der Giftmischer? Zeigen Sie doch!‹«[100]

Runge hielt die Katze nun so, dass Goethe den Unterschied zwischen den beiden Augen erkennen konnte. Die Pupille des einen Auges war im Vergleich zur anderen deutlich erweitert, da Runge zuvor den Saft von zerstampftem Bilsenkraut in dieses Auge geträufelt hatte.

Goethe bemerkte, dass er von Döbereiner erfahren hatte, dass auch die Tollkirsche und der Stechapfel diese Wirkung hervorrufen können und »man ja auch auf diese Weise das echte Gegenmittel gegen die schädlichen Wirkungen der Tollkirsche u.s.w. entdecken (könnte)«, wozu er Runge schließlich animierte.

Zum Abschied überreichte Goethe Runge noch eine Schachtel mit Kaffeebohnen, die ein Grieche ihm als etwas ganz Vorzügliches gesandt hatte. »»Auch dieses können Sie zu Ihren Untersuchungen brauchen‹, sagte Goethe. Er hatte recht, denn bald darauf entdeckte ich darin das wegen seines großen Stickstoffgehalts so berühmt gewordene Koffein.«[101]

Um das Koffein aus den Kaffeebohnen zu isolieren, erstellte Runge erst einmal einen wässrigen Extrakt, den er für eine Weile stehen ließ. Darin befanden sich dann alle wasserlöslichen Verbindungen der Kaffeebohnen. Da er davon ausging, dass es sich bei Koffein um ein Alkaloid, also eine basische Verbindung handeln müsste, trennte er zuerst die im Extrakt enthaltenen Säuren ab. Den von allen Säuren befreiten Extrakt engte er im Anschluss ein. Einengen ist das Gegenteil von Verdünnen. Anstatt mehr Lösungsmittel hinzuzufügen, entzieht man es der Lösung. Dadurch wird die Konzentration der gelösten Substanz immer größer, bis sie zum Schluss so hoch ist, dass das Lösungsmittel nicht mehr ausreicht, um die Substanz in Lösung zu halten. Gibt man beispielsweise Salz in einen Topf mit Wasser, löst es sich darin. Erhitzt man die Salzlösung, verdampft das Wasser vollständig und das Salz bleibt im Topf zurück. Die Salzlösung wurde also eingeengt. Indem Runge auf diese Weise den säurefreien Extrakt einengte, blieben folglich die Basen übrig. Das entstandene Pulver löste er in Alkohol, woraus er schließlich das Koffein kristallisierte.

Da Runge seine Entdeckung damals nicht twittern konnte, waren 1821 noch andere Chemiker damit beschäftigt, erstmals – wie sie dachten – das Koffein aus Kaffeebohnen zu isolieren. Vor allem sei da der französische Chemiker Pierre-Jean Robiquet genannt, der Koffein unabhängig von Runge 1821 isolierte. 1832 gelang es Justus von Liebig, zusammen mit Christoph Heinrich Pfaff, die Summenformel von Koffein zu ermitteln: $C_8H_{10}N_4O_2$. Eine Summenformel zeigt zwar nicht an, wie ein Molekül aufgebaut ist, aber aus welchen Atomen es besteht. Koffein besteht folglich aus acht Kohlenstoff-, zehn Wasserstoff-, vier Stickstoff- und zwei Sauerstoffatomen. Wie Koffein räumlich aufgebaut ist, also seine Struktur, wurde erst 1875 von Ludwig Medicus korrekt ermittelt.

Koffein ist weltweit die am häufigsten verwendete legale psychoaktiv wirkende Droge. Seine Wirkung entfaltet es, indem es die Adenosinrezeptoren A1 und A2 im Gehirn blockiert. Dort kommt es über den Blutkreislauf hin, da es problemlos die Blut-Hirn-Schranke überqueren kann. Die Blut-Hirn-Schranke bildet eine Grenze zwischen Blut und zentralem Nervensystem, um das Gehirn vor schädlichen Stoffen zu schützen.

Ohne Koffein im Blut würde Adenosin an diese Adenosinrezeptoren binden und sie aktivieren. Dadurch wirkt das Adenosin hemmend auf die Aktivität von Nervenzellen im Gehirn. Zudem senkt es den Erregungszustand von einem Teil des Nervensystems und wirkt sedierend, also dämpfend. Die Wirkungen des Adenosins werden durch den Koffeinkonsum gehemmt beziehungsweise reduziert. Koffein stimuliert folglich das zentrale Nervensystem. Man fühlt sich wacher, aufmerksamer und leistungsbereiter. Das Lernen wird erleichtert, die Motorik, also die vom Gehirn aus gesteuerten, koordinierten Bewegungen des Körpers, verstärkt und die Atmung angeregt. Besonders deutlich zeigen sich diese Effekte, wenn man zuvor müde war. War man das zuvor jedoch nicht, sondern sowieso schon hellwach und ausgeruht, steigert Koffein die Leistungsfähigkeit nur wenig bis gar nicht.

Die Auswirkungen des Koffeins auf die geistigen Funktionen sind ähnlich wie die der Amphetamine, wie etwa Kokain, jedoch ohne Euphorie. Koffein stimuliert des Weiteren den Herzmuskel und sorgt für eine Erschlaffung der glatten Muskulatur, insbesondere der Bronchialmuskulatur. Man bekommt folglich besser Luft, was man sich zum Beispiel bei Asthma zunutze macht. Zugleich hat es eine harntreibende Wirkung, die wahrscheinlich über die Blockade der Adenosinrezeptoren in der Niere zustande kommt. Dadurch werden weniger Natrium und Wasser rückresorbiert, wodurch mehr Natrium und Wasser ausgeschieden werden. Man rennt also öfter aufs Klo. Koffein verstärkt auch die Magensäuresekretion. Das heißt, wer unter Sodbrennen leidet, dem wäre zu empfehlen, seinen Koffeinkonsum mindestens zu reduzieren.

Der Körper hat nicht unbedingt große Lust darauf, dass wir ihn die ganze Zeit mit Koffein nerven. Er möchte, dass das Adenosin, das er schließlich selbst bildet, seine Wirkung entfalten kann. Er hat sich ja auch was dabei gedacht. Also versucht er, sich dagegen zu wehren, indem er die Anzahl der Adenosinrezeptoren erhöht. Mehr Adenosinrezeptoren heißt, dass nun wieder mehr Adenosin binden kann, aber ebenso mehr Koffein. Die Wirkung des Koffeins nimmt somit bei gleichbleibendem Konsum ab. Es wirkt nicht mehr wirklich anregend. Eine Toleranz hat sich ausgebildet. Das erlaubt mir, vor dem Schlafengehen, einen Liter Tee zu trinken und trotzdem einzuschlafen, während jemand, der Koffein nicht gewöhnt ist, die ganze Nacht kein Auge zubekommen würde.

Möchte man wieder weniger Adenosinrezeptoren haben, muss man sich vom Koffein entwöhnen. Der Körper reduziert daraufhin nach und nach die Anzahl der Rezeptoren. Lässt man das Koffein schlagartig weg, werden die ehemals vom Koffein blockierten Rezeptoren nun vom Adenosin besetzt. Mit anderen Worten: Die Wirkung des Adenosins ist stärker als je zuvor, da nun mehr Rezeptoren zur Verfügung stehen, die nun nicht mehr vom Koffein blockiert, stattdessen aber vom Adenosin aktiviert werden. Man erhält also den gegenteiligen Effekt des Koffeins: Man wird müde. Aus diesem Grund wäre es schlauer, mit dem Koffeinkonsum nicht abrupt aufzuhören, sondern ihn langsam zu reduzieren. Bei Rauchern wirkt Koffein übrigens schlechter als bei Nichtrauchern, da Inhaltsstoffe der Zigarette den Abbau des Koffeins beschleunigen.

Den gegenteiligen Effekt, also eine Hemmung des Koffein-abbaus, erhält man durch den Konsum von Grapefruits oder Grapefruitsaft. Auch bei Frauen, die die Antibaby-Pille einneh-men, wirkt Koffein länger und dementsprechend stärker.

Koffein und der Gesundheitsschaden

Auch wenn ich es mir selbst nicht eingestehen mag, muss ich dennoch klarstellen: Koffein kann den Körper negativ beeinflus-sen und im schlimmsten Fall einen gravierenden Gesundheits-schaden bis hin zum Tod verursachen. Aber so schlimm sich das auch anhört, wir müssen uns zum Glück keine unmittelbaren Sorgen machen. Sofern wir uns an Richtlinien über Angaben zur (im Regelfall) ungefährlichen Koffeindosis entlanghangeln, sind wir gesundheitlich gut aufgestellt. Für solche Richtwerte ist die Europäische Behörde für Lebensmittelsicherheit (EFSA) eine gute Quelle. Demnach ist eine Einzeldosis von drei Milligramm Koffein pro Kilogramm Körpergewicht unbedenklich. Für eine 65 Kilogramm schwere Frau wären das 195 Milligramm Koffein. Als maximaler Tagesschnitt werden von der EFSA rund 400 Milligramm Koffein angegeben.

Jetzt interessiert euch wahrscheinlich brennend, wie viel Koffein in eurem Kaffee enthalten ist. Das variiert je nach Art und Zubereitung. Aber ihr könnt euch an folgenden Näherungswerten orientieren (falls euch diese Auflistung bekannt vorkommt, ich habe sie aus meinem ersten Buch *Vorsicht, da steckt Gift drin!* geklaut):

- Espresso: 40 Milligramm pro 30-Milliliter-Tasse
- Filterkaffee: 50 bis 170 Milligramm Koffein pro 250-Milliliter-Tasse
- Latte Macchiato: 40 Milligramm pro 330 Milliliter (im Normalfall ist ein Espresso darin enthalten)
- Schwarztee: 40 Milligramm pro 250-Milliliter-Tasse
- Grüntee: 35 Milligramm Koffein auf 250 Milliliter Grüntee
- Mate: 25 bis 50 Milligramm Koffein pro 250-Milliliter-Tasse
- Cola: Rund 30 Milligramm Koffein pro 330-Milliliter-Flasche
- Energydrink: 80 Milligramm Koffein pro 250 Milliliter
- Schokolade: 3 bis 35 Milligramm Koffein pro Tafel Vollmilchschokolade; 50 bis 110 Milligramm Koffein pro Tafel Halbbitterschokolade

Bitte nehmt die Werte jedoch nicht als starre Konstrukte, sondern als ungefähren Anhaltspunkt. Je nach Zubereitungsart schwanken die Koffeingehalte, und je nach eurer individuellen Biochemie und auch Gewöhnung an das Koffein verschiebt sich die Grenze des unbedenklichen Konsums nach oben oder unten.[102] So wurden beispielsweise im Rahmen einer Studie bei einer Dosis von 250 Milligramm erhöhte Erregung, Wachsamkeit und Konzentration festgestellt.[103] Eine Dosis von 500 Milligramm führte hingegen bei den Probanden zu Anspannung, Unwohlsein, Nervosität, Angst, Erregung, Reizbarkeit, Übelkeit, Zittern, Schwitzen, Herzklopfen und Schwindelgefühl.[104]

Und es kann noch schlimmer kommen.

Worst Case

Ein Todesfall aufgrund einer Überdosis Koffein wurde erstmals 1959 beschrieben.[105] Glücklicherweise sind solche Folgen sehr selten, treten aber durchaus auch heute dann und wann auf. Todesursache ist meist ein Herzinfarkt oder eine Herzrhythmusstörung.[106]

Im Regelfall müssen hierfür Koffeinmengen von rund zehn Gramm Koffein eingenommen werden.[107]

Von einem tödlichen Ausgang nach hoher Koffein-Einnahme berichtete 2013 ein Team französischer Ärzte.[108] Ein verschwitzter, zitternder und sehr schnell atmender 44-jähriger Mann stellte sich in einer Notaufnahme vor, nachdem er absichtlich eine große Menge von etwa zehn Gramm reinem, wasserfreiem Koffein eingenommen hatte. Ihm ging es sichtlich schlecht, und nach etwa fünf Minuten trat ein Herzstillstand ein. Trotz Wiederbelebungsmaßnahmen konnte sein Herz nicht wieder zum

Schlagen gebracht werden. Eine Blutuntersuchung ergab, dass der Mann enorm hohe Mengen Koffein im Körper hatte. Weitere Drogen wurden nicht gefunden.

Aber auch eine erheblich geringere Koffeinmenge kann schlimme Konsequenzen haben, zumindest dann, wenn noch andere Faktoren hinzukommen.[109] So hatte in Australien ein Mann nach starker körperlicher Belastung und nach dem Trinken von acht Dosen Energydrink einen Herzstillstand.[110] Er hatte somit rund 640 Milligramm Koffein zu sich genommen, was erheblich weniger als die zehn Gramm (10 000 Milligramm) Koffein für eine tödliche Dosis ist. Es wird deshalb davon ausgegangen, dass der Mann bereits eine eventuell unerkannte Herzproblematik aufwies. In solchen Fällen kann auch ein moderat erhöhter Koffeinkonsum in Verbindung mit starker körperlicher Belastung zu einem Herzinfarkt führen.

Koffein und die Psyche – Ein verhängnisvolles Duo

Nicht nur Cannabis kann eine Psychose triggern, auch Koffein kann an der Auslösung, Verschlimmerung oder Aufrechterhaltung von psychischen Erkrankungen, wie Angststörungen, beteiligt sein.[111] Weiterhin ist bekannt, dass bei Menschen mit bereits bestehender Panikstörung und sozialer Phobie die Empfindlichkeit gegenüber Koffein erhöht ist und dass die Verabreichung von Koffein bei diesen Personen Panikattacken auslösen kann.[112] Auch eine Verschlimmerung bestehender psychotischer Symptome ist eine mögliche Konsequenz des Koffeinkonsums. Zu berücksichtigen ist jedoch, dass die Symptome einer Koffeinvergiftung an sich (Unruhe, Erregung, abschweifendes Denken und Sprechen sowie Schlaflosigkeit) denen einer psychischen Erkrankung ähneln können, weswegen eine Abgrenzung zu einer psychischen Erkrankung oftmals schwierig ist.[113]

Einen sehr skurrilen Fall einer durch Koffein ausgelösten Psychose beschrieben Wissenschaftler aus den USA 2009.[114] Ein 47-jähriger Farmer klagte gegenüber einem klinischen Ärzteteam über verschiedene Probleme, die bereits seit sieben Jahren bestehen würden. Im Detail seien dies Depressionen, verminderter Schlaf (maximal vier Stunden pro Nacht), wenig Energie, spontan auftretende starke Wut, Probleme mit der Konzentration, verminderter Appetit und ein Gefühl der Wertlosigkeit. Etwa zum gleichen Zeitpunkt, 2002, entwickelte der Mann die Überzeugung, dass die Menschen ein Komplott gegen ihn schmieden würden, um ihn von seinem Hof zu vertreiben und sein Land zu rauben. Mindestens zweimal, als er totes Vieh auf seinem Hof gefunden hatte, glaubte der Patient, dass dies Teil des Komplotts gegen ihn sei. Der Mann interpretierte Reifenspuren in seiner Einfahrt durchweg als zugehörig zu Autos, deren Besitzer versuchen würden, ihm sein Land wegzunehmen. Selbst von plausiblen Begründungen ließ er sich nicht von seiner Überzeugung abbringen. Er installierte auf seinem Hof großflächig Überwachungskameras, die jedoch nie etwas Relevantes aufzeichnen konnten.

Die vermeintlich gegen ihn gerichtete Verschwörung nahm sein Leben so sehr in Anspruch, dass er seinen landwirtschaftlichen Betrieb vernachlässigte und schließlich pleite ging. Er vernachlässigte auch seine Ehe, seine Kinder und seine Körperhygiene. Bei einer Anamnese in der Klinik kam heraus, dass der Mann wenig Alkohol (eine Kiste Bier im Jahr), jedoch sehr viel Koffein zu sich nahm – mit dem Auftreten der ersten Symptome hatte er seinen Kaffeekonsum von zehn bis zwölf Tassen pro Tag auf rund 36 Tassen erhöht. Zuvor wies er keine Anzeichen für eine Psychose auf. Er selbst und auch seine Ehefrau bestätigten, dass dies erst nach dem vermehrten Trinken von Kaffee begann. Zum Zeitpunkt seiner Vorstellung in der Klinik nahm der Mann verschiedene Arzneimittel ein, unter anderem welche gegen Depressionen.

Die Ärzte verordneten keine Änderungen in der Medikation. Allerdings wurde er aufgefordert, den Koffeinkonsum einzustellen. Bei einem weiteren Termin drei Wochen später berichtete der Farmer, dass er diesen nun um die Hälfte reduziert habe. Er war guter Laune und sehr viel weniger paranoid. Auch seine Körperhygiene hatte sich deutlich verbessert. Einen weiteren Monat später trank er noch wenige Tassen Kaffee am Tag, sodass seine Medikamente reduziert werden konnten. Er war weiterhin guter Stimmung und völlig frei von Paranoia. Nach weiteren zwei Monaten nahm er täglich nicht mehr als ein bis zwei Tassen Kaffee zu sich – und die Medikamente waren komplett abgesetzt. Es gab keine Anzeichen für Paranoia oder andere Psychosen mehr.

36 Tassen Kaffee am Tag sind recht viel Koffein, mehr als fünf Gramm. Je nach individueller Veranlagung können Symptome einer psychotischen Erkrankung aber auch sehr viel früher auftreten. Im *American Journal of Psychiatry* von 2010 wird von einem Patienten berichtet, dessen paranoide Schizophrenie seit mehreren Jahren mit regelmäßiger antipsychotischer Medikation behandelt wurde.[115] Mithilfe dieser hatte er seine Erkrankung gut im Griff. Dann begann der Patient, etwa acht Wochen lang täglich bis zu zehn Dosen Energydrinks (ungefähr 800 Milligramm Koffein) zu trinken, woraufhin psychotische Symptome wie Paranoia und Wahnvorstellungen auftraten. Nachdem der Patient stationär in einer Klinik aufgenommen wurde und zehn Tage lang kein Koffein zu sich nehmen durfte, ließen die psychotischen Symptome nach.

Was lernen wir daraus? Koffein kann Psychosen auslösen. Je mehr Koffein ihr konsumiert, desto höher ist das Risiko. Die gute Nachricht ist: Wahrscheinlich müsst ihr bereits eine Veranlagung für eine psychische Erkrankung in euch tragen, damit Koffein diese triggern beziehungsweise verschlimmern kann. Und selbst wenn ihr eine koffeinbedingte Psychose erleidet, das Absetzen des Koffeins wird voraussichtlich eure psychotischen Symptome lindern.

Eine Droge für schwangere Frauen?

Das *American College of Obstetricians and Gynecologists* empfiehlt schwangeren Frauen, die tägliche Koffeinaufnahme auf 200 Milligramm zu begrenzen, da Koffein leicht die Plazenta passiert und das Kind im Mutterleib erreicht.[116] Dazu passt auch, dass französische Wissenschaftler 2016 über einen geringeren IQ bei Kindern berichteten, wenn die Mutter während der Schwangerschaft regelmäßig mehr als täglich 200 Milligramm Koffein zu sich genommen hatte.[117] Allerdings möchte ich an dieser Stelle erwähnen, dass diese Ergebnisse nicht hundertprozentig eindeutig sind und deshalb niemand akut Panik bekommen muss, wenn er während der Schwangerschaft doch ein wenig mehr Koffein einnimmt.[118] Ich bin zwar ein Verfechter des Mottos »Sicher ist sicher«, aber ich würde mir bei einem täglichen Tässchen Tee oder Kaffee keine Sorgen um die Intelligenz meines Kindes machen.

Koffein und Kinder

Kinder sind besonders schützenswert. Ihr Körper und damit auch ihr Gehirn befinden sich ständig im Um- und Aufbau. Da erscheint es wenig zielstrebig, wenn eine aufputschende Droge (ohne ärztliche Anweisung) eingreift. Insgesamt sollte deshalb der Koffeinkonsum bei Kindern weitestgehend minimiert werden. Die EFSA rät, dass Kinder und Jugendliche maximal über den Tag verteilt nicht mehr als drei Milligramm Koffein pro Kilogramm Körpergewicht zu sich nehmen sollten.

Ist Koffein wirklich eine Droge?

Ja, pharmakologisch gesehen ist Koffein eine Droge. Auch wenn es selbst in hoher Konzentration keinen maßgeblichen Einfluss auf das Belohnungssystem im Gehirn hat, wirkt es stimulierend und aufputschend. Entzugserscheinungen sind sowohl bei Menschen als auch bei Tieren bekannt.[119] Zu den bekannten Symptomen gehören Kopfschmerzen, Reizbarkeit, Schlaflosigkeit, Verwirrung, Übelkeit, Angst, Unruhe, Zittern, Herzklopfen und erhöhter Blutdruck.[120] Sie beginnen in der Regel langsam, sind nach ein bis zwei Tagen am schlimmsten und bilden sich innerhalb weniger Tage zurück. Durch die Einnahme von Koffein werden sie rasch gelindert, was darauf hindeutet, dass es sich um echte Entzugserscheinungen handelt.

»Also, ich entnehme euren Ausführungen, dass ich mir tendenziell keine Sorgen machen muss, weil ich so viel Tee trinke, richtig?« Rita schaut uns fragend an.

»Richtig. Wenn dein Konsum nicht noch größer wird und du

ansonsten gesund bist, brauchst du dir keine großen Gedanken zu machen«, ergreife ich das Wort.

»Zumindest, was das Koffein angeht«, ergänzt Carsten. Rita sieht ihn irritiert an. »Was zum Problem werden könnte, sind die Pyrrolizidinalkaloide.«

»Bitte was?«

»Pyrrolizidinalkaloide oder kurz PA sind Stoffe, die von Pflanzen gebildet werden und die Leber schädigen können. Sie sind sogar in der Lage, das Erbgut zu verändern und Krebs auszulösen.«

»Und was haben die in meinem Tee zu suchen?«

»Die Teepflanze selbst bildet diese Stoffe nicht, aber sie werden von Pflanzen gebildet, die oft bei der Ernte mitgepflückt werden.«

»Okay. Und was ist nun dein Rat diesbezüglich?«

»Trink nicht zu viel von einer Sorte am Tag. Statt vier Liter von einer Sorte, trink lieber je einen Liter von vier Sorten. Denn angenommen, eine Sorte ist stark belastet, dann bist auch du stark belastet. Wenn du wechselst, kann es sein, dass die andere Sorte weniger stark belastet ist und du somit ebenfalls.«

»Verstehe. Aber es könnte ja auch sein, dass meine Sorte zufälligerweise nicht so stark belastet ist und dadurch, dass ich nun auch andere Sorten trinke, könnte ich mich insgesamt mehr belasten.«

»Stimmt. Nur leider weiß man das vorher nicht. Da kann dir #DerApotheker noch was zu sagen.«

»Jap. Ich habe letztens ein Analysenzertifikat von meinem Lieblingstee angefordert, das man mir auch gleich geschickt hat. Dummerweise wurde aber nicht auf PA getestet.«

»Ich gucke mal, ob die mir da ebenfalls ein Zertifikat überlassen können, hoffentlich mit den richtigen Informationen. Wenn nicht, beziehungsweise wenn der Tee zu stark belastet ist, trinke ich mehrere Sorten pro Tag.«

»Klingt nach einem Plan! Aber wenn du sicher weißt, dass dein Tee voller PA ist, solltest du ihn nicht mehr trinken«, erwidert Carsten.

»Gut. So sei es.«

Rita erhebt sich und wir ebenfalls.

»Vielen Dank für die ganzen Erläuterungen, und danke, dass ihr mir nicht das Gefühl gegeben habt, dass ich wegen des Themas falsch bei euch bin.«

»Das haben wir wirklich gerne gemacht. Dann alles Gute für dich!«

»Für euch auch. Danke!«

Nachdem Rita gegangen ist, setzen wir uns wieder aufs Sofa. Meine Teekanne ist leer, und ich bin zu faul, neuen zu kochen.

»Weißt du, worauf ich gar keine Lust habe?«, fragt mich Carsten nach einem Moment der Stille und beantwortet seine Frage gleich selbst. »Auf den Typen, der sich für heute Nachmittag angemeldet hat!«

»Der Typ, der Crystal Meth nimmt?«

»Ich glaube, er nimmt es nicht, möchte es aber nehmen.
Er war so unsympathisch am Telefon, dass ich ihm am liebsten abgesagt hätte. Aber wir wollen ja für alle ein offenes Ohr haben, und vielleicht liege ich auch nur falsch.«

»Wir werden sehen.«

Kapitel 8

Weshalb Crystal Meth nur am Anfang dafür sorgt, dass du dich gut fühlst

BAMM, BAMM, BAMM. Offenbar möchte gerade jemand unsere Tür einschlagen. Erschrocken springe ich auf. Bis gerade eben war ich noch ziemlich müde. Unser Gespräch zum Thema Koffein heute Vormittag hat mir doch ein schlechtes Gewissen gemacht, weswegen ich nach der Mittagspause auf meinen Kaffee verzichtet habe. Jetzt durchflutet Adrenalin meinen Körper. Ich öffne die Tür. Vor mir steht ein junger Mann mit Sonnenbrille und Tarnkleidung. Seine Oberarme sind so dick wie meine Oberschenkel. Wieso er bei diesem diesigen Wetter eine Sonnenbrille braucht, erscheint mir etwas rätselhaft.

»Hallo, willkommen bei D.U.D.E. Ich bin Carsten, und du bist bestimmt Tom.«

»Klar, wer soll ich denn sonst sein. Oder hast du noch einen anderen Termin zur selben Zeit vergeben?«, schnauzt er mich an und schiebt sich rüde an mir vorbei.

»Fühl dich wie zu Hause«, seufze ich leise und folge ihm.

Tom hat sich auf das Sofa geschmissen und nimmt #DerApotheker ins Gebet. Neben dem muskulösen Tom sieht er etwas verloren aus. Er wirft mir einen fragenden Blick zu. Ich setze mich in den Besuchersessel und lausche Toms Monolog.

»Ey Mann. Ich habe meinen Job gekündigt und möchte nun in die Fremdenlegion eintreten. Oder bei den Söldnern oder so. Da kann man krass Karriere machen, hat mir ein Kumpel erzählt. Und der muss es wissen, der war mit 18 bei der Bundeswehr. Deswegen möchte ich Crystal Meth nehmen, wisst ihr. Nicht lange. Nur am Anfang. Crystal Meth macht mich dann zum Supersoldaten, und ich bin der Oberchef in der Fremdenlegion. Geiler Plan, oder?« Tom schaut uns Beifall heischend an.

»Ähhh … ja … da kenne ich mich nicht so aus«, erwidere ich leicht irritiert. »Aber du bist ja bestimmt nicht hier, um etwas über die Fremdenlegion zu erfahren?«

»Nein, Alter, darüber weiß ich schon genug Bescheid. Ich möchte wissen, wie ich Crystal Meth am krassesten einsetzen kann. Damit das schnell geht mit der Karriere. Erzählt einfach mal alles, was ihr über Crystal Meth wisst. Zuerst wollte ich mir ein Buch darüber kaufen. Aber mit dem Lesen hab ich's nicht so. Und das Buch kostet ja auch Kohle. Euch gibt's umsonst.« Tom lacht laut los. Er hört sich dabei an wie ein grunzendes Schwein.

Sympathischer Geselle, denke ich. Aber gut, ich muss nicht alle Menschen mögen.

Crystal Meth. Das Erste, was mir in den Sinn kommt, wenn ich an Crystal Meth denke, sind Menschen, die ziemlich mitgenommen aussehen und die den ein oder anderen Zahn für diese Substanz geopfert haben. Das Zweite, was mir in den Sinn kommt, ist die US-Serie *Breaking Bad*, in der der an Lungenkrebs erkrankte Chemielehrer Walter White beginnt, Crystal Meth herzustellen. Mit den Einnahmen aus dem Verkauf möchte er seine Therapie bezahlen und, falls die nicht funktioniert, seine Familie finanziell absichern.

Auch wenn den meisten die Bezeichnung Crystal Meth bekannt ist, lautet der korrekte Name Methamphetaminhydrochlorid. Noch korrekter wäre N-Methylamphetaminhydrochlorid. Wie sich daraus erkennen lässt, handelt es sich dabei um eine Substanz aus der Klasse der Amphetamine, zu der auch Ecstasy und Speed gehören. Im Vergleich zum Speed, dem Amphetamin, hat Methamphetamin am Stickstoffatom (N) noch eine Methylgruppe (CH_3) hängen. Dadurch wird es lipophiler (fettliebender) und kann leichter die Blut-Hirn-Schranke überwinden und schneller im Gehirn anfluten.

Amphetamin wurde erstmals 1887 an der heutigen Humboldt-Universität in Berlin von dem rumänischen Chemiker Lazăr Edeleanu hergestellt. An derselben Universität fast zur gleichen Zeit befand sich auch der Japaner Nagayoshi Nagai, den man häufig unter dem Namen Nagai Nagayoshi findet, da in Japan der Familienname vor dem Vornamen steht. An der Humboldt-Universität studierte Nagai Chemie und Pharmazie. Im Jahr 1883 ging er zurück nach Tokio, wo er zehn Jahre später Professor für Chemie und Pharmazie wurde. Im selben Jahr gelang es ihm, Methamphetamin, ausgehend von Ephedrin, herzustellen. Ephedrin ist ein Alkaloid, das er bereits 1885 aus dem Strauch Meerträubel (Ephedra) isolierte. Auch damit war er der Erste, dem das gelang.

Bei Methamphetamin handelt es sich um eine ölige Flüssigkeit, die, versetzt man sie mit Salzsäure, das Methamphetaminhydrochlorid – Crystal Meth – ausbildet. Dem Japaner Akira Ogata gelang es 1919 erstmalig, die kristalline Form des Methamphetamins herzustellen. Er verwendete dazu ebenfalls Ephedrin, das er mit Iodwasserstoffsäure und rotem Phosphor reagieren ließ. Da sein Weg, Methamphetamin herzustellen, wesentlich einfacher war als der seines Landsmanns, wurde dieser zum Standard.

Ogata studierte unter Professor Nagayoshi Nagai an der pharmazeutischen Fakultät der Universität Tokio, wo er 1912 einen Abschluss machte. 1919 erhielt er einen weiteren Abschluss. An der Humboldt-Universität zu Berlin.

Obwohl Methamphetamin in seiner Struktur Adrenalin und Noradrenalin ähnelt, kann es nicht an ihre Rezeptoren binden. Seine Wirkung entfaltet es zum großen Teil indirekt, indem es die Freisetzung von Noradrenalin und Dopamin anregt und ihre Wiederaufnahme in die Nervenzelle hemmt. Dadurch steht letztlich mehr von diesen Botenstoffen zur Verfügung, wodurch ihre Wirkungen verstärkt werden.

1938 wurde Methamphetaminhydrochlorid von den Berliner Temmler-Werken unter dem Namen Pervitin als Arzneimittel auf den Markt gebracht. Man setzte es unter anderem zur Stimulation des Kreislaufs, für die Psyche, zur Stimmungsaufhellung und auch, um wach zu bleiben, ein. Pervitin konnte aber noch viel mehr. Es unterdrückte das Hungergefühl und versetzte einen in eine euphorische, optimistische Stimmung. Auch den Sexualtrieb konnte das Mittel anregen. Mit anderen Worten, Pervitin wurde ein absoluter Verkaufsschlager. Anfangs erhielt man das Arzneimittel sogar noch rezeptfrei in der Apotheke – ein Zeichen dafür, dass man seine Gefahr völlig unterschätzte. Aber nicht nur als Tabletten konnte man Pervitin kaufen. Nein, es wurde sogar in Form von Pralinen als »Hausfrauenschokolade« auf den Markt gebracht. »Pervitin macht die Hausfrau fröhlich«, lautete der damalige Werbespruch. Heute wäre so etwas unvorstellbar.

Als kurz darauf der Zweite Weltkrieg begann, verteilte man Pervitin unter den Soldaten. Es sollte sie wach halten, ihren Hunger und Durst reduzieren, ihre Angst und Müdigkeit vertreiben, sie konzentrierter und zudem noch leistungsfähiger machen. Unter den Soldaten hatte Pervitin viele Namen: »Fliegermarzipan«, »Panzerschokolade« oder »Hermann-Göring-Pille«. Letzteres sollte eine Anspielung auf Görings Drogensucht darstellen, der so viel Morphin konsumierte, dass er von manchen sogar heimlich Möring genannt wurde. Selbst Hitler war wohl abhängig von Pervitin. Möglicherweise wusste er aber nichts davon, da sein Leibarzt ihm die allmorgendliche Injektion als harmlosen Vitamin-Cocktail verkaufte und auch abstritt, ihm Methamphetamin verabreicht zu haben.

Die Soldaten an der Front merkten jedenfalls bald, dass sie für all die Vorteile, die ihnen das Pervitin verschaffte, einen hohen Preis zu bezahlen hatten. Methamphetamin täuscht dem Körper eine Gefahrensituation vor, die für die Soldaten ohnehin schon vorlag. Dadurch stiegen Atemfrequenz und Herzschlag an, ihre Pupillen erweiterten sich und ihre Körpertemperatur erhöhte sich. Die Soldaten brauchten plötzlich längere Erholungsphasen, litten an Depressionen, Wahnvorstellungen, Schwindelgefühlen – und ihre Leistungsfähigkeit nahm merklich ab, da sie meinten, das Pervitin würde ihren Schlaf ersetzen. Bei Schlafmangel hilft aber auf Dauer nur eines: Schlaf. Manche litten unter Persönlichkeitsveränderungen, Psychosen und Paranoia. Und als wäre das noch nicht schlimm genug, wurden sie von dem Zeug auch noch abhängig.

Als der Zweite Weltkrieg vorüber war, wurde Pervitin vor allem als verschreibungspflichtiges Aufputschmittel verwendet. Da man es nicht mehr frei kaufen konnte, ging der Konsum aber zurück. Ganz verschwand Pervitin allerdings nicht. In den 1950er-Jahren wurden Sportler damit gedopt, und in den Sechzigern fand es sogar wieder Eingang in den Ausrüstungsbestand der wenige Jahre zuvor gegründeten Bundeswehr. Selbst der damalige Bundeskanzler Konrad Adenauer nahm aufgrund der hohen Herausforderungen, die er zu meistern hatte, Pervitin ein. Erst 1988 wurde Pervitin in Deutschland als Arzneimittel vom Markt genommen.

Methamphetamin befindet sich mittlerweile in der Anlage II des Betäubungsmittelgesetzes und wird somit als verkehrs-, aber nicht verschreibungsfähiges Betäubungsmittel eingestuft. Kommt also jemand auf die Idee, Methamphetamin herzustellen und verkaufen zu wollen, verstößt er damit gegen das Betäubungsmittelgesetz und macht sich strafbar.

Natürlich hält das manche Menschen trotzdem nicht davon ab, dies zu tun. Pervitin mag vielleicht nicht mehr auf dem Markt sein, aber in Form von Crystal Meth ist es in der Drogenszene verfügbar. Zwischen Pervitin und Crystal Meth besteht kein Unterschied – vorausgesetzt, das Crystal Meth wurde nicht gestreckt. Wie immer muss man beim illegalen Konsum irgendwelchen zwielichtigen Menschen vertrauen.

Das Crystal Meth, das in Deutschland auf dem Markt ist, wird häufig in Tschechien hergestellt. Verkauft wird es hauptsächlich in den an Tschechien angrenzenden Bundesländern wie Bayern und Sachsen. Die kleinen Crystal-Meth-Kristalle haben meistens eine milchig-weiße Färbung, sie können aber auch in blauer oder gelber Farbe vorkommen. Ebenso gibt es Crystal Meth in Pulver- oder Tablettenform. Als Pulver ziehen es sich die Konsumenten wie Kokain durch die Nase – in Deutschland macht man das am häufigsten. Andere erhitzen das Pulver oder die Kristalle, um den Dampf zu inhalieren, oder sie lösen es in Wasser und spritzen es sich dann. Diese beiden Methoden werden in den USA am häufigsten angewendet.

Sich Methamphetamin zu spritzen, stellt die gefährlichste Art des Konsums dar, da es so am schnellsten im Gehirn anflutet. Auf diese Weise kann es zu hohen Konzentrationen führen, die nicht nur einen starken Kick verursachen, sondern auch gefährlich werden können. Die Bioverfügbarkeit, also grob gesagt, wie viel tatsächlich von dem Methamphetamin im Blut ankommt, liegt bei der intravenösen Gabe, also mit der Spritze in die Vene, bei 100 Prozent. Bei der Inhalation beträgt sie etwa 65 bis 90 Prozent, beim Sniefen werden rund 80 Prozent ins Blut aufgenommen, und schluckt man das Methamphetamin, kommen nur noch etwa 70 Prozent im Blut an. Die Wirkung hält etwa vier bis zwölf Stunden an. Je nachdem, wie hoch die Dosis war und auf welche Weise man es konsumiert hat.

Skurrile Liebe

Wer mich kennt, weiß, dass ich mich von Artikeln mit skurrilen Überschriften magisch angezogen fühle. So verwundert es nicht, dass ich während meiner Recherche bei einem Artikel mit dem klangvollen Namen »Der erste Zombie-Soldat« hängen geblieben bin.[121] Eine Mischung aus *The Walking Dead* und *Jack Ryan*? Das ist ein Stoff, aus dem Blockbuster gemacht werden.

Das Eintauchen in die Materie führte mich zu dem finnischen Soldaten Aimo Allan Koivunen, der im Zweiten Weltkrieg gekämpft hatte. Durch einen Zwischenfall mit Pervitin erlangte er internationale Bekanntheit.[122] Während einer Aufklärungsmission in Finnisch-Lappland war Koivunen für den Vorrat an Pervitin zuständig. Während eines Scharmützels wurde der Trupp um Koivunen komplett aufgerieben und Koivunen von seinen Kameraden getrennt. In seiner Verzweiflung nahm er in etwa die fünffache Dosis an Pervitin, welche als maximale Dosis über 24 Stunden empfohlen wurde, auf einmal ein. Daraufhin verlor er das Bewusstsein. Nach dem Erwachen flüchtete er auf Skiern vor nahenden sowjetischen Soldaten. Während dieser mehrtägigen Flucht löste er immer wieder Landminen aus, lief aber – trotz Verletzungen – stets weiter. Auch von Halluzinationen wurde er geplagt. Einmal glaubte Koivunen, dass er ein Camp verbündeter Soldaten entdeckt habe. Er eilte herbei, nur um kurz vor dem vermeintlich rettenden Camp festzustellen, dass er auf Skiern dem Feind im Eiltempo in die Arme fuhr. Koivunen raste deshalb in Rekordgeschwindigkeit durch das feindliche Lager hindurch und ließ völlig verwirrte feindliche Soldaten zurück. Diese versuchten ihm zwar noch zu folgen, holten ihn jedoch nicht mehr ein.

Endlich konnte er die Aufmerksamkeit eines vorbeifliegenden Flugzeugs der Luftwaffe erregen und wurde völlig entkräftet, von Landminen verwundet und halb erfroren über 400 Kilometer von seinem ursprünglichen Einsatzort entfernt gerettet. Im Lazarett offenbarte eine gründliche Untersuchung, dass sein Ruhepuls bei 200 Schlägen in der Minute lag, was mit den Nachwirkungen des Pervitins begründet wurde. Er war stark abgemagert und hatte sämtliche Zehen aufgrund von Erfrierungen verloren. Alles in allem überlebte er jedoch seinen Einsatz und den Krieg.

Diese Geschichte gibt einen ungefähren Einblick, was durch die Einnahme von Methamphetamin möglich ist und warum Menschen diese Droge konsumieren. Unmittelbar nach der Einnahme erfolgt ein Gefühl der Euphorie, ein gesteigertes sexuelles Verlangen, verminderte Angstgefühle sowie eine enorme Menge an Energie.[123] Bis auf die Sache mit dem sexuellen Verlangen also eine unschlagbare Kombination für einen Soldaten in einem Kriegseinsatz. Aber auch bei der Bewältigung unseres oft stressigen Alltags, gerade in Krisenzeiten, scheint die Droge für manchen Menschen eine große Verlockung zu sein.

Die Kehrseite der Medaille ist allerdings, dass Methamphetamin dem Körper keine neue Energie hinzufügt. Im Gegenteil, die Substanz bringt ihn dazu, das letzte Quäntchen an Energie aus allen Poren herauszupressen. Der Körper wird brutal ausgebeutet. Nachdem die Wirkung abgeklungen ist, kommt es zu einer massiven Erschöpfung. Man fühlt sich körperlich und geistig völlig ausgezehrt. War zuvor alles spielerisch machbar gewesen, funktioniert nun gar nichts mehr. Der Alltag erscheint als unermesslich hoher Berg, den es zu besteigen gilt –, und zwar in Flip-Flops.

Toxische Auswirkungen

Unruhe, Aggression, Herzrasen, Bluthochdruck und Hyperthermie, also eine Erhöhung der Körpertemperatur, können negative Auswirkungen des Methamphetamins sein.[124] Immer wieder kommt es zu Todesfällen, die unmittelbar mit dem Konsum der Droge in Verbindung gebracht werden.[125] Zu den typischen anfänglichen Symptomen einer Überdosierung gehören Herzrhythmusstörungen, schnelle hektische Atmung, übersteigerter Bewegungsdrang, Schwitzen, Fieber, Muskelschmerzen und Erhöhung des Blutdrucks.[126] Die teilweise extreme Erhöhung der Körpertemperatur kann ein Grund für einen kompletten Zusammenbruch sein. Als tödliche Ursache werden jedoch meist ein Herzinfarkt oder ein Schlaganfall aufgrund einer Überdosis diagnostiziert.[127] Besonders besorgniserregend ist, dass oft Konsumenten unter 45 Jahren von einem Schlaganfall betroffen sind.[128] Wenn auch ein Schlaganfall nicht zwangsläufig den Tod zur Folge hat, sind die Konsequenzen für den Körper nicht selten gravierend. Im Allgemeinen wird davon ausgegangen, dass Herz-Kreislauf-Erkrankungen das gravierendste Problem bei einem chronischen Missbrauch sind. Dies kann durch eine erhöhte Anzahl an kardiovaskulären Erkrankungen in Zusammenhang mit Methamphetamin belegt werden.[129]

Methamphetamin und das Gehirn

Mögt ihr euer Gehirn? Seid ihr der Ansicht, dass es bei vielen alltäglichen Situationen gute Hilfe leistet? Dann lasst es besser mit dem Methamphetamin. Wiederholter Konsum ist mit Einschränkungen in den Bereichen Aufmerksamkeit, Arbeitsgedächtnis und Entscheidungsfindung verbunden.[130] So hilfreich die Droge direkt nach dem Konsum für die gefühlte Bewältigung des Alltags sein mag, langfristig ist sie eher kontraproduktiv. Methamphetamin schädigt das Gehirn beispielsweise durch oxidativen Stress.[131] Sogenannte freie Radikale, also Moleküle, die ein ungepaartes Elektron aufweisen und dadurch reaktionsfreudig sind, schädigen die Nervenzellen im Gehirn und treiben diese somit in den Tod. Gleichzeitig unterdrückt die Droge die Neuproduktion von Nervenzellen.

Und als ob das nicht schon schlimm genug für euer Gehirn wäre, erleichtert Methamphetamin auch anderen Substanzen eine weitere Schädigung des Denkzentrums. Die immens wichtige Blut-Hirn-Schranke, eine für Fremdstoffe normalerweise undurchdringliche Barriere an der Grenze zu unserem Gehirn, wird unter dem Einfluss der Droge löchrig,[132] das Gehirn wird so anfälliger für die Attacken von in eurem Blut befindlichen Schadstoffen und Krankheitserregern.[133] Methamphetamin steht übrigens auch im Verdacht, Parkinson auszulösen. Anzeichen hierfür ist beispielsweise eine direkte Beeinflussung einer Hirnregion mit dem Namen Substantia nigra, sie scheint eng mit einer Parkinson-Erkrankung verbunden zu sein.[134] Apropos Einfluss auf das Gehirn. Wie so viele Substanzen kann auch Methamphetamin das Risiko von Psychosen erhöhen. Dies konnte unter anderem ein Forscherteam aus Australien 2012 nachweisen.[135] Sie begleiteten rund 280 Methamphetamin-Konsumenten drei

Jahre lang. Das Erleben einer Psychose war bei denen erhöht, die zeitnah die Droge eingenommen hatten. Hierbei galt: Je höher der kürzlich erfolgte Konsum war, desto größer war die Wahrscheinlichkeit für das Erleiden einer Psychose.

Gewaltbereitschaft

Der Konsum von Methamphetamin steht in einem Zusammenhang mit der Ausübung von Gewalt. Dies konnten Wissenschaftler aus Australien bestätigen.[136] Demnach besteht eine Dosis-Wirkungs-Beziehung zwischen der Einnahme und dem Ausüben von Gewalt. Anders gesagt, je mehr von der Droge konsumiert wird, desto eher neigen die Konsumenten zur Ausübung von Gewalt. Ob allerdings Methamphetamin zum Ausüben von Gewalt führt oder aber gewalttätige Menschen eher die Droge nehmen, konnte im Rahmen dieser Untersuchung nicht geklärt werden.

Angriff der eingebildeten Ameisen

Steht ihr auf Trash-Filme? Etwa auf *Angriff der Killerameisen* oder *Marabunta – Killerameisen greifen an?* Dann sind die folgenden Zeilen definitiv etwas für euch. Stellt euch vor, Millionen kleiner Ameisen würden auf oder – noch ekliger – unter eurer Haut herumlaufen. Abermillionen kleine Beinchen traktieren euch. Spürt ihr das Kitzeln der Beinchen und sogar das Tasten der kleinen Fühler? Von genau diesem Gefühl oder besser von diesen Halluzinationen berichten Crystal-Meth-Konsumenten. Ein unerträglicher Juckreiz wird Beschreibungen zufolge von diesen

Ameisen ausgelöst.[137] Der Fachausdruck für die fälschliche Vorstellung, dass Tiere in und unter unserem Körper herumlaufen, ist Dermatozoenwahn. Die Folge ist ein ständiges Herumzupfen und Kratzen an der Haut. Dies führt zur Bildung von Geschwüren mit Narbenbildung. Viele langfristige Crystal-Meth-Konsumierende leiden darunter.

Und als wäre das nicht schon schlimm genug, sind Crystal-Meth-Konsumenten häufig durch schrecklich schlechte Zähne gebrandmarkt. Dieser Zustand wird oftmals »Meth-Mund« genannt. Ein Meth-Mund ist demnach charakterisiert durch verfärbte, schwarze oder verfaulte Zähne. Erschreckenderweise tritt ein Meth-Mund nicht nur bei älteren und langjährigen Konsumenten auf, sondern ebenso bei jungen Menschen. Die genauen Ursachen dafür sind bislang nicht vollständig geklärt. Es wird davon ausgegangen, dass die Droge die Blutgefäße verengt und so die Blutversorgung einschränkt, was zu einem trockenen Mund führt.[138] Durch den verminderten Speichel können Säuren, die von Mundbakterien nach der Verstoffwechselung von Kohlenhydraten produziert werden, schlechter neutralisiert werden. Dies führt zu Schäden an Zähnen und Zahnfleisch.[139]

Toleranzentwicklung und Abhängigkeit

Crystal Meth führt schnell zu einem starken Rauscherlebnis. Im Gegensatz zu anderen Drogen wirkt es nicht betäubend, sondern enorm leistungssteigernd. Der Alltag gelingt mit Leichtigkeit. Ängste sind passé. Die kleinen und größeren Herausforderungen gelingen mühelos. Eine verlockende Vorstellung in unserer hektischen Zeit. Allerdings ist das Gefühl nach dem Abklingen der Wirkung ernüchternd. Nach einer Phase des Hochgefühls ist der

Wunsch nach einem weiteren perfekten Tag umso größer. Ein normales Funktionieren ohne die Droge scheint bald nicht mehr möglich. Crystal Meth hat deshalb schon nach einmaligem Gebrauch ein enormes Suchtpotenzial. Auch hier gilt: Je länger die Droge konsumiert wurde, desto stärker ist die Sucht und desto schwieriger wird der Ausstieg.

Wie bei vielen anderen Drogen kommt es ebenso bei Crystal Meth zu einer Toleranzentwicklung. Um einen perfekten Tag zu erleben, muss immer höher dosiert werden. Der darauffolgende Absturz ist umso massiver. Auch die Risiken einer verheerenden Überdosis steigen. Während des Entzugs erleben die Betroffenen quasi ein Dauertief. Die Lebensfreude insgesamt ist gemindert. Antriebslosigkeit, Schwächegefühl, eine gereizte und depressive Stimmung mit reduziertem Selbstwertgefühl dominieren das Empfinden. Kopfschmerzen und Suizidgedanken kommen hinzu. Das Verlangen nach einer erneuten Dosis, um die negativen Empfindungen zu streichen, dominiert.

»Alter, da habt ihr jetzt echt viel gelabert. Aber ich hab's gecheckt. Bin ja nicht blöd.«

»Super, am Anfang hatte ich Bedenken, dass du nicht offen für unsere Botschaften bist.«

»Botschaften? Wie die amerikanische Botschaft, oder was? Soll das ein Witz sein? Du bist echt komisch, Doktorchen. Klar habe ich's geschnallt. Crystal Meth macht mich zum Supersoldaten, wie diesen Finnen im Zweiten Weltkrieg oder wie Captain America.«

Tom fängt laut zu grunzen an, er gibt kehlige Laute von sich. Kurz denke ich, dass er keine Luft mehr bekommt und am Ersticken ist. Dann aber fällt mir auf, dass er über seinen eigenen Witz lacht.

»Captain America? Ja, sehr witzig. Wenn, dann doch eher Captain Deutschland«, murmle ich leise vor mich hin.

Tom hört auf zu lachen und fixiert mich mit einem eisigen Blick. Offenbar hat er mich gut verstanden und überlegt nun, ob ich ihn auf den Arm nehmen will. Ich sehe, wie es in seinem Gehirn arbeitet. Langsam mache ich mir Sorgen, dass die Situation eskalieren könnte. Warum kann ich einfach nicht meinen Mund halten? Während ich krampfhaft versuche, mir die Techniken aus meinem Jahre vergangenen Selbstverteidigungskurs wieder ins Gedächtnis zu rufen, haut mir Tom mit voller Wucht auf die Schulter. Ich habe das Gefühl, mein Schulterblatt zersplittert.

»Haha … Du bist lustig, Doktorchen. Captain Deutschland. Voll krass. Ja, ich bin Captain Deutschland. Geile Sache.«

Ich räuspere mich. Offenbar bin ich an einem Krankenhausaufenthalt noch mal vorbeigekommen. Ich setze mein Pokerface auf und hoffe, dass mir Tom meine Unsicherheit nicht ansieht. »Auf jeden Fall kannst du zwar mit Crystal Meth deine Leistung hochpushen, aber die nachteilhaften Auswirkungen können wirklich extrem sein. #DerApotheker und ich haben dir das ja gerade erklärt, und …«

»Ach, lass mal stecken«, unterbricht mich Tom. »Ich habe genug gehört. Ich geh jetzt«, sagt er und stürmt hinaus. Die Tür schlägt er mit einem Riesenknall hinter sich zu.

»Was war das denn jetzt?«, frage ich.

»Keine Ahnung. Ich treffe ja viele Leute, die strange sind, aber der hier war ihr König.«

Kapitel 9

Warum Tilidin kein Spaß ist

Und wieder ist eine Woche vergangen. Ich kann zwar nicht für Carsten sprechen, aber mir macht dieses Drogenberatungsding echt Spaß. Man lernt verschiedene Menschen mit verschiedenen Problemen kennen. Die meisten sind nett und interessiert. Gut, der Typ von letzter Woche, der Crystal Meth konsumieren möchte, um Captain Deutschland zu werden, war jetzt nicht gerade der angenehmste Bewohner auf Erden. Aber okay, es ist, wie es ist. Heute kommt Daniel. Er ist abhängig von Tilidin, wenn ich das richtig verstanden habe. Zumindest meinte Carsten das, mit dem er letzte Woche einen Termin vereinbart hat. Gleich weiß ich mehr.

Um Punkt zehn Uhr klopft es auch tatsächlich an der Tür. Carsten, der erst vor fünf Minuten hier eintraf, öffnet. Doch es scheint niemand davorzustehen.

»Bin ich blöd? Es hat doch gerade geklopft.« Carsten streckt seinen Kopf zur Tür hinaus. Er schaut nach links. Er schaut nach rechts. Niemand da. Hmm. Auch ich blicke kurz hinaus. Keine Ahnung, warum. Wenn er niemanden sehen kann, kann ich das wahrscheinlich auch nicht. Egal. Kaum ist die Tür wieder zu, klopft es erneut. Wir hören, wie die Tür, die zum Backoffice-Bereich der Apotheke führt, sich langsam öffnet. Wir drehen uns beide schlagartig um. Ein Kopf schiebt sich durch den Spalt. Anna.

»Ach, du bist es. Wir dachten, es ist unser Zehn-Uhr-Besucher«, sage ich erstaunt.

»Äh, ja, der ist auch schon da.« Wir schauen sie beide mit Fragezeichen in den Augen an. Anna öffnet die Tür nun einen Spalt weiter. Ein junger Mann schiebt sich an ihr vorbei und betritt den Raum. Baseballkappe. Schild nach hinten. Over-Ear-Kopfhörer um den Hals hängend. Skateboard in der linken Hand. Daniel. Daniel San. Der Skater.

»Du?«, begrüße ich ihn.

»Ich!«, grüßt er mich mit einem fetten Grinsen zurück. »Yo, Apotheker, was geht?« Weiter grinsend hält er mir die Faust hin. Ghettofaustgruß. Ich erwidere ihn. Bevor er Carsten begrüßt, dreht er sich erst mal um und lehnt sein Skateboard direkt neben der Tür an die Wand.

»Ihr kennt euch also?« Carsten blickt mich fragend an.

»Kann man wohl so sagen«, erwidere ich.

»Er's mein Apotheker!«

»Ah! Verstehe.« Carsten macht einen Schritt auf ihn zu und reicht ihm die Hand. Seriös wie immer. »Ich bin Carsten, wir hatten telefoniert!«

Daniel erwidert seinen Handschlag. »Daniel.«

»Ich habe Fragen«, sage ich, während ich auf den Sessel zeige.

»Und ich zu tun!«, lässt uns Anna wissen, die noch immer bei uns im Raum steht. »Bis später, Jungs.«

»Bis später, Anna«, erwidern wir unisono.

Nachdem Anna die Tür hinter sich schließt, wende ich mich Daniel zu. »Meine erste Frage sollte eigentlich lauten: Warum kommst du durch diese Tür herein? Nun aber frage ich mich: Woher kennst du ihren Namen?«

»Annas?«

»Annas!«

»Ähm, du hattest sie vorhin Anna genannt«, antwortet Daniel zögerlich.

»Habe ich nicht.«

»Dann er vielleicht?« Daniel deutet auf Carsten, der jedoch nur den Kopf schüttelt. »Puh, Jungs, keine Ahnung. Muss ich wohl irgendwann mal aufgeschnappt haben. Einmal gehört, nie mehr vergessen.« Da ist es wieder. Dieses freche Grinsen. Nur noch ein wenig breiter als vorhin. »Und um deine nicht gestellte Frage zu beantworten, warum ich durch diese Tür gekommen bin: Ich brauchte noch etwas aus der Apotheke.«

»Hmm. Okay! Wie auch immer.« Obwohl ich das Gefühl habe, dass er mir etwas verheimlicht, belasse ich es dabei. Die Wahrheit geht mich womöglich auch gar nichts an. Nun gut.

»Erst mal muss ich sagen, dass ich es gut finde, dass wir uns endlich duzen. Dieses ewige Gesieze ging mir ganz schön auf die Eier.«

Ich nicke.

»Ja, hier bei D.U.D.E. wird sich ge-dude-zt«, meldet Carsten sich zu Wort.

»Ha! Witzig! Und sehr cooler Name übrigens.«

»Du bist also wegen Tilidin hier, ja?«, frage ich die offensichtliche Frage, um das Thema zu wechseln.

»Genau!«

»Ich erinnere mich, dass du das letzte Mal, als du bei mir in der Apotheke warst, in Begleitung zweier Polizisten kamst, die glaubten, dass du mit dem Tilidin hier im Park dealen würdest.«

»Ich bin mit dem jungen Bullen zusammengestoßen, und zack sind mir die scheiß Tilidin-Tabletten aus der Hosentasche gefallen. Das war vielleicht ein Drama. Ich sag's dir!«

»Ich hatte dich noch gewarnt«, erwidere ich achselzuckend »Die Schachtel hing ja zur Hälfte aus deiner Gesäßtasche heraus.«

»War nicht meine klügste Aktion.«

»So langsam komplettiert sich das Puzzle«, streut Carsten ein. »Du hast also bei ihm immer dein Tilidin gekauft, und jetzt bist du abhängig oder, wie die Polizei glaubt, dealst damit. Das macht dich dann zu seinem Dealer«, stichelt Carsten in meine Richtung.

»Staatlich geprüft«, sage ich.

»Gedealt definitiv nicht«, wirft Daniel ein. »Ich hatte mal wieder einen kleinen Unfall mit meinem Skateboard und hab Novaminsulfontropfen gegen meine Schmerzen geholt, dann hat er mich verarscht und …«

»Er hat was?« Carsten wirft mir einen fragenden Blick zu.

»Er hat behauptet, dass in dem Automaten … Wie heißt der richtig?« Er schaut mich fragend an.

»Kommissionierautomat. Er ersetzt quasi das Generalalphabet, also die ganzen Schubladen, in denen sich die Arzneimittel alphabetisch sortiert befinden. So müssen wir nicht immer extra zu den Schubladen laufen und alles heraussuchen, das macht jetzt der Automat für uns«, erkläre ich.

»Und da ist eben so ein Roboterarm drin, der die Arzneimittel aufs Band schmeißt, bevor sie dann vorne in der Apotheke rauskommen. Er aber hatte erst behauptet, dass da statt des Arms kleine Äffchen drin rumhüpfen würden, die das erledigen.« Carsten verdreht die Augen. »Das war beim ersten Mal. Später habe ich dann Tilidin-Tabletten bei ihm geholt, da das Novaminsulfon zu schwach für meine Todesschmerzen war. Ich war zuvor beim Sliden einer Handrail hingeflogen.«

»Skaten ist nicht ungefährlich!«, melde ich mich wieder zu Wort.

»Wem sagst du das, Bro!« Daniels Blick wandert zu Carsten.

»Und um deine Frage zu beantworten: Nein, ich bin nicht abhängig vom Tili, aber ich habe Angst, es zu werden. Ich brauche das mittlerweile ziemlich oft – und, na ja, ich weiß auch nicht.«

Tilidin ist ein vollsynthetisch hergestelltes Opioid, das als Prodrug gegen starke und sehr starke Schmerzen eingesetzt wird. Prodrug bedeutet, dass Tilidin nur die Vorstufe der Wirksubstanz Nortilidin ist. Die Umwandlung des Tilidins in Nortilidin findet in der Leber statt. Dazu muss das Tilidin allerdings über den Mund aufgenommen werden. Wird es gespritzt, wird die Leberpassage umgangen. Nortilidin bindet dann, wie alle anderen Opioide auch, im zentralen und peripheren Nervensystem an die Opioidrezeptoren und entfaltet so seine Wirkung.

Nicht umgewandeltes Tilidin bindet ebenfalls an die Opioidrezeptoren, hat aber selbst nur eine geringe Wirkung. Spricht man also von der Wirkung des Tilidins, ist damit zum großen Teil die des Nortilidins gemeint. Die Hauptwirkung dieser Substanz kommt über eine Aktivierung des My-Opioidrezeptors (kurz: MOR) zustande. Dadurch werden Schmerzwahrnehmung und Schmerzweiterleitung unterdrückt. Über den MOR werden jedoch nicht nur die erwünschten, sondern auch medizinisch unerwünschte Wirkungen wie Euphorie ausgelöst. Euphorie klingt erst mal nicht negativ, aber es führt dazu, dass Tilidin eben nicht nur gegen Schmerzen eingenommen wird, sondern auch, um dieses Gefühl erneut spüren zu können.

Tilidin wurde das erste Mal 1967 von einem deutschen Pharmaunternehmen synthetisiert; 1970 kam es in Westdeutschland auf den Markt. Man glaubte damals noch, dass Tilidin weder ein Abhängigkeits- noch ein Missbrauchspotenzial hat, man hielt es für ein sicheres Schmerzmittel. Nun, das war es nicht. In den folgenden Jahren entwickelten viele Menschen eine Abhängigkeit, vor allem auch deswegen, weil es nicht schwer war, an dieses Mittel zu kommen. Es reichte damals völlig aus, zu seinem Arzt zu gehen, ein wenig über Schmerzen zu klagen, und schon konnte man die Praxis mit einem Rezept über Tilidin in der Hand verlassen. Erschwerend für die Ärzte kam hinzu, dass man den Patienten eine Tilidin-Sucht nicht ansehen konnte.

Auch in der Drogenszene wurde Tilidin äußerst beliebt. Anfangs spritzte man sich das Opioid noch, wenn man gerade mal nicht an Heroin (Kapitel 13) rankam. Da das injizierte Tilidin aber zu Horrortrips führen konnte, begann man, es über den Mund einzunehmen. Funktionierte besser. Im Gegensatz zu Heroin hatte Tilidin sogar den Vorteil, dass man es legal von seinem Arzt verordnet bekam. Und billiger war es dazu auch noch. Und das, obwohl die Dosen, die man für ein High brauchte, wesentlich höher waren als die, um Schmerzen zu bekämpfen.

Allerdings konnte nicht jeder seinen Bedarf an Tilidin durch die ihm verordnete Menge stillen. Man brauchte also andere Wege, um an das Zeug zu gelangen. Das führte dazu, dass man es sich ohne Rezept in der Apotheke besorgte. Nachts. Und damit meine ich nicht im Notdienst, sondern dann, wenn keiner da war. Man brach in die Apotheke ein, öffnete die Schublade unter V wie Valoron und nahm es mit. Valoron war der Handelsname des Originalpräparats. In den 1970er-Jahren unterstand Tilidin noch nicht der Betäubungsmittel-Pflicht, weshalb man es nicht geschützt aufbewahren musste.

Es wurden aber immer wieder Stimmen laut, man möge das Tilidin doch endlich dem Betäubungsmittelgesetz unterstellen, der Missbrauch ließe sich so eindämmen, wenn man in Zukunft extra ein BtM-Rezept von seinem Arzt bräuchte. Eine Hürde, die alleine wegen des zusätzlichen Aufwands nicht so leicht überschritten würde. Auch auf die Einbrüche in den Apotheken hätte das eine Auswirkung, da man das Tilidin dann unter Verschluss aufbewahren müsste. Wahrscheinlich machten das aber einige Apotheken ohnehin schon freiwillig.

Dass eine BtM-Pflicht nicht im Interesse des Herstellers lag, dürfte klar sein, denn das ginge ja ans Geld. Um einer solchen zu entgehen, verkündete der Hersteller kurzerhand, dass sein Tilidin nicht abhängig machen würde. Es habe ja noch nicht einmal die chemische Struktur eines Opiats. (Was es als Opioid auch nicht zwangsläufig haben muss.) Die Zahl der Abhängigen nahm trotzdem weiter zu. Der Hersteller stellte noch eine weitere Behauptung auf, und zwar die, dass man vom Tilidin nur süchtig würde, wäre man schon vorher drogenabhängig. Die Drogenabhängigkeit sei ohnehin nur eine Frage der Persönlichkeitsstruktur jedes Einzelnen. Man war sich keiner Schuld bewusst, sondern gab den Menschen, die Tilidin einnahmen, die Schuld an ihrer Abhängigkeit.

Tja, der Gesetzgeber sah es dann doch etwas anders und unterstellte Tilidin 1978 der BtM-Pflicht. Endlich. Und was machte der Hersteller? Der brachte kurzerhand ein neues Tilidin-Präparat auf den Markt, das zusätzlich noch den Opioidantagonisten Naloxon enthielt. Naloxon beizumischen, war ein ziemlich schlauer Move. Aus vielen Gründen. Naloxon bindet an die Opioidrezeptoren und löst keine Wirkung aus. Es verhindert sogar die Wirkung der anderen im Blut befindlichen Opioide. Man gibt es zum Beispiel als Antidot bei einer Heroinüberdosis. Als Abkömmling des Morphins bindet Heroin ebenfalls an die Opioidrezeptoren. Naloxon verdrängt es dann und dockt selbst an. So wird die Wirkung aufgehoben, und die Person, die sich eine Überdosis verabreicht hat, überlebt.

Okay, und was hat das nun mit Tilidin zu tun? Warum wird eine Substanz hinzugefügt, die die Wirkung des Tilidins aufhebt?

Hat es dann nur einen Placeboeffekt wie homöopathische Mittelchen? Nein. Wird die Tilidin-Naloxon-Mischung wie vorgesehen über den Mund eingenommen, also in Form von Tabletten oder Tropfen, werden die Wirkstoffe über den Dünndarm in den Körper aufgenommen und gelangen über die Leber ins Blut. Bevor es aber ins Blut gelangt, passiert es die Leber. Die Leber aktiviert, wie erwähnt, das Tilidin zum Nortilidin. Das Naloxon aber wird in der Leber größtenteils abgebaut. Ins Blut gelangt somit also fast nur das Nortilidin, welches dann normal über die Opioidrezeptoren seine Wirkung entfalten kann. Nimmt man aber plötzlich übertrieben hohe Mengen von Tilidin-Naloxon ein, schafft die Leber es nicht mehr, den Großteil des Naloxons abzubauen. Das hat zur Folge, dass es ebenfalls ins Blut gelangt, wo es dann die Wirkung des Nortilidins reduziert, indem es dessen Bindung an die Opioidrezeptoren verhindert.

Wer sich die Tropfen lieber spritzen will, hat ebenfalls kein Glück. Da die Leber umgangen wird, wird das Tilidin nicht in Nortilidin umgewandelt und das Naloxon auch nicht abgebaut. Die Opioidrezeptoren werden vom Naloxon blockiert, und das nicht aktivierte Tilidin kann folglich nicht an sie binden. Hat man ohnehin schon Opioide im Blut, kann das sogar zu heftigen Entzugserscheinungen führen. Die Kombination mit Naloxon kann also das Risiko für Missbrauch reduzieren. Die Betonung liegt dabei auf »reduzieren«. Aus diesem Grund war für das neue Präparat dann auch kein BtM-Rezept mehr nötig.

Tilidin ohne Naloxon wurde schließlich 1987 komplett vom Markt genommen. Das Tilidin mit Naloxon hingegen ist auch heute noch auf dem Markt. Es wird hauptsächlich in Form von Retardtabletten eingesetzt, also Tabletten, die Tilidin und Naloxon nicht auf einmal, sondern nach und nach freisetzen. Allerdings gibt es Tilidin auch in Tropfenform. Flüssig kann es,

Naloxon hin oder her, schneller im Gehirn anfluten. Dadurch können höhere Konzentrationen auftreten, als wenn das Tilidin von einer Retardtablette nach und nach freigesetzt werden würde. Das schnellere Anfluten und die Konzentrationsspitzen verursachen einen stärkeren Euphorie-Effekt.

Um diesen Effekt zu erhalten, wurden noch Anfang der 2010er-Jahre reihenweise Rezepte gefälscht, um an die heiß begehrten Tilidin-Tropfen heranzukommen. Dem setzte man dann schließlich ein Ende, als man auch die naloxonhaltigen Tilidin-Tropfen vom 1. Januar 2013 an der Betäubungsmittelpflicht unterstellte. Eine Rezept-Fälschung war kaum noch möglich. Hin und wieder werden Ärzten noch ihre Betäubungsmittelrezepte geklaut, um so an die Tilidin-Tropfen oder an andere BtM ranzukommen. BtM-Rezepte sind allerdings nummeriert und lassen sich dem verschreibenden Arzt zuordnen. Der Diebstahl von BtM-Rezepten führt dazu, dass sofort alle Apotheken darüber informiert werden, auf BtM-Rezepte achtzugeben, auf denen die entsprechenden Nummern aufgedruckt sind.

Auf so gut wie allen gefälschten Rezepten, die man mir jemals in die Hand drückte, stand Tilidin – ab 2013 dann immerhin nicht mehr in Tropfenform. Jedes einzelne von den Rezepten wurde mir von einem anderen jungen Mann übergeben. Die Wahrscheinlichkeit, dass sie es nicht selbst einnehmen, sondern verkaufen wollten, war relativ groß.

Die Beliebtheit von Tilidin ist zum Teil auch die Schuld des ein oder anderen deutschen Rappers. Es gibt einige Lieder, in denen Tilidin verherrlicht wird, als sei es das Normalste auf der Welt, es einzunehmen. Einer der erfolgreichsten deutschen Rapper, Capital Bra, der selbst vom Tilidin abhängig war, rät mittlerweile seinen Fans davon ab. Vielleicht nur ein Tropfen auf den heißen Stein, aber definitiv ein Schritt in die richtige Richtung.

Tilidin, die Amok-Droge

Es gibt wenig wissenschaftliche Literatur über die negativen Folgen von Tilidin. Doch die vorhandenen Berichte zeigen, dass es neben einer Atemdepression auch Übelkeit hervorrufen und zu Verstopfung führen kann. Benommenheit und Schwindel werden ebenfalls häufig beschrieben. Als Opioid findet eine Blockierung des Schmerzempfindens statt. Konsumenten fühlen sich wie in Watte verpackt, alles um sie herum erscheint belanglos. Verschiedenen Publikationen zufolge steigert die Einnahme zudem die Risikobereitschaft. Auch von vermehrter Gewalt wird immer wieder berichtet, weshalb man Tilidin oft als »Amok-Droge« bezeichnet,[140] die Gewaltexzesse auslöst.[141] Aber ist das wirklich so? Kann eine Einnahme aus rechtschaffenen Menschen einen zweiten Freddy Krueger machen? Eine erste oberflächliche Recherche deutet darauf hin.

Im Mai 2006 wurde der neue Berliner Hauptbahnhof eröffnet. Die Freude darüber wurde durch einen Jugendlichen, der wahllos 37 Menschen niederstach, getrübt.[142] Später kam ans Tageslicht, dass der Amokläufer zuvor Tilidin konsumiert hatte. Auch Robert Steinhäuser, der Amokläufer, der 2002 am Erfurter Gutenberg-Gymnasium 16 Menschen ermordete, soll regelmäßig Tilidin eingenommen haben.[143] Wer Tilidin eingenommen hat, verhält sich »wie ein Berserker – er tritt, beißt, spuckt und reagiert nicht mal auf Pfefferspray«, sagte der Berliner Hauptkommissar Andreas Wolter 2008 auf *Spiegel Online*.[144]

Diesen Berichten stehen jedoch langjährige Erfahrungen mit Tilidin in der Schmerztherapie entgegen. Hier, unter ärztlicher Betreuung, ist Tilidin nicht dafür bekannt, Aggressivität auszulösen. Auch in den wenigen beschriebenen Tierversuchen mit

Tilidin sind keine Anzeichen dafür zu finden, dass sich Mäuse und Ratten in Käfigkämpfe verwickeln.

Ein viel wahrscheinlicherer Ansatz ist, dass Tilidin vermehrt in Kreisen konsumiert wird, die zur Kriminalität beziehungsweise zu Gewalt neigen. Wenn ich gerade plane, mich in die nächste Hooligan-Schlacht zu werfen, kann die Tilidin-Einnahme unterstützend wirken. Das verminderte Schmerzempfinden in Zusammenhang mit der Euphorie und einer erhöhten Risikobereitschaft vereinfacht Gewaltexzesse erheblich. Kein großer Schmerz mehr, wenn ich selbst eins auf die Mütze bekomme. Die Konsequenzen der Schlägerei werden dadurch erträglicher. Dieses Phänomen ist aber nicht Tilidin-spezifisch. Ein ähnlicher Effekt ist auch bei Alkohol vorzufinden. Durch eine hervorgerufene Enthemmung werden Gewaltexzesse zwar nicht direkt ausgelöst, aber erheblich vereinfacht.

Vergiftungsfälle

Wissenschaftler der Universität Leipzig berichten von einem schweren Vergiftungsfall, in dem die Kombination von Tilidin und Naloxon eine Rolle spielt.[145] Eine Stunde nach der Einnahme einer hohen Dosis Tilidin (cirka 7 Gramm) und Naloxon (cirka 0,5 Gramm) wurde eine 28 Jahre alte und 55 Kilogramm leichte Frau in komatösem Zustand und mit nur sehr schwacher Atmung in ein Krankenhaus eingeliefert. Eine übliche Einmaldosis zur Schmerzstillung sind in etwa 0,1 Gramm Tilidinhydrochlorid. Der Puls war nicht tastbar. Da die Patientin immer wieder Krampfanfälle erlitt, wurde sie mit Diazepam behandelt. Weitere zwei Minuten später verlangsamte sich der Herzschlag stark, und es kam zum Kreislaufstillstand. Die Patientin musste beatmet werden und erhielt kreislaufstabilisierende Medikamente. Innerhalb einer Stunde konnte der Kreislauf wiederhergestellt werden. Eine Magenspülung und weitere Medikamente brachten den gewünschten Erfolg. 33 Stunden nach der Einlieferung ins Krankenhaus begann die Patientin wieder selbstständig zu atmen. Der Zustand stabilisierte sich immer weiter.

Aber auch wenn diese Frau ihre Tilidin-Überdosis überlebt hat, gibt es Vergiftungsfälle mit der Kombination Tilidin und Naloxon, die tödlich enden. Oftmals werden die Substanzen dann zusammen mit anderen Medikamenten[146] oder Alkohol konsumiert. Dabei stellen gerade Alkohol und Tilidin eine verhängnisvolle Kombination dar. Wissenschaftlern aus Belgien und Luxemburg zufolge wurde ein toter 29 Jahre alter Mann im Freien gefunden.[147] Er war bekleidet und mit Zweigen und Blättern bedeckt. Leichenflecken und ein kürzlich erfolgter Nadeleinstich in der rechten Ellenbeuge wurden bei einer äußeren Inspektion der Leiche gefunden. Nähere Untersuchungen offenbarten Flüssigkeit in der Lunge, die Leber wies Schädigungen aufgrund von Alkoholmissbrauch auf. Eine weitergehende Untersuchung zeigte – neben Alkohol – auch Tilidin in Magen und Blut. Der Gerichtsmediziner kam zu dem Schluss, dass die kalten Wintertemperaturen während einer akuten Alkoholvergiftung mit zusätzlichen weiteren Drogen wie Tilidin den Tod erklären könnten.

Sofern ihr Tilidin einnehmt, verzichtet deshalb unbedingt auf Alkohol. Er verstärkt die negativen Auswirkungen von Tilidin. Die Kombination der zwei Substanzen macht die Auswirkung unberechenbar.

Auch wenn man bei der Einführung von Tilidin 1970 von keinem Suchtpotenzial ausging, ist dies heutzutage eindeutig revidiert.[148] Bereits eine regelmäßige Einnahme über zwei Wochen hinaus kann zu einer Abhängigkeit führen, die eine Mischung aus physischer und psychischer Sucht ist, wobei die psychischen Symptome überwiegen. Das Wohlgefühl nach der Tilidin-Einnahme beginnt schon bei relativ geringen Dosierungen von etwa 25 Milligramm. Viele Menschen, die Tilidin einnehmen, rutschen mehr oder weniger unbemerkt in eine Sucht hinein. Anfangs wird es noch als Schmerzmittel konsumiert, da die Schmerzen aber beim Absetzen wiederkehren, wird es einfach weiter genommen. Der Körper gewöhnt sich immer mehr an das Tilidin, und setzt man es plötzlich ab, reagiert er mit einem unbändigen Verlangen nach der Droge. Auch ein erhöhtes Schmerzempfinden, Übelkeit, großes Kälteempfinden sowie Muskelschmerzen sind Symptome eines Entzugs.

Die physischen Nebenwirkungen sind beim Dauerkonsum vor allem Schwindel, Müdigkeit und Benommenheit, was beim Autofahren ernste Konsequenzen nach sich ziehen kann. Auch der Verlust der Libido, also des sexuellen Verlangens, oder starke Konzentrationsstörungen sind Folgen des Missbrauchs.

»Alles klar! Danke! Ich verzichte und lass mir was anderes verordnen!«, gibt uns Daniel zu verstehen, nachdem er aufmerksam unseren Erklärungen gelauscht hat.

»Brauchst du nicht, wenn die Einnahme bei dir noch im Rahmen ist«, erwidere ich. »Wenn du jedoch das Gefühl hast, dass eine weitere Einnahme riskant für dich sein könnte, sprich das bitte mit deinem Arzt ab.«

»Okay. Mache ich.«

»Grundsätzlich ist es so: Wenn man ein Opioid nicht so dosiert, dass die Schmerzen danach komplett weg sind, ist das Risiko noch akzeptabel.«

»Aber es kann sich auch eine Toleranz entwickeln, oder?«

»Wenn du es längerfristig einnimmst, kann es zu einer Toleranzentwicklung kommen. Das bedeutet, dass das Tilidin die Schmerzen weniger lang und weniger stark hemmt, sodass du die nächste Dosis erhöhen musst und sie gegebenenfalls früher einnehmen musst. Das kann wiederum die Gefahr einer Atemdepression erhöhen.«

»Was heißt Atemdepression?«

»Dabei handelt es sich um eine Verringerung der Atemfrequenz und der Atemtiefe. Du atmest also nicht nur weniger häufig ein und aus, sondern auch weniger tief. Dadurch wird dein Körper mit weniger Sauerstoff versorgt, wodurch der Kohlenstoffdioxidgehalt im Blut ansteigt. Das wiederum kann zu einem Atemstillstand und schließlich zum Tod führen.«

»Muss ich nicht haben.«

»Nein. Muss man nicht haben.«

»Ich denke, ich werde heute noch einen Termin mit meinem Arzt vereinbaren, und dann kläre ich das.«

»Klingt vernünftig!«, erwidert Carsten.

»Dann danke ich euch für das Gespräch.«

»Gerne!«, sage ich.

Daniel steht auf, greift sich sein Skateboard und öffnet die Tür. Dieses Mal die Außentür.

»Hau rein!« Er hält mir seine flache Hand entgegen und ich haue rein. Als Nächstes ist Carsten dran, auch er erwidert seinen Abschiedsgruß auf diese Weise, wenn auch ein wenig unbeholfen.

»Macht's gut. Bis dann!« Daniel springt auf sein Skateboard und brettert davon.

»Verrückter Typ. Aber ganz sympathisch«, sagt Carsten.

»Auf jeden Fall. Aber irgendwie glaube ich, dass da was zwischen ihm und Anna läuft.«

»Glaubst du?«

»Ja, das war etwas suspekt. Hast du gesehen, wie sie ihn angeguckt hat?«

»Nein.«

»Ich schon. Ich werde Anna bei Gelegenheit mal vorsichtig auf den Zahn fühlen.«

Kapitel 10

Weshalb Magic Mushrooms magisch sind

»Hier, dein Tee«, sagt #DerApotheker und reicht unserem gerade eingetroffenen Besucher eine dampfende Tasse.

»Ey, danke«, erwidert Raffael. »Ihr zwei seid echt okay. Ich hätte jetzt ja lieber einen Aufguss aus Pilzen, aber Earl Grey ist auch mal ganz nett.«

Raffael hat das Äußere eines Paradiesvogels, lange verfilzte Haare, seine Kleidung ist knallbunt, sein Antlitz ziert ein schmuddeliger Bart. Geschätzt ist er etwa 30 Jahre alt. Auch wenn er auf den ersten Blick etwas verwirrt aussieht, seine Augen sind hellwach.

»Wisst ihr, ich habe vor ein paar Jahren geerbt. Davon habe ich mir in Honduras ein kleines Stück Land mit einer Hütte darauf gekauft. Und dort baue ich nun Magic Mushrooms an. Hauptsächlich zum Eigenbedarf, aber ich teile auch schon mal mit meinen Nachbarn. Die getrockneten Pilze nehme ich dann immer mit nach Deutschland. Jetzt würde ich gerne von euch wissen, ob das illegal ist.«

»Rechtliche Belange sind nicht wirklich unsere Expertise«, erwidert #DerApotheker. »Da müsstest du dich besser an eine Rechtsberatung wenden. Allerdings sind die Wirkstoffe Psilocybin und Psilocin in der Anlage I des Betäubungsmittelgesetzes zu finden. Das heißt, sie gelten nicht nur als Betäubungsmittel, sondern sind auch nicht verkehrsfähig. Paragraf 29 des Betäubungsmittelgesetztes, wenn ich mich nicht irre, verbietet neben dem Anbau und dem Besitz unter anderem auch die Einfuhr. Das kann dann eine Geldstrafe oder eine Freiheitsstrafe von bis zu fünf Jahren einbringen. Aber wie gesagt, wende dich da bitte an eine Rechtsberatung.«

»Ach, ihr seid gar keine? Was macht ihr denn dann?«

»Na ja, #DerApotheker ist Apotheker, und ich bin Toxikologe. Wir können dir etwas über Magic Mushrooms an sich, die körperlichen Auswirkungen und auch die möglichen Gesundheitsschäden erzählen.«

»Über die körperlichen Auswirkungen weiß ich selbst am besten Bescheid«, lacht Raffael. »Aber ja, erzählt mir gerne etwas. Wisst ihr, ich nehme Magic Mushrooms jeden Tag. Bisher geht es mir gut, aber seht ihr ein Problem darin, dass ich das weiterhin so mache?«

Magic Mushrooms. Magische Pilze. Zauberpilze. Verantwortlich für die Magie dieser Pilze ist ihr psychoaktiver Inhaltsstoff Psilocybin. Und genau dieses Psilocybin könnte auch der Grund dafür sein, weshalb man sie in Deutschland eher schlicht als psilocybinhaltige Pilze bezeichnet. Aber wer weiß das schon so genau.

Es gibt nicht nur eine Sorte, sondern viele verschiedene Pilze, die Psilocybin enthalten. Man findet sie auf der ganzen Welt. Die meisten von ihnen gehören zur Gattung der Kahlköpfe, der Psilocybe. Beispiele sind der Spitzkegelige Kahlkopf (*Psilocybe semilanceata*), der Kubanische Kahlkopf (*Psilocybe cubensis*) und der Mexikanische Kahlkopf (*Psilocybe mexicana*). Trocknet man einen dieser Pilze, befinden sich in 100 Milligramm Pilz etwa ein Milligramm Psilocybin. Die genaue Menge ist sowohl von der Art als auch von den Wachstumsbedingungen abhängig.

Am häufigsten kommt der Spitzkegelige Kahlkopf vor. Auch in Deutschland ist er weit verbreitet. Man findet ihn hauptsächlich zwischen August und Oktober auf Wiesen und Weiden, aber in Gärten oder in Parks wird er ebenso gesichtet. Der Kubanische Kahlkopf hingegen stammt aus dem tropischen Afrika. Ja, richtig, Kuba ist ein Inselstaat in der Karibik, liegt südlich der USA und dementsprechend nicht in Afrika. Das »Kubanisch« im Namen des Pilzes kommt daher, dass er 1906 von dem US-amerikanischen Mykologen (Pilzforscher) Franklin Sumner Earle auf Kuba entdeckt wurde. Er nannte ihn anfangs noch *Stropharia cubensis*. Im Laufe der Zeit bekam der Pilz weitere Namen, bis der deutsche Mykologe Rolf Singer ihn schließlich Ende der 1940er-Jahre in *Psilocybe cubensis* umbenannte. Singer hatte erkannt, dass der Pilz zur Gattung der Psilocybe gehört.

Der Mexikanische Kahlkopf wiederum, der auch als Teonanacatl bezeichnet wird, galt bei den Azteken als »Fleisch der Götter«. Er war ursprünglich zwischen Süd-Mexiko und Guatemala heimisch und wurde sowohl von aztekischen als auch von Maya-Priestern verwendet, um den Willen der Götter zu erkunden. In Maya-Kultstätten in Guatemala fand man sogenannte Pilzsteine, die als Beweis dafür dienen sollen. Dabei handelt es sich um Skulpturen von Pilzen, die häufig mit einem Männchen kombiniert sind.

Der erste Europäer, der über den Konsum von psilocybinhaltigen Pilzen berichtete, war ein spanischer Missionar namens Bernardino de Sahagún Anfang des 16. Jahrhunderts. Er schrieb in seinem zwölfbändigen Werk *Historia general de las cosas de Nueva España* (Allgemeine Geschichte der Dinge von Neuspanien), das 2015 von der UNESCO zum Weltdokumentenerbe erklärt wurde, über die Kultur und das Leben der Azteken. Ein kurzer Ausschnitt daraus, der übersetzt auf Wikipedia zu finden ist, beschreibt eine Feier aztekischer Geschäftsleute: »Bei der festlichen Zusammenkunft ... aßen sie Pilze. Sie nahmen keine andere Nahrung ein; sie tranken die ganze Nacht nur Schokolade. Sie aßen die Pilze zusammen mit Honig. Als die Pilze zu wirken begannen, wurde getanzt und geweint ... Einige sahen in ihren Visionen, wie sie im Krieg starben ..., einige, wie sie wohlhabend wurden und Sklaven kaufen konnten ..., einige, wie sie Ehebruch begingen und wie sie dann gesteinigt und ihre Schädel eingeschlagen wurden ..., einige, wie sie im Wasser ertranken ..., einige, wie sie im Tod die Ruhe fanden ... Alle diese Dinge sahen sie. Als die Wirkung der Pilze nachließ, saßen sie zusammen und erzählten einander, was sie in ihren Visionen gesehen hatten.«

Bekannt in unserer Zeit wurden psilocybinhaltige Pilze durch den US-amerikanischen Ethnomykologen Robert Gordon Wasson und seine Ehefrau, die russische Kinderärztin Valentina Pavlovna Wasson. Robert Wasson war zudem Buchautor und Vizepräsident für Öffentlichkeitsarbeit der US-amerikanischen Investmentbank J. P. Morgan. Als Ethnomykologe interessierte er sich für die Rolle psychotroper und nicht-psychotroper Pilze in Kulturgeschichte, Religion und Volksmedizin. Als sein Verleger 1952 das Rietberg-Museum in Zürich besuchte, fand er dort einen der Pilzsteine der Maya vor.

Der Verleger wusste von Wassons Leidenschaft für die Erforschung von Pilzen und informierte ihn umgehend. Dieser Stein wurde zum Rolling Stone für Wasson – er brachte alles ins Rollen. Wasson und seine Frau vertraten die Auffassung, dass Pilze, die in der Lage waren, ekstatische Erlebnisse auszulösen, eine große Rolle bei der Entstehung menschlicher Religiosität gespielt haben müssen. Nachdem sie sich intensiv mit den Fliegenpilzen sibirischer Schamanen beschäftigt hatten, sollte ihre Passion nun dem Teonanacatl gelten.

Wo dieser Pilz zu finden ist, war aufgrund von Forschungsreisenden bereits bekannt. Im mexikanischen Bundesstaat Oaxaca. Durch Kontakte gelang es ihnen sogar, an einer dieser Zeremonien teilzunehmen. Als Zuschauer. Selbst die heiligen Pilze zu sich zu nehmen war ihnen nicht gestattet. Bei ihrer dritten Expedition nach Mexiko im Jahr 1955 sah das Ganze schon anders aus. Der Dorfvorsteher von Huautla de Jiménez, einer Stadt in Oaxaca, befahl der jungen mazatekischen Schamanin María Sabina, eine Zeremonie für Robert Wasson durchzuführen, was sie auch tat. Das machte ihn zum ersten »weißen Mann«, der an einer dieser Zeremonien, genannt Veladas, teilnehmen und den heiligen Pilz essen durfte.

Veladas wurden veranstaltet, um Krankheiten durch Erbrechen zu heilen, aber auch, um vermisste Personen und Gegenstände aufzufinden. Um daran teilhaben zu dürfen, behauptete Wasson, er mache sich Sorgen um seinen Sohn zu Hause und möchte wissen, ob es ihm gut gehe und wo er sich befinde. Valentina Pavlovna, die Ehefrau, überwachte die Zeremonie medizinisch, während ein Fotograf alles für die Nachwelt festhielt. Die Fotos wurden unter dem Titel »Seeking the Magic Mushrooms« 1957 im US-amerikanischen Magazin *Life* veröffentlicht. Der Begriff »Magic Mushrooms« stammt allerdings nicht von Wasson selbst, sondern wurde entgegen seiner Wünsche von einem Redakteur des Magazins hinzugefügt und so zu einem Ausdruck, der heute noch verwendet wird.

Da nach wie vor unklar war, um was für Pilze es sich dabei handelte und was für die Wirkung verantwortlich war, sollten sie nach Paris gebracht werden. Zu Roger Heim, dem weltberühmten Mykologen und Direktor des Musée national d'Histoire naturelle. Er kultivierte die Pilze und vermutete, dass die Inhaltsstoffe etwas mit LSD zu tun haben könnten. Also stellte er pharmazeutischen Firmen Proben des Pilzes zur Verfügung. Auf diese Weise landeten sie bei Sandoz in Basel und dort in den Händen des LSD-Entdeckers Albert Hofmann. Wer wäre dafür geeigneter gewesen?

Hofmann machte sich daran, die Wirksubstanz des Pilzes herauszufinden, was ihm 1958 mit der Isolierung zweier Substanzen auch gelang. In Anlehnung an den Gattungsnamen des Pilzes (Psilocybe) nannte er die beiden Substanzen Psilocybin und Psilocin. Etwas später gelang ihm dann auch noch deren Vollsynthese. Sandoz verkaufte anschließend reines Psilocybin weltweit an Kliniken und Ärzte für die Nutzung in Psychotherapien, die mit Psychedelika durchgeführt wurden.

Wassons *Life*-Fotoessay führte in den 1960er-Jahren zu einem regen Tourismus nach Oaxaca. Sabinas Bereitwilligkeit, die heiligen Pilze auch US-Amerikanern zu geben, brachte ihr jedoch nicht nur Freunde ein. Dreimal wurde ihr Haus niedergebrannt. Auch Albert Hofmann und seine Frau reisten 1962 nach Oaxaca, um dort zusammen mit den Wassons an einer Velada teilzunehmen. Im Gepäck hatte Hofmann Pillen, die das isolierte Psilocybin enthielten. María Sabina verwendete für die Zeremonie die mitgebrachten Pillen. Im Anschluss bestätigte sie ihm, dass die Pilze und die Pillen die gleiche Wirkung aufweisen würden.

In Europa war es relativ ruhig, was den Konsum von Magic Mushrooms zu Rauschzwecken anging. Das änderte sich erst in den späten 1990er-Jahren, als die Pilze in der Partyszene immer beliebter wurden. Für einige Konsumenten stellt die Einnahme jedoch nur einen einzigen Versuch dar. Häufig wurden sie dann nicht erneut genommen.

Obwohl man von psilocybinhaltigen Pilzen spricht, wird die Wirkung nicht oder nur zum Teil durch das Psilocybin, das zu den Alkaloiden gehört, ausgelöst. Psilocybin ist ebenso wie Tilidin ein Prodrug. Das heißt, die eigentliche Wirksubstanz entsteht erst durch eine chemische Veränderung des Psilocybin-Moleküls in der Leber. Psilocybin wird zu Psilocin. Und Psilocin weist dann die psychoaktiven Eigenschaften auf, die man beim Konsum zu spüren bekommt.

Psilocybin und folglich auch Psilocin besitzen das gleiche chemische Grundgerüst wie Serotonin, weshalb Psilocin seine Wirkung auch hauptsächlich über die Serotonin-Rezeptoren vom Typ $5\text{-}HT_{2A}$ entfalten kann. Dort reagiert Psilocin als Partialagonist, das heißt, es aktiviert den Rezeptor zwar, aber nicht vollständig, so wie es ein Vollagonist tun würde. Die Wirkungen sind vielfältig und entsprechen denen von Serotonin an diesem Rezeptor.

Etwa eine halbe Stunde nach Einnahme von Psilocybin kommt es zu einem traumhaften Zustand, der mit einer Euphorie einhergeht und als angenehm beschrieben wird. Es können veränderte Sinneswahrnehmungen auftreten, die Einfühlsamkeit sowie die Empfindsamkeit nehmen zu. Neben diesen Gefühlen kann es aber auch zu Schwindel sowie Übelkeit und Erbrechen kommen. Ebenso sind Panikattacken möglich.

Die gebräuchlichste Form, Psilocybin zu konsumieren, ist die Einnahme der getrockneten Pilze. Zum Teil werden sie auch pulverisiert genutzt. Um den wohl nicht so angenehmen Geschmack zu überdecken, werden häufig Honig oder Kakao verwendet. Durch das Trocknen des Pilzes zerfällt das ebenfalls im Pilz enthaltene Psilocin. Man nimmt durch die getrockneten

Pilze in der Regel also nicht direkt Psilocin auf, sondern nur das Psilocybin, das unversehrt bleibt und im Körper ohnehin zu Psilocin umgewandelt wird.

Das Positive überwiegt

Die Dauer eines »Trips« liegt in der Regel zwischen zwei und sechs Stunden. Die positiv erlebten Wirkungen sind vielfältig und reichen von Entspannungsgefühlen, leichtem Schwindel, unkontrollierbarem Lachen, vermehrter Energie, Freude, Euphorie, hellerem Empfinden von Farben, Wahrnehmen von eigentlich starren Oberflächen als bewegt bis hin zu sehr intensiven Halluzinationen und einem veränderten Gefühl von Raum und Zeit.[149] Negative, vor allem schwerwiegende Auswirkungen werden nur selten beschrieben, die als positiv empfundenen Erlebnisse überwiegen. Deswegen haben Magic Mushrooms den Ruf, eine relativ »sichere« Freizeitdroge zu sein.[150] Aber natürlich gibt es sie dennoch, die negativen Auswirkungen.

The Good, the Bad, but not the Dead

Tödliche Vergiftungen durch den Konsum von Magic Mushrooms sind sehr selten und überwiegend auf die Kombination von Pilzen mit anderen Drogen, meist Alkohol, zurückzuführen.[151] Bei Untersuchungen von Patienten, die wegen Magic Mushrooms alleine in die Notaufnahme eingeliefert wurden, waren die körperlichen Nebenwirkungen meist nicht lebensbedrohlich und erforderten in der Regel keine andere Behandlung als eine sichere und beruhigende Umgebung. Die deutlichsten

Auswirkungen waren dabei eine Weitstellung der Pupillen, Übelkeit und Erbrechen, Unterleibsschmerzen, erhöhter Blutdruck und Herzrasen.[152] Und auch bei einer Umfrage im Vereinigten Königreich im Jahr 2004 wurden unter 174 Magic-Mushroom-Konsumenten als dominierende Nebenwirkungen Angstzustände und Paranoia gemeldet.[153]

Und hier kommen wir zum Casus knacksus der Magic Mushrooms. Es besteht eine kleine, aber reelle Gefahr, einen Bad Trip, einen Horrortrip, zu erleiden. Genaue Daten über die Häufigkeit eines solchen negativen Erlebnisses unter regelmäßigen Konsumenten liegen leider nicht vor. Bei einem Bad Trip sind die berauschten Personen in der Regel stark aufgewühlt, verwirrt, extrem ängstlich und desorientiert, wobei die Konzentration und das Urteilsvermögen beeinträchtigt sind. In schweren Fällen können akute psychotische Episoden auftreten. Das kann zum Erleben bizarrer und beängstigender Bilder führen, zu Paranoia und einem völligen Realitätsverlust, verbunden mit Unfällen, Selbstverletzungen oder Selbstmordversuchen.

Was genau einen Bad Trip auslösen kann, ist bisher noch nicht restlos geklärt. Aber es sind einige Risikofaktoren bekannt, etwa der kombinierte Konsum von Magic Mushrooms mit anderen psychoaktiven Drogen, einschließlich Alkohol.[154] Individuelle Faktoren spielen auch eine Rolle, etwa die persönliche Drogenempfindlichkeit[155] oder auch frühere positive oder negative Erfahrungen, die eigenen Erwartungen, der psychische Zustand sowie das Umfeld, in dem die Droge konsumiert wird. Dies bestätigen Wissenschaftler der Johns Hopkins University School of Medicine in den USA.[156] Demnach haben Personen, die als neurotisch oder als emotional labil gelten, häufiger schlechte Erfahrungen mit Halluzinogenen wie Magic Mushrooms gemacht. Eine neurotische Persönlichkeit würde sich nach Angaben des

Forschungsteams vor allem dadurch auszeichnen, dass diese Menschen meist negativ auf Stress im Alltag reagieren. Dies könnte unter dem Einfluss von Halluzinogenen problematisch sein. Weiterhin beschreiben die Wissenschaftler, dass emotional labile Menschen eher Probleme damit haben, »sich fallen zu lassen« und die Wirkungen der halluzinogenen Drogen zu akzeptieren. Sie können unter dem Einfluss von Halluzinogenen daher eher mit Angst reagieren, sodass der Rausch sich zu einem Horrortrip entwickelt.

Es gibt sie leider doch, die Todesfälle

Eine detaillierte Beschreibung eines Bad Trips erhalten wir von Wissenschaftlern aus Frankreich im Jahr 2019, sie wurde in der Fachzeitschrift *Journal of Forensic Sciences* publiziert.[157] Ein Achtzehnjähriger wollte sich eines schönen Abends zu Hause mit drei Freunden beim Drogenkonsum entspannen. Der Mann sowie zwei seiner Freunde konsumierten Magic Mushrooms, die vierte Person Cannabis. Im Verlauf des Abends verhielt sich der Achtzehnjährige auffällig nervös und zog sich verängstigt in das Badezimmer zurück. Aus diesem kam er später nackt heraus, verhielt sich ungewöhnlich aggressiv und äußerte den dringlichen Wunsch, vom Balkon zu springen. Die beiden Freunde, die ebenfalls Magic Mushrooms konsumiert hatten, berichteten, dass sie aufgrund ihres eigenen Zustands nicht in der Lage waren, ihn davon abzuhalten. Allein der Cannabis-Konsument versuchte, ihn vom Sprung abzuhalten, war jedoch erfolglos. Der junge Mann sprang aus dem zweiten Stock und starb an den Folgen des Aufpralls. Er hatte keine bekannte medizinische oder psychiatrische Vorgeschichte. Nach Angaben seiner Freunde aß er in der Vergangenheit häufiger halluzinogene Pilze, um seine Schüchternheit zu überwinden. Er war also durchaus erfahren im Umgang mit Magic Mushrooms. Ob er dieses Mal eine ungewöhnlich hohe Dosis einnahm, ist nicht bekannt. Weitere Drogen waren nicht im Spiel. Warum es gerade dieses Mal zu der verhängnisvollen Auswirkung kam, bleibt ungeklärt.

Auswirkungen und Gefahren

Um der Erfahrung eines Bad Trips nach Einnahme von Magic Mushrooms auf den Grund zu gehen, wurde eine internationale Online-Umfrage durchgeführt.[158] Fast 2000 Menschen, die bereits eine schwierige oder herausfordernde Erfahrung mit Psilocybin gemacht haben, nahmen an ihr teil. Interessanterweise erklärten 76 Prozent von ihnen, dass die negativen Erfahrungen während der Psilocybin-Sitzung zu einer langfristigen Steigerung des heutigen Wohlbefindens und der Lebenszufriedenheit führten.

Rund jeder zehnte Teilnehmer jedoch gestand, dass diese Erfahrung zu den herausforderndsten in seinem Leben gehörte. Etwa acht Prozent berichteten, dass die beschriebene Erfahrung zu einer klaren Abnahme ihres Wohlbefindens oder ihrer Lebenszufriedenheit beigetragen hätte. Elf Prozent gaben an, dass sie sich selbst oder andere während der negativen Erfahrung in Gefahr gebracht hätten. Rund drei Prozent berichteten, sich körperlich aggressiv oder gewalttätig verhalten zu haben. Weitere drei Prozent gaben an, in einem Krankenhaus oder einer Notaufnahme Hilfe gesucht zu haben. Ein Teilnehmer der Umfrage führte an, er habe erfolglos versucht, sich in den Kopf zu schießen. Ein weiterer Befragter erwähnte, dass eine bereits bestehende schwere Depression durch die Psilocybin-Erfahrung verschlimmert wurde und später in einen Selbstmordversuch mündete. Zwei Personen berichteten von ausgeprägten Selbstmordgedanken während ihrer negativen Erfahrung. Allerdings meinten im Gegensatz dazu weitere sechs Befragte, dass bereits bestehende Selbstmordgedanken nach ihrer Psilocybin-Erfahrung vollständig verschwunden wären.

So spannend diese Ergebnisse sind, eindeutig aussagekräftig sind sie nicht. Die unterschiedlichen Erfahrungen, insbesondere die akuten wie auch dauerhaften Probleme, konnten im Laufe der Studie nicht auf eindeutige Parameter zurückgeführt werden. Außerdem wurden hier nicht nur Magic-Mushroom-Konsumenten im Allgemeinen befragt, explizit wurden Menschen in die Umfrage integriert, die schon einmal einen Bad Trip erlebt hatten. Diejenigen Menschen, die bisher ausschließlich positive Erfahrungen mit der Einnahme des Pilzes gemacht hatten, waren gar nicht angesprochen.

Psychosen und die Sucht

Über Flashbacks habt ihr schon im LSD-Kapitel gelesen. Warum ich das hier nochmals erwähne? Ihr ahnt es sicher, auch bei Magic Mushrooms sind Flashbacks bekannt, Tage, Wochen oder sogar Jahre nach dem Konsum.[159] Dabei scheinen Flashbacks nach LSD-Konsum jedoch häufiger aufzutreten als nach dem Konsum von Magic Mushrooms.[160]

Ob Magic Mushrooms zum Auslösen einer Psychose führen können, wird kontrovers diskutiert, doch gibt es Hinweise darauf, dass dies der Fall sein könnte.[161] Allerdings sind hier noch viele Faktoren ungeklärt. Grundsätzlich ist auch bislang nicht nachgewiesen, dass Pilze eine körperliche oder psychische Abhängigkeit auslösen können.[162] Falls dies möglich ist, geschieht dies nur selten. Alles in allem ist das Potenzial der Magic Mushrooms, eine seelische oder körperliche Abhängigkeit auszulösen, gering. Was es allerdings sehr wohl gibt, ist ein Toleranz-Effekt. Dieser sorgt dafür, dass Konsumenten ihre Dosis immer mehr erhöhen müssen, um gewünschte Effekte zu erleben.[163]

Raffael wirft einen kurzen Blick auf seine Uhr.

»Okay, vielen Dank. Das war interessant. Einen Horrortrip hatte ich zum Glück noch nie. Aber was denkt ihr? Kann ich weiterhin jeden Tag Pilze nehmen, oder ist das schlecht?«

»Das kannst du nur selbst entscheiden. Auch wenn Mushrooms im Vergleich zu anderen Drogen wenig gravierende Nebenwirkungen haben, rate ich als Toxikologe doch davon ab, sich jeden Tag zu berauschen. Mal abgesehen von möglichen Gesundheitsschäden, solltest du dir überlegen, ob es dein Leben nicht allzu sehr beeinträchtigt, ständig berauscht zu sein. Verpasst du da nicht dein eigentliches Leben – zumindest teilweise?«

»Ach, das ist mir eigentlich egal. Essen und Trinken treibe ich immer irgendwie auf, und außer den Pilzen benötige ich nichts. Wisst ihr, was ein perfekter Tag für mich ist? Im Liegestuhl in der Sonne entspannen und Pilze nehmen. Wieso soll ich arbeiten und den ganzen anderen Mist? Geld hab ich genug durch die Erbschaft, die Flüge nach Honduras kann ich damit noch ewig abdecken. Mir geht's gut, so wie es ist.«

»Wie gesagt, das kannst nur du selbst entscheiden.«

Raffael schaut erneut auf seine Uhr. »Oh, schon so spät. Ich muss los. War nett, mit euch zu plaudern, Jungs. Mein Flug nach Honduras geht heute Abend, und ich muss noch ein paar Dinge erledigen.«

»Alles klar. Pass auf dich auf und melde dich, wenn du noch Fragen hast.«

#DerApotheker schaut mich nachdenklich an, als wir wieder allein sind. »Ich weiß nicht, ob ich seinen Way of Life beneidenswert entspannt oder schrecklich und bemitleidenswert finden soll. Auf der einen Seite geht es ihm ja offenbar gut. Er scheint glücklich zu sein. Aber er verbaut sich damit auch seine Zukunft. Ich meine, wie alt ist er? 30? Sein ganzes Leben liegt noch vor ihm.«

»Für mich wäre das auch nichts«, erwidere ich. »Aber ihm scheint es tatsächlich gut zu gehen. Außerdem kam er mir auch sehr reflektiert vor. Jeder Mensch wird nun mal auf andere Art glücklich im Leben.«

»Hoffen wir, dass er seine Entscheidung in 20 Jahren nicht bereut.«

Kapitel 11

WarumBenzodiazepinenurkurzfristigeingenommen werden sollten

»Guten Morgen, mein Lieblingsapotheker!«, begrüßt Carsten mich, als ich gerade zur Tür hereinkomme.

»Morgen!«, knurre ich zurück.

»Was ist denn mit dir los? Du siehst aus, als hättest du zu wenig geschlafen. Zu viel Netflix am Wochenende?«

»Ertappt. So viele Serien, so wenig Zeit.«

»Also ich könnte das nicht. Ich brauche meinen Schlaf.«

»Ich ja auch. Aber wenn die Folge so spannend war, guckst du auch die nächste.«

»Also, ohne acht Stunden Schlaf würde ich gar nicht funktionieren.«

»Und wann gehst du dann ins Bett?«

»Kommt drauf an, 21:00 Uhr ist aktuell eher normal bei mir. Der Wecker klingelt momentan immer so früh.«

»Krass. Da wäre ich noch nicht einmal müde, selbst wenn ich um fünf Uhr aufgestanden wäre.«

»Ich lese immer ein bisschen und werde dadurch müde.«

»Ich bräuchte da Schlaftabletten.«

»Gute Überleitung.«

»Wozu?«

»Na, zu unserem heutigen Besucher, der doch wegen Benzos kommt. Vergessen?«

»Ach so. Nein. Aber an den habe ich jetzt tatsächlich nicht gedacht.« Ich werfe einen Blick auf meine Smartwatch. »Wo bleibt er eigentlich? Sein Termin fing schon vor zehn Minuten an.«

»Vielleicht hat er ja verschlafen!« Carsten lacht.

»Wer weiß.« Ich öffne die Tür und sehe in ein paar Metern Entfernung einen Mann stehen, der mir bekannt vorkommt. Er raucht.

»Bin gleich da!«, ruft er mir zu und hält dabei seine Zigarette hoch. Ich nicke. »Er steht draußen und raucht«, sage ich zu Carsten.

»Kein Problem. Ist ja nicht so, dass wir einen Termin …«

»Oh, es passiert was«, unterbreche ich ihn. »Er hat gerade seine Zigarette auf den Boden geschnipst und sich in Bewegung gesetzt.«

Unser Zehn-Uhr-Termin kommt langsam auf mich zu und lächelt mich gequält an.

»Hey, ich bin Maik. Maik mit ai.«

»Hallo Maik mit ai, ich bin #DerApotheker, das ist Carsten.«

»Yo, ich weiß.«

Wir setzen uns.

»Wir haben uns schon öfter gesehen«, sage ich.

»Wirklich? Wo denn? Im Park?«

»Nein. In der Apotheke. Du holst doch schon seit Jahren deine Arzneimittel bei uns.«

»Richtig. Ohne deinen weißen Kittel habe ich dich gar nicht erkannt. Dein Kollege darf ruhig erfahren, dass ich immer Diazepam hole.«

»Deshalb bist du sicherlich heute hier, oder?«, klinkt sich Carsten ein.

»Ja! Ich habe früher alle möglichen Drogen geschmissen. Kokain, Ecstasy, Speed, you name it. Heute mache ich das nur noch selten, aber ich habe abends Probleme runterzukommen, weshalb ich auch keine Nacht ohne Diazepam einschlafe.«

»Verstehe.«

Diazepam gehört zu den Benzodiazepinen, manchmal werden sie auch einfach nur als Benzos abgekürzt. Man erkennt sie daran, dass sie in der Regel auf -azepam oder -zolam enden. Lorazepam, Alprazolam, Midazolam und so weiter. Dem ersten Benzodiazepin, das auf den Markt kam, fehlte diese typische Endung: Chlordiazepoxid.

Chlordiazepoxid wurde von dem in Österreich-Ungarn geborenen US-amerikanischen Chemiker Leo Sternbach für das Schweizer Pharmaunternehmen Hoffmann-La Roche entwickelt, welches es 1960 unter dem Namen Librium auf den Markt brachte. Damals war dieses Benzodiazepin eine bessere Alternative als die übrigen auf dem Markt erhältlichen Schlafmittel, wie etwa die Barbiturate, die viele Nebenwirkungen aufwiesen und häufig für Suizide verwendet wurden. Librium ist immer noch erhältlich, allerdings wird es kaum verordnet. Ich kann mich jedenfalls nicht erinnern, es jemals in der Apotheke abgegeben zu haben.

Das bekannteste Benzodiazepin dürfte aber Diazepam sein, das ebenfalls von Sternbach entwickelt wurde und 1963 als Valium auf den Markt kam. 1977 wurde Diazepam sogar in die Liste der unentbehrlichen Arzneimittel der Weltgesundheitsorganisation (WHO) aufgenommen. Während Valium 2015 vom Markt genommen wurde, gibt es auch heute noch Generika davon. Weitere Benzodiazepine folgten im Laufe der Zeit. Sie leiten sich meistens von der Struktur des Diazepams beziehungsweise von dessen Abbauprodukten ab. Die Wirkung der unterschiedlichen Benzodiazepine ist weitgehend identisch, da sie alle an die gleiche Stelle des Rezeptors binden. Worin sie sich allerdings unterscheiden, ist zum Beispiel ihre Wirkstärke, ihre Halbwertszeit, also wie lange sie im Blut vorhanden sind, und wie atemdepressiv sie wirken können.

Benzodiazepine sind ausnahmslos verschreibungspflichtig. Aufgrund ihres hohen Abhängigkeitspotenzials wurden sie sogar dem Betäubungsmittelgesetz unterstellt. In ihrer abgeteilten Form, also nicht mehr als reine Substanz, sondern als zubereitete Arzneiform mit Angabe der Menge des enthaltenen Wirkstoffs, sind sie allerdings nicht BtM-pflichtig. Die gesetzlichen Krankenkassen übernehmen die Kosten der Benzodiazepine jedoch nur für die Kurzzeittherapie. Sollen sie längerfristig eingenommen werden, dann sind sie nur in medizinisch begründeten Einzelfällen erstattungsfähig, weshalb sie von den Ärzten häufig auf Privatrezepten verordnet werden.

Medizinisch werden Benzodiazepine zur Verminderung von Angstzuständen (Anxiolyse), zur akuten Beruhigung und bei Schlafstörungen verordnet. Ebenfalls werden sie zur Muskelentspannung (Muskelrelaxation) und bei Krampfanfällen eingesetzt. Mit einer niedrigen Dosis erreicht man bereits relativ schnell eine angstlösende Wirkung, wohingegen man höhere Dosen für die muskelentspannende und schlaffördernde Wirkung benötigt.

In der Drogenszene finden die Benzodiazepine häufig Anwendung als Downer, um wieder »runterzukommen«, wenn aufputschende Substanzen wie Kokain und Ecstasy eingenommen wurden. Aufputschende Substanzen werden als Upper bezeichnet. Benzodiazepine werden auch eingenommen, um die Wirkung von Alkohol oder Opioiden zu verstärken, was wirklich keine gute Idee ist. Diese Kombination kann Übelkeit auslösen und bringt die Gefahr mit sich, dass man an seinem Erbrochenen erstickt.

Während Benzodiazepine alleine selten eine Atemdepression auslösen, wird das Risiko erhöht, wenn sich Alkohol im Blut befindet. Das kann dann durchaus tödlich enden. Vor allem, wenn man meint, das Ganze noch mit Opioiden kombinieren zu müssen, die ohnehin schon eine Atemdepression auslösen können.

Um zu erklären, warum die Gefahr einer Atemdepression durch Alkohol ansteigt, müssen wir etwas tiefer ins Thema einsteigen. Beginnen wir am besten mit GABA. GABA ist das Akronym für gamma-aminobutyric acid, zu Deutsch: Gamma-Aminobuttersäure. Bei GABA handelt es sich um den wichtigsten hemmenden Botenstoff im zentralen Nervensystem. Wenn eine Nervenzelle GABA freisetzt, bindet es an den GABA-Rezeptor einer anderen Nervenzelle und hemmt diese. Ihre Erregbarkeit nimmt dadurch ab. GABA kann sowohl an den GABA-A- als auch an den GABA-B-Rezeptor binden. Benzodiazepine hingegen nur an die GABA-A-Rezeptoren.

GABA-A-Rezeptoren bestehen aus fünf Untereinheiten und können unterschiedlich zusammengesetzt sein. Meistens enthalten sie zwei alpha-, zwei beta- und eine gamma-Untereinheit in der Anordnung alpha-beta-alpha-beta-gamma. Die Untereinheiten bilden zusammen einen Kanal, der im geöffneten Zustand Chloridionen hindurchlässt. Chloridionen sind einfach negativ geladene Chloratome. Anionen. Okay, das war jetzt etwas kompliziert. Zugegeben.

In meinem letzten Buch *#DerApotheker für alle Fälle* habe ich den GABA-A-Rezeptor mit Würsten und Ketchup beschrieben. Man darf das Ganze also ruhig als das #DerApotheker-Würstchen-Ketchup-Modell bezeichnen, wenn man unbedingt möchte. Ich habe da wirklich nichts dagegen. Ich zitiere nun: »Stellt euch also vor, ihr habt fünf Wiener Würstchen in der geschlossenen Faust. Oben fünf Enden und unten fünf Enden. Alle Würstchen zusammen betrachtet, stehen für den GABA-A-Rezeptor, und jedes Einzelne von ihnen soll eine Untereinheit darstellen. Die oberen Enden der Würstchen befinden sich quasi außerhalb der Zelle, und die unteren ragen in sie hinein. Wenn ihr den Griff etwas lockerlasst, bildet sich zwischen den Würstchen ein Kanal, der den Chloridionen-Kanal darstellen soll. Wenn ihr da jetzt Ketchup reinlaufen lasst und so tut, als würde es sich dabei um die Chloridionen handeln, dann schmecken die Würstchen auch gleich viel besser.« Ich hoffe, damit wurde es etwas klarer.

So, weiter geht's: Für die Gamma-Aminobuttersäure besitzt der GABA-A-Rezeptor zwei Bindungsstellen, die sich zwischen den beiden alpha- und beta-Würstchen, den alpha- und beta-Untereinheiten, befinden. Sobald zwei GABA-Moleküle an je eine dieser Stellen binden, verändert sich die räumliche Anordnung des Rezeptors. Dadurch wird die Wahrscheinlichkeit erhöht, dass sich der Kanal öffnet und die Chloridionen so ins Innere der Nervenzelle strömen können, wodurch die Erregbarkeit der Nervenzelle herabgesetzt, sie also gehemmt wird.

Die Bindungsstelle der Benzodiazepine liegt zwischen der alpha- und der gamma-Untereinheit. Bindet ein Benzodiazepin an den GABA-A-Rezeptor, verändert dieser seine Gestalt – ohne sich zu öffnen. Durch die veränderte Gestalt kann GABA schließlich leichter an seine Bindungsstellen gelangen und als Folge den Chloridionenkanal öffnen. Durch die Benzodiazepine wird die Wahrscheinlichkeit, dass sich die Chloridkanäle öffnen, erhöht und damit die GABA-Wirkung verstärkt.

Mit anderen Worten: Sie sorgen dafür, dass die Würstchen eher bereit sind, Ketchup durchfließen zu lassen. Sie erleichtern es dem Schlüssel quasi, in sein Schloss gesteckt zu werden. Ohne Schlüssel geht das Schloss allerdings nicht auf. Ohne GABA keine Wirkung. Das Benzodiazepin kann auch nur die maximale Wirkung des vorhandenen GABAs haben, was vermutlich der Grund dafür ist, warum selbst sehr hohe Dosen davon nicht lebensbedrohlich sind.

Trinkt man aber zusätzlich Alkohol, kann man durchaus ein Problem bekommen, denn Ethanol kann nicht nur die Menge an GABA erhöhen, sondern sich ebenfalls an die GABA-Rezeptoren binden. Das verstärkt die Wirkung der Benzodiazepine und – wie erwähnt – das Risiko einer Atemdepression.

Natürlich gibt es Menschen, die Benzodiazepine nicht einnehmen, um die Wirkung von Alkohol oder von Opioiden zu verstärken und die sie genauso wenig als Downer benötigen, da sie nie auf die Idee kämen, Upper einzunehmen. Nein, sie bekommen die Benzodiazepine von ihrem Arzt verschrieben – und rutschen so unbemerkt in die Abhängigkeit, weil sie es nicht früh genug geschafft haben, sie wieder abzusetzen.

Das Problem mit den Benzodiazepinen ist, dass, auch wenn ein medizinischer Grund für die Einnahme vorliegt, trotzdem immer das Risiko einer körperlichen und psychischen Abhängigkeit besteht. Je höher die Dosis und je langfristiger die Einnahme, desto größer das Risiko. Sein persönliches Risiko kann man nur dadurch minimieren, indem man das Benzodiazepin nur kurzfristig in einer möglichst geringen Dosis einsetzt. Das ist verständlicherweise schwierig, wenn der Grund für die Einnahme nicht nur kurzfristig vorliegt und man sie aufgrund ihrer guten Wirksamkeit nicht missen möchte. Vielen vermitteln sie das Gefühl, »wie in Watte gepackt« zu sein, sodass alles, was einem sonst Sorgen bereitet, geradezu unwichtig erscheint.

Hauptakteure im Kriminalfall

Benzodiazepine haben in vielen Kriminalfällen eine mehr oder weniger große Rolle gespielt. Ein prominentes Beispiel ist der Fall der getöteten Maria Baumer, der im Mai 2012 seinen Anfang nahm. Zu diesem Zeitpunkt verschwand die 26-jährige Frau von einem Tag auf den anderen. Ihr Verlobter Christian F. gab damals an, dass er nach einer Joggingrunde eine leere Wohnung vorgefunden habe. Seine Verlobte sei spurlos verschwunden. Eine lange Suche nach Maria Baumer begann. Auch über die Fernsehsendung *Aktenzeichen XY*, in der ihr Verlobter unter Tränen zu Gast war, wurde nach Hinweisen gefahndet. Eine Vermutung war, dass die Vermisste den Jakobsweg gehen wollte. Deshalb ließ die Polizei von Köln bis Santiago de Compostela Plakate aufhängen, um die Verschwundene zu finden.

2013 wurde ihre Leiche in einem Waldstück nahe ihres Heimatortes gefunden. Eine Todesursache konnte zunächst nicht festgestellt werden. Der ehemalige Verlobte geriet in den Fokus der Staatsanwaltschaft, man konnte ihm aber nichts nachweisen. Erst einmal. Die Ermittler traten auf der Stelle. Erst 2019 konnten, unter anderem durch verbesserte Analysemethoden, neue Erkenntnisse gewonnen werden. Zum einen wurden Haare des Verlobten am Ort der Leiche gefunden, die nun analysiert wurden, zum anderen konnten die Ermittler mehrere Medikamente in der Leiche detektieren. Eines davon war das Benzodiazepin Lorazepam. Dazu passte, dass Christian

F. wenige Tage vor der Tat über eine Internetsuchmaschine die Begriffe »perfekter Mord« oder »Lorazepam letale Dosis« gesucht hatte. Auch wurde in der Nähe des Fundorts ein Spaten gefunden, der mit Christian F. in Verbindung gebracht wurde. Anhand von Kontoauszügen konnte belegt werden, dass er solch einen Spaten wenige Tage vor dem Tod seiner Verlobten gekauft hatte.

Die Staatsanwaltschaft war nun in der Lage, Christian F. anzuklagen. Demnach hat er seine Verlobte mittels Lorazepam und anderer Medikamente umgebracht und anschließend im Wald vergraben. Zugriff zu den Medikamenten hatte er, da er als Krankenpfleger arbeitete. Das Tatmotiv schien eine neue Liebe zu sein. Christian F. gab im Laufe des Prozesses dann auch zu, seine Verlobte im Wald begraben zu haben. Die tödliche Medikamentendosis habe sie aber selbst eingenommen. Er sei nur in Panik geraten, da er das Lorazepam an seinem Arbeitsplatz geklaut habe. Er befürchtete negative Konsequenzen und habe deswegen den Vertuschungsversuch unternommen. Das Gericht glaubte ihm jedoch nicht. Christian F. wurde zu einer lebenslangen Freiheitsstrafe verurteilt.

Dieser spektakuläre Kriminalfall ist nur einer von vielen, in denen Benzodiazepine eine gewichtige Rolle spielen. Entweder sind es (versuchte) Morde, oder aber Menschen wurden mit der Substanz betäubt, um anschließend an ihnen ein Sexualverbrechen begehen zu können.

Benzodiazepine, die anderen Menschen verabreicht werden, können diese in einen willen- und hilflosen Zustand versetzen. Solcherlei Substanzen, illegal und ohne das Wissen des Gegenübers gegeben, werden auch K.-o.-Tropfen genannt. In einer Studie aus Paris wurde beispielsweise in der Mehrzahl der gemeldeten Fälle mit K.-o.-Tropfen eine Vielzahl von Benzodiazepinen nachgewiesen.[164] Allerdings sind Benzodiazepine nicht die einzige Substanz hierbei. Sehr prominent ist unter anderem GHB, auch unter dem Namen Liquid Ecstasy bekannt (Kapitel 12).

Ein Benzodiazepin, das in den Medien häufig mit sexuellen Verbrechen in Verbindung gebracht wird, ist Flunitrazepam (Rohypnol®). In vielen europäischen Ländern ist es als starkes, verschreibungspflichtiges Sedativum und Schlafmittel zugelassen. Auf dem Schwarzmarkt sind diese Tabletten auch als Roofies bekannt. Da sie geschmacks- und geruchlos sind und sich in Wasser gut auflösen, haben sich Vergewaltiger leider dieses Mittels bedient. Zum Glück hat sich der Hersteller (Roche) dieses Problems angenommen, indem er einen blauen Farbstoff hinzufügte. Dieser zischt bei Kontakt mit Flüssigkeiten. Leider gibt es jedoch Flunitrazepam auch in anderen Formulierungen zu kaufen, die diesen Farbstoff nicht enthalten.[165]

Und was geschieht bei einer Überdosis?

Typisch für eine Benzodiazepin-Überdosierung ist eine verminderte Funktion des zentralen Nervensystems mit nahezu normalen Vitalzeichen wie Blutdruck, Puls, Körpertemperatur und Atmung. Viele der Betroffenen sind sogar wach und ansprechbar. Sie haben extreme Koordinations- und Gleichgewichtsprobleme, Muskelschwäche, sie sprechen undeutlich und haben einen veränderten mentalen Status. Es sind die gleichen Symptome wie bei einer niedrigeren Dosierung, jedoch aufgrund der höheren Dosis verstärkt. Eine Beeinträchtigung der Atmung ist bei der alleinigen Einnahme von Benzodiazepinen ungewöhnlich.

Die große Frage ist nun: Kann man sich mit Benzodiazepinen trotzdem tödlich vergiften? Im Allgemeinen wird davon ausgegangen, dass Benzodiazepine allein nur sehr selten zu tödlichen Konsequenzen führen.[166] Ausgeschlossen ist dies jedoch nicht, und das Risiko wird umso realistischer, wenn zeitgleich andere Drogen wie Alkohol oder Opioide im Spiel sind. Im Jahr 2013 waren Benzodiazepine an 31 Prozent der rund 23 000 Todesfälle durch Überdosierung von verschreibungspflichtigen Medikamenten in den Vereinigten Staaten beteiligt.[167] Und wer bereits einen geschwächten Körper aufgrund einer Vorerkrankung hat, sollte besonders vorsichtig sein. Es wird diskutiert, dass eine Benzodiazepin-Überdosis dann sehr viel eher zum Tode führt als bei gesunden Menschen.[168]

Benzos in der Schwangerschaft und beim Stillen

Benzodiazepine passieren die Plazenta und erreichen somit das ungeborene Kind. Eine Arbeit von 2015, veröffentlicht in der Fachzeitschrift *American Journal of Obstetrics and Gynecology*, hat keine Erhöhung des Risikos für schwere Missbildungen ergeben.[169] Es scheint jedoch ein verstärktes Risiko für Fehlgeburten zu geben, wenn die Mutter während der Schwangerschaft Benzodiazepine einnimmt.[170] Lange schon wird erforscht, ob eine Benzodiazepin-Einnahme beim ungeborenen Kind das Risiko für neurologische Entwicklungsstörungen wie ADHS und Autismus-Spektrum-Störungen erhöht.[171] Diese Ergebnisse sind allerdings nicht eindeutig, da auch eine Veranlagung der Mutter mit hineinwirkt. Werdende Mütter, die beispielsweise unter Angststörungen leiden, bekommen einfach häufiger Benzodiazepine verschrieben als Mütter ohne neurologische Auffälligkeiten. Wenn das Kind nun auch eine Angststörung aufweist, stellt sich die berechtigte Frage, ob sie durch die Benzodiazepine oder durch eine genetische Veranlagung induziert wurde.

Benzodiazepine gehen auch in die Muttermilch über und sollten deshalb bei stillenden Müttern zurückhaltend eingesetzt werden. Säuglinge, die ihnen ausgesetzt waren, haben oft einen niedrigen Blutdruck, einen schläfrigen Allgemeinzustand und neigen zum (kurzzeitigen) Aussetzen der Atmung.[172]

Zeichen der Abhängigkeit

Es ist eindeutig: Benzodiazepine machen abhängig.[173] Das erste Anzeichen dafür ist das Ausbilden einer Toleranz.[174] Bei dauerhafter Einnahme (und das kann schon nach wenigen Einnahmen beginnen) werden immer höhere Dosen für eine erfolgreiche Behandlung der Beschwerden benötigt.

Abhängigkeit kann aber nicht nur bei sehr hohen, sondern auch bei niedrigen Dosierungen auftreten. Die Toleranzentwicklung tut dabei ihr Übriges. Ab einem gewissen Punkt reicht die vom Arzt verordnete Dosis zwar zur Linderung der Entzugserscheinungen, aber nicht mehr für die wohltuende, angstlösende Wirkung aus. Die Sucht verstärkt sich also auf zweierlei Weise. Zum einen wollen Betroffene die entstehenden Entzugserscheinungen begrenzen, zum anderen aber weiterhin die wohltuende Wirkung erfahren.[175] Ein Leben ohne das Arzneimittel erscheint schwierig.

Auftretende Entzugserscheinungen sind beispielsweise ein starkes Verlangen nach dem Präparat, das immer mehr das Denken dominiert. Dies kann bei Patienten auftreten, die Benzodiazepine kontinuierlich über drei bis vier Wochen eingenommen haben und die Einnahme abrupt beenden. Schwere Entzugserscheinungen, die zu Krampfanfällen und Delirium führen, können bei höheren Dosen über mehr als sechs Wochen und bei jeder Dosis über viele Monate erwartet werden.

»Hmm. Also würdet ihr mir dazu raten, die Tabletten abzusetzen?«

»Würde ich dir empfehlen, ja! Aber langsam«, antworte ich.

»Ich habe es vor ein paar Monaten schon mal probiert. Weißt du, was passiert ist?«

»Deine Schlaflosigkeit ist schlimmer geworden.«

»Richtig! Außerdem habe ich mich total unruhig und sogar ängstlich gefühlt. Als ich die Tabletten dann erneut eingenommen habe, ging's mir wieder besser!«

»Um genau das zu vermeiden, sollte man die Tabletten nach und nach absetzen.«

»Ehrlich gesagt weiß ich auch nicht wirklich, wie gut das Diazepam eigentlich noch hilft. So effektiv wie am Anfang bestimmt nicht mehr. Aber lasse ich es weg, fühle ich mich eben beschissen«, sagt Maik.

»Sprich am besten mal mit deinem Arzt darüber.«

»Aber der hat mir den Scheiß doch jahrelang verschrieben.«

»Dann such dir einen anderen, einen, der vielleicht Erfahrung auf dem Gebiet hat. Wenn du kein Vertrauen zu deinem jetzigen Arzt hast, bringt das nichts«, ergänzt Carsten.

»Was mich etwas wundert, ist, dass er überhaupt Diazepam ausgewählt hat«, bemerke ich. »Das wirkt relativ lang, weswegen es keinesfalls langfristig als Schlafmittel eingesetzt werden sollte. Da nimmt man eher kürzer wirksame Benzodiazepine wie Midazolam oder Z-Substanzen wie Zolpidem und Zopiclon. Für Diazepam würde sprechen, wenn auch noch für den darauffolgenden Tag eine beruhigende Wirkung erwünscht ist.«

»Eine beruhigende Wirkung für den nächsten Tag habe ich nie benötigt«, versichert Maik. »Aber das könnte immerhin erklären, warum ich mich tagsüber manchmal so gechillt fühle.«

»Wenn du nichts anderes als das Diazepam einnimmst, dann spricht das dafür.«

»Ich nehme nichts anderes. Gar nichts.«

»Dann, fürchte ich, hast du deine Antwort.«

»Krass! Ich hatte kurzfristig mal eine höhere Dosis genommen und war dann ziemlich gereizt und aggressiv drauf. Ich hatte sogar Filmrisse von dem Scheiß. Konnte mich nicht mehr erinnern, dass mein Kumpel am Abend da war. Hab dann wieder die normale Dosis eingenommen.«

»Das sind tatsächlich Nebenwirkungen, die auftreten können.«

»Alter! Weißt du, die anderen Drogen waren illegal. Aber das Diazepam hat mir mein Arzt verschrieben. Da hab ich mir nicht wirklich Gedanken gemacht. Ich glaube, es war gut, heute hierherzukommen. Es wird Zeit, mein Leben umzukrempeln!«

»Klingt gut! Ich drücke dir dafür auf jeden Fall die Daumen«, sagt Carsten.

»Ich auch!«, ergänze ich nickend.

»Danke euch! Heute Abend werde ich es mal mit einer halben Tablette versuchen!«

»Allerdings solltest du das erst mit deinem behandelnden Arzt besprechen!«

»Meinst du wirklich, dass das nötig ist?«

»Das Diazepam ist ein von ihm verschriebenes Arzneimittel. Eigenmächtig ändern sollte man die Therapie eines Arztes nie. Sprich also lieber erst mit ihm.«

»Halte ich auch für besser!«, stimmt Carsten mir zu.

»Okay. Ist vielleicht wirklich das Beste.«

Maik reicht uns die Hand und verabschiedet sich.

»Ich denke, er schafft das. Er scheint da einen starken Willen zu haben«, sage ich, als Carsten und ich allein sind.

»Ich habe da auch ein gutes Gefühl.«

Weshalb GHB als K.-o.-Tropfen die Vergewaltigungsdroge Nummer 1 ist und wie ihr euch schützen könnt

Gedankenverloren schaue ich auf unseren Kalender. Welche Thematik besprechen wir jetzt gleich noch mal? Schlagartig bekomme ich schlechte Laune.

#DerApotheker schaut mich mit skeptischem Blick an. »Was ist los? Geht es dir nicht gut? Du siehst auf einmal so verändert aus.«

»Mir ist gerade eingefallen, dass es gleich um meine Hassdroge geht.«

»Hassdroge? Du meinst GHB?«

»Genau. Nenne sie GHB oder auch Liquid Ecstasy. Für mich ist sie die Hassdroge schlechthin. Hast du gewusst, dass es sogar Armbänder zu kaufen gibt, die GHB in deinem Getränk nachweisen sollen? Was ist das nur für eine Welt, in der solche Produkte notwendig sind?«

»Ja, weiß ich. Und ich verstehe deine Abneigung gegenüber dieser Substanz. Man darf aber auch nicht ihren Nutzen vergessen. Immerhin ist sie als Arzneimittel zugelassen. Und nur weil GHB missbraucht wird, ist der Wirkstoff nicht grundsätzlich zu verdammen.«

»Jetzt kommst du mir wieder mit deinem Apotheker-Credo.«

Genervt verdrehe ich die Augen. »Fakt ist jedoch, dass GHB die wahren Abgründe der Menschheit offenbart. Es gab sogar Hinweise, dass auf dem Sommerfest der SPD-Bundestagsfraktion 2022 GHB ins Getränk verschiedener Frauen gegeben wurde. Doch unabhängig davon, ob das stimmt: Wer macht so was? Ich meine, heutzutage muss man seiner Tochter, bevor sie abends loszieht, sagen, dass sie ihr Getränk nicht unbeaufsichtigt lassen soll. Und war sie nur kurz auf der Toilette, sollte sie sich am besten ein neues Getränk besorgen. Das ist doch schlimm, wenn man so negativ denken muss. Ich will so nicht denken.«

Bevor #DerApotheker etwas erwidern kann, vernehmen wir hinter uns ein Räuspern. Wir drehen uns um und sehen eine circa 50-jährige Frau mitten im Raum stehen, die uns unsicher ansieht.

»Entschuldigt bitte. Die Tür war offen. Mein Name ist Lisa Hermel, ich habe eigentlich einen Termin. Aber es hört sich so an, als ob ihr gerade streitet. Ich kann auch später kommen.«

Ich stehe auf und nehme ihr die Jacke ab.

»Wir haben gar nicht gestritten, sondern uns nur über Liquid Ecstasy unterhalten.«

»Liquid Ecstasy?«

»GHB, K.-o.-Tropfen, oder wie viele auch sagen: die Vergewaltigungsdroge. Setz dich bitte. Ich bin Carsten, und das ist #DerApotheker.«

»Dann komme ich ja genau richtig. Ich bin Lehrerin in einer neunten Klasse, und demnächst steht der Sexualkundeunterricht auf dem Lehrplan. Da möchte ich in einer Lehreinheit GHB als K.-o.-Tropfen behandeln und wie man sich davor schützen kann. Könnt ihr mir da etwas darüber erzählen?«

GHB steht für Gamma-Hydroxybuttersäure. Buttersäure ist der Trivialname für die Butansäure. Die Butansäure besteht aus vier Kohlenstoffatomen, die alle miteinander verbunden sind. Das erste (beziehungsweise das letzte) Kohlenstoffatom (C) ist Bestandteil der Carboxygruppe (C mit -OH und =O), was die Verbindung schließlich zu einer Carbonsäure macht. Das Kohlenstoffatom der Carboxygruppe wird mit einer 1 bezeichnet. Das benachbarte mit einer 2. Das daneben bekommt die Nummer 3 und das letzte schließlich die Nummer 4. Hängt am vierten Kohlenstoffatom eine Hydroxygruppe (-OH) dran, bezeichnet man diese Verbindung als 4-Hydroxybutansäure. Und bei ihr handelt es sich um nichts anderes als die Gamma-Hydroxybuttersäure. Bei der Zählweise mit den griechischen Buchstaben wird das Kohlenstoffatom neben der Carboxygruppe als Alpha-C-Atom bezeichnet, das daneben als Beta-C-Atom und das neben dem Beta-C-Atom, an dem die Hydroxygruppe dranhängt, als Gamma-C-Atom.

Ich weiß, das war jetzt etwas langweilig und vielleicht auch etwas kompliziert, aber so wird das Folgende viel besser verständlich. Tauscht man nämlich die Hydroxygruppe (-OH) durch eine Aminogruppe aus (-NH2), erhält man die 4-Aminobutansäure. Und die kennt ihr bereits unter einem anderen Namen: Gamma-Aminobuttersäure oder GABA, der wichtigste hemmende Botenstoff im zentralen Nervensystem. Bei GHB handelt es sich also um eine dem GABA sehr ähnliche Verbindung. Und tatsächlich ist GHB auch ein körpereigener Stoff, der aus einem GABA-Abkömmling gebildet wird.

Aus diesem Grund bindet GHB auch an einen GABA-Rezeptor. Allerdings nicht wie die Benzodiazepine an den GABA-A-Rezeptor, sondern an den GABA-B-Rezeptor, der durch GHB aktiviert wird. Zusätzlich bindet GHB noch an GHB-Rezeptoren und aktiviert diese. GHB soll wohl noch weitere Bindungen eingehen, so eindeutig geklärt ist das noch nicht.

Das erste Mal *von* einem Menschen und nicht *in* einem Menschen hergestellt wurde GHB 1874 durch den russischen Chemiker Alexander Michailowitsch Saizew. Die pharmakologische Wirkung von GHB wurde erst Anfang der 1960er-Jahre von dem französischen Militärarzt, Chirurgen und Neurologen Henri Marie Laborit untersucht. Laborit war als Forscher am Marinestützpunkt Toulon in Südfrankreich tätig und auf der Suche nach einem neuartigen Anästhetikum, das in der Lage war, die Blut-Hirn-Schranke zu überwinden und zudem GABA-ähnliche Eigenschaften aufweisen sollte. Im Gegensatz zu GABA konnte GHB tatsächlich die Blut-Hirn-Schranke überwinden.

Man testete GHB in mehreren präklinischen und klinischen Studien für verschiedene therapeutische Anwendungen, wie zum Beispiel in der Anästhesie und in der Geburtshilfe. Heute ist GHB in Deutschland in Form des gelösten Natriumsalzes zugelassen: Natriumoxybat. Der Handelsname lautet SOMSANIT®, und es wird zur Injektion laut Packungsbeilage wie folgt eingesetzt: »Dieses Arzneimittel ist ein Sedativum, Narkotikum. SOMSANIT® kann zur Erzeugung eines Schlafzustandes während und nach Operationen, bei diagnostischen Eingriffen und bei bildgebenden Verfahren angezeigt sein, wenn andere Therapiemöglichkeiten nicht durchführbar sind oder nicht erfolgreich waren. Aufgrund fehlender analgetischer Eigenschaften muss eine Kombination mit Opioiden, anderen Analgetika oder einer Regionalanästhesie erfolgen.« In Form von Natriumoxybat gibt es GHB auch noch als Lösung zum Einnehmen. Während die Injektionslösung »nur« verschreibungspflichtig ist, unterliegt die Lösung zum Einnehmen dem Betäubungsmittelgesetz. Sie wird zur Behandlung einer bestimmten Form der Narkolepsie eingesetzt, einer Schlafstörung, bei der tagsüber plötzlich Schlafattacken auftreten. GHB wurde früher und wird zum Teil möglicherweise noch immer in der Bodybuilder-Szene verwendet, da die Einnahme zu einer verstärkten Freisetzung von Wachstumshormonen führt, die wiederum das Muskelwachstum anregen.

In der Drogenszene wird GHB unter anderem als Liquid Ecstasy, flüssiges Ecstasy, bezeichnet. Der erste Teil stimmt, bei GHB handelt es sich tatsächlich um eine Flüssigkeit, aber mit Ecstasy hat es nicht allzu viel gemein. Vermutlich dachte sich der Namensgeber, dass er beim Verkauf von GHB vom Ecstasy-Erfolg profitieren könnte. Was die beiden Substanzen dann doch, außer der Verwendung als Partydrogen, gemeinsam haben, ist ihre entaktogene Wirkung. Sie verursachen also eine intensive Wahrnehmung der eigenen Emotionen.

Geschlucktes GHB gelangt relativ schnell über den Darm ins Blut, was einen raschen Wirkeintritt zur Folge hat. Aufgrund der kurzen Halbwertszeit von 20 bis 60 Minuten ist es auch wieder flugs aus dem Blut verschwunden. Eine Halbwertszeit von einer Stunde gibt an, dass nach einer Stunde nur noch die Hälfte der Ausgangskonzentration im Blut vorliegt. Nach einer weiteren Stunde befindet sich nur noch die Hälfte der Hälfte im Blut, also ein Viertel der Ausgangskonzentration. Nach etwa fünf Halbwertszeiten ist eine Verbindung wieder komplett verschwunden. Bei GHB wären das maximal fünf Stunden. Kommt es zu einer Vergiftung während einer Party und man landet im Krankenhaus, kann man das Krankenhaus wahrscheinlich noch in derselben Nacht verlassen.

Die Wirkung von GHB ähnelt sowohl der von Alkohol als auch der der Benzodiazepine, was mit der Wirkung von GABA zu erklären ist. Neben der entaktogenen hat GHB ebenso eine stimulierende und aufputschende Wirkung. Da die Flüssigkeit farb- und geschmacklos ist, kann man sie einfach in sein Getränk mischen. Schnell wird das aber zum Nachteil, wenn man das GHB von jemand anderem ins Getränk gekippt bekommt. In höheren Dosen wirkt GHB nämlich sedierend, weshalb es von irgendwelchen Drecksäcken, und hier möchte ich bewusst nicht neutral bleiben, leider immer wieder auf Partys als K.-o.-Tropfen zur Bewusstseinsausschaltung ihrer Opfer verwendet wird. Häufig mit dem Ziel einer Vergewaltigung. Da GHB zu einer Amnesie führen kann, können die Opfer sich nach dem sexuellen Übergriff oft nicht daran erinnern.

Positiv empfundene Wirkungen

GHB wird von vielen Menschen freiwillig und wissentlich als Droge eingenommen. Die Konsumenten versprechen sich davon Euphorie, eine gewisse Offenheit, den Abbau von Hemmungen und eine gesteigerte sexuelle Erregung.[176] GHB wird deshalb von Partygängern geschluckt, die sich einen unbeschwerten Abend erhoffen. Auch von Paaren wird es manchmal genutzt, in der Verheißung einer anregenderen sexuellen Zweisamkeit.

Leider ist die Einnahme von GHB immer ein Tanz auf Messers Schneide, und der Schritt zwischen einem gewollten Effekt und einer lebensgefährlichen Vergiftung ist ein kleiner. Der Unterschied in der Dosis für eine positive Erfahrung und einer, die schwer vergiften oder sogar zum Tode führen kann, ist recht gering und kann mit der fünf- bis achtfachen Dosis beziffert werden.[177] Dabei ist zu berücksichtigen, dass GHB zur Entfaltung seiner Wirkung bei verschiedenen Menschen unterschiedliche Dosierungen benötigt. Die Dosis, die bei einem Menschen für eine höhere sexuelle Erregbarkeit sorgt, kann bei einem anderen negative Auswirkungen haben.[178] Eine Partynacht kann dann schnell in der Notaufnahme enden. Dazu kommt, dass GHB oft illegal oder als Vorläuferchemikalie besorgt wird und die genaue Konzentration des im Körper befindlichen Stoffs somit fraglich ist. Versehentliche Vergiftungen sind leider relativ häufig.[179]

Symptome einer Vergiftung

Symptome einer anfänglichen Vergiftung mit GHB sind Übelkeit, Erbrechen, Muskelsteifigkeit, Krampfanfälle, Schwindel, Verwirrtheit und Schläfrigkeit. Danach folgt ein sehr tiefer Schlaf oder gar ein Koma, also ein Zustand der tiefen Bewusstlosigkeit, aus der ein Patient nicht geweckt werden kann.[180] Da GHB zudem zu Gedächtnisverlust, also einem klassischen Filmriss führt, sind in Krankenhäusern oft verwirrte Patienten, die nicht verstehen, wieso sie in einer Klinik sind, und unbedingt wieder zurück in die Disco möchten. Häufig erholen sich die Patienten in sechs bis acht Stunden komplett, nur der Filmriss ist dauerhaft.[181]

GHB wirkt hemmend auf das gesamte Nervensystem. In letzter Konsequenz kann es also auch zum Atemstillstand führen. Besonders gefährlich wird es, wenn andere Drogen gleichzeitig konsumiert werden, insbesondere Alkohol. Deshalb in aller Deutlichkeit: Gleichzeitiger Konsum von GHB und anderen Drogen kann selbst bei geringen GHB-Dosen verheerende Konsequenzen haben. Der Tod ist dann durchaus eine realistische Konsequenz.[182]

Das Erstellen einer genauen Statistik über die durch GHB (mit)ausgelösten Todesfälle ist allerdings eher schwierig. Die Symptome eines Missbrauchs von GHB ähneln denen von zu viel Alkohol. Wenn bei einem Todesfall ein hoher Alkoholgehalt im Blut gefunden wird und die Symptome passen, wird oftmals nicht mehr nach GHB gesucht. Erschwerend kommt hinzu, dass GHB nur etwa vier bis sechs Stunden nach der Einnahme zuverlässig im Körper nachgewiesen werden kann.[183]

Dass eine sichere Einnahme von GHB (im Sinne bestimmter Wirkungen) häufig schwierig ist, bestätigen auch ehemalige GHB-Konsumenten. Im Rahmen einer Studie wurden diese zu ihren Erfahrungen mit der Droge befragt.[184] Eine große Mehrheit (99 Prozent) gab an, mindestens einmal unerwünschte Wirkungen erlebt zu haben. Dabei waren 52 Prozent bewusstlos, 53 Prozent erbrachen sich, 58 Prozent berichteten über starkes Schwitzen und acht Prozent, sie hätten einen Krampfanfall gehabt.

Gedächtnisstörungen

Insgesamt ist die Forschungslage über die Langzeitschäden von regelmäßiger GHB-Einnahme recht dünn. Was jedoch bekannt ist, ist eine Schädigung der sogenannten grauen Zellen. Beispielsweise kann ein durch GHB ausgelöstes Koma nachteilig für unser Gedächtnis sein. Dies haben Wissenschaftler in den Niederlanden nachgewiesen.[185] Im Rahmen einer Studie wurden 81 Teilnehmer rekrutiert und in drei Gruppen unterteilt. Gruppe 1 umfasste GHB-Konsumenten, die bisher vier oder mehr GHB-induzierte Komas hatten. In Gruppe 2 waren GHB-User, die nie ein GHB-induziertes Koma erlebten. In Gruppe 3 befanden sich Probanden, die zwar verschiedene Drogen einnahmen, jedoch kein GHB.

Alle Studienteilnehmer wurden verschiedenen Untersuchungen des Gehirns unterzogen. Das Ergebnis: Alles deutet darauf hin, dass das Erleiden von GHB-induzierten Komas die Gedächtnisleistung verringert. Insbesondere die des Langzeitgedächtnisses scheint besonders in Mitleidenschaft gezogen zu werden. Im Detail konnte eine verringerte Aktivität des Hippocampus – ein wichtiger Knotenpunkt im Netzwerk des Langzeitgedächtnisses – beobachtet werden. Ein möglicher Grund könnte, so die Autoren der Studie, eine Sauerstoffunterversorgung während der Komas sein.

Solltet ihr nun aber GHB konsumieren, ohne ein Koma zu erleiden, seid ihr aber auch nicht auf der sicheren Seite. Verschiedene Tierstudien zeigen, dass GHB Stressmoleküle im Hippocampus produzieren lässt; das führt zu Gedächtnisdefiziten.[186] Für Menschen konnte dies ebenfalls bestätigt werden.[187]

Sexueller Missbrauch

Kommen wir dazu, weshalb ich GHB als Hassdroge bezeichne: GHB ist die Parade-Vergewaltigungsdroge. Aufgrund der sedierenden Wirkungen und des Gedächtnisverlustes ist ein Missbrauch von GHB als Vergewaltigungsdroge möglich. Opfern wird der Stoff beispielsweise in einem unbeobachteten Moment ins Getränk gegeben. Nach Einsetzen der sedierenden Wirkung werden sie verschleppt und sexuell missbraucht.[188]

Ein Beispiel ist der Fall einer 31-jährigen Hamburgerin aus dem Jahr 2021.[189] Die Frau traf sich mit einem Mann, den sie flüchtig kannte, in einer Gartenlaube, um bei Alkohol einen gemütlichen Abend zu verbringen. Ebenfalls anwesend war eine Freundin von ihr. In einem unbeobachteten Moment träufelte der Mann der jungen Frau K.-o.-Tropfen ins Glas. Die Freundin versuchte er mittels eines Vorwands wegzuschicken, was anfangs auch funktionierte.

Glücklicherweise kam der Freundin die ganze Sache jedoch komisch vor, und sie kehrte zurück. Sie fand die Frau besinnungslos auf einem Sofa liegend vor, konnte sie aber noch vor einer Vergewaltigung bewahren. Wie sich dann im Nachhinein herausstellte, war die 31-Jährige nicht das erste Opfer des Mannes. Er hatte zuvor schon mindestens zwei Vergewaltigungen verübt.

Leider sind valide Statistiken über den Missbrauch von GHB als Vergewaltigungsdroge schwierig, da sie ja innerhalb von vier bis sechs Stunden nach der Einnahme wieder auf nicht auffällige Werte im Körper zurückgeht.[190] Deshalb ist es oft zu spät für einen sicheren Nachweis. Erschwerend kommt hinzu, dass betroffene Frauen häufig unter Gedächtnisverlust leiden. Dies verzögert oder verhindert gar den Gang zur Polizei. Aufgrund dieser Schwierigkeiten kann die Aufdeckung von Missbrauch oft nur auf Indizienbeweisen beruhen. Die Dunkelziffer wird auf alle Fälle sehr hoch eingeschätzt.

Physische und psychische Abhängigkeit

GHB kann zu einer psychischen Abhängigkeit führen. Eine körperliche Abhängigkeit wird oftmals in der Literatur verneint, scheint aber dennoch gegeben zu sein.[191] Nach regelmäßigem Konsum treten die Anzeichen und Symptome eines GHB-Entzugs in der Regel innerhalb von einer bis sechs Stunden auf. Typische Entzugserscheinungen sind Erbrechen, Angstzustände, Schlaflosigkeit, Zittern, Herzrasen, Verwirrung, Paranoia, Erregung und Halluzinationen.[192] All diese Symptome haben eine Dauer von drei bis 21 Tagen.

»Vielen Dank«, sagt Lisa. »Eure Ausführungen haben mein angelesenes Halbwissen bestätigt. Darf ich euch noch ein, zwei Fragen dazu stellen?«

»Selbstverständlich, schieß nur los«, antworten #DerApotheker und ich gleichzeitig.

»Ähh … ja … also … Was ich fragen wollte: Ihr habt erklärt, dass GHB im Getränk geschmack- und farblos ist, kann man sich trotzdem schützen? Ich habe in einer Drogerie mal diese Armbänder gesehen. Darauf kann man ein paar Tropfen seines Getränks geben, und die Armbänder sollen dann anzeigen, ob K.-o.-Tropfen drin sind oder nicht.«

»Das ist eine Möglichkeit, die man nutzen kann«, erkläre ich. »Das Problem ist nur, dass die Armbänder oft ausschließlich GHB erkennen. Leider gibt es aber noch andere Substanzen, die als K.-o.-Tropfen missbraucht werden, etwa einige Benzodiazepine, die von einem GHB-Armband nicht identifiziert werden. Oft ist auch die Empfindlichkeit dieser Tests nicht sehr hoch. Es kann also gut sein, dass die Dosis im Getränk zu gering ist, als dass man sie mit dem Band nachweisen könnte, wobei sie aber trotzdem zu einer Sedierung führt. Diese Bänder gaukeln eine Sicherheit vor, die man nicht wirklich hat. Persönlich finde ich die Bänder trotzdem nicht schlecht. Immerhin kann man im Normalfall eine hohe GHB-Dosis erkennen, und die potenziellen Vergewaltiger wissen gleich, wenn sie das Armband sehen, dass da jemand aufmerksam ist. Es hat dann einen abschreckenden Effekt.«

»Verstehe. Gibt es denn noch etwas, auf was ich meine Schülerinnen und Schüler unbedingt hinweisen sollte?«

»Nur das Übliche: das Getränk immer im Auge behalten. Sich nichts von fremden Personen ausgeben lassen und am besten immer gegenseitig aufeinander aufpassen.«

»Und vielleicht erwähnst du auch Alkohol«, wirft #DerApotheker ein. »Alkohol in zu hoher Dosis hat ähnliche Auswirkungen wie GHB. Viele Frauen werden auch mit Alkohol abgefüllt, um sich dann an ihnen zu vergehen. Das vergisst man leicht.«

»Das ist ein guter Hinweis. Man nimmt Alkohol als so etwas Normales an. Aber klar, das ist auch gefährlich«, sagt Lisa. Nachdem wir uns verabschiedet haben und Lisa die Tür hinter sich geschlossen hat, öffnet sich diese wieder.

»Wolltest du die Tür nicht reparieren lassen?«, frage ich #DerApotheker tadelnd.

»Hey, wollte ich wirklich«, erwidert er. »Aber einen Handwerker zu finden, der auch noch Zeit hat, ist verdammt schwer.«

»Nachvollziehbar. Magst du noch mit zu mir kommen? Ich mache uns einen leckeren Eintopf mit Steirischen Käferbohnen.«

»Steirische Käferbohnen? Äh, danke! Ich glaube, da passe ich! Das klingt nicht nach etwas, was mir schmecken könnte.«

»Was? Wer mag denn keine Steirischen Käferbohnen. Die schmecken voll lecker – ein wenig nach Maronen. Die werden dir schmecken!«

»Gut. Ich versuche es mal.«

Kapitel 13

Warum Heroin euch nicht zum Helden macht

»Guten Morgen, ich heiße Ursula, und mein Sohn ist heroinabhängig.« Kurz nachdem ich den Schlüssel in das Schloss des Lieferanteneingangs gesteckt habe, steht eine etwa 60-jährige Frau vor mir.

»Hallo Ursula, wir hatten miteinander telefoniert. Ich bin #DerApotheker. Komm rein. Mein Kollege Dr. Carsten Schleh wird auch jeden Moment hier sein.« Es ist 9:40 Uhr. Ursulas Termin findet eigentlich erst in 20 Minuten statt. »Möchtest du etwas trinken?«

»Gerne einen Kaffee. Schwarz, ohne Zucker.«

»Ich fürchte, da müsstest du noch kurz auf Carsten warten. Ich kenne mich mit dieser neuen fancy Siebträgermaschine nicht aus.« Ursula lacht.

»Ja, alles wird immer komplizierter. Ich kann auch gerne ein Wasser nehmen.«

»Nicht nötig!«, ruft Carsten, der gerade zur Tür hereinkommt. »Ich kümmere mich sofort um deinen Kaffee.«

Ursula schaut ihn mit einem Strahlen im Gesicht an, als wäre er der Held, der ihr den Tag gerettet hat. Als wir alle mit unseren Heißgetränken versorgt sind, setzen wir uns.

»Dein Sohn konsumiert also Heroin?«, beginnt Carsten das fachliche Gespräch.

»Seit ein, zwei Jahren. Ich mache mir große Sorgen um ihn.«

»Kann ich mir vorstellen«, erwidere ich. »Magst du ein bisschen was dazu erzählen, wie es dazu kam?«

»Vor ein paar Jahren hatte er einen Autounfall. Er verlor die Kontrolle über seinen Wagen und fuhr frontal gegen einen Brückenpfeiler. Er kann wirklich froh sein, dass er den Unfall überlebte. Schwer verletzt zwar, aber immerhin. Seine Geschwindigkeit war damals viel zu hoch gewesen, die Fahrbahn war nass, und betrunken war er auch noch. Ihr könnt euch gar nicht vorstellen, wie wütend ich im ersten Moment war, als ich davon erfuhr! Und dann einfach nur noch erleichtert, dass er überlebt hat.«

Wir sagen nichts und nicken nur verständnisvoll.

»Er musste starke Tabletten einnehmen, damit er einigermaßen schmerzfrei leben konnte. Durch die Physio ist er inzwischen nicht mehr wie anfangs auf den Rollstuhl angewiesen, aber die Schmerzen blieben, wenn auch nicht mehr so stark. Eines Tages kam er mit den falschen Leuten zusammen, Dealern, die meinten, seine Probleme lösen zu können. So kam er zum Heroin. Beim ersten Mal war es kostenlos, dann natürlich nicht mehr. Nach seinem Unfall hat er seinen Job verloren, und seitdem bettelt er mich um Geld an. Und ich blöde Kuh finanziere ihm das Zeug auch noch. Alles dreht sich einzig um das Heroin. Heroin, Heroin, Heroin. Er meinte, wenn er es sich spritze, nehme es ihm die Schmerzen und die Sorgen gleichermaßen. Immerhin ist er schlau genug, das Zeug nicht noch gleichzeitig mit den starken Schmerzmitteln zu kombinieren, die ihm der Arzt aufschreibt. Er baut immer mehr ab. Könnt ihr mir helfen, diese Droge besser zu verstehen? Was kann ich tun? Ich bin langsam ziemlich verzweifelt.«

Ursula tupft sich mit einem Taschentuch Tränen aus den Augenwinkeln.

»Wir erzählen dir jetzt mal ein bisschen was über Heroin, damit du die Substanz und vielleicht auch deinen Sohn besser verstehst. Dass du ihm das finanzierst, ist nicht unbedingt negativ. Heroinabhängige finden meistens Wege, um an den Stoff zu kommen, und die sind nicht immer legal, um das vorsichtig auszudrücken.«

Ursula nickt nachdenklich.

Um Heroin zu begreifen, müssen wir wieder zurück zum Opium, dem getrockneten Milchsaft aus den unreifen Samenkapseln des Schlafmohns. Dessen Hauptalkaloid ist, wie ihr wisst, das Opiat Morphin. Bei Heroin handelt es sich jedoch um kein Opiat, denn es ist kein Bestandteil des Opiums. Heroin ist ein halbsynthetisches Opioid, also ein im Labor chemisch verändertes Opiat. Nimmt man Morphin als Ausgangssubstanz und tauscht die beiden Hydroxygruppen (-OH) an den Positionen 3 und 6 durch zwei Acetylgruppen aus, erhält man Diacetylmorphin: Heroin. Acetylgruppen sind die Acylreste der Essigsäure, also das Essigsäuremolekül ($C_2H_4O_2$), abzüglich seiner Hydroxygruppe (-OH). Dieser Austausch macht das Morphin lipophiler (fettliebender), da eine Hydroxygruppe hydrophiler (wasserliebender) ist als eine Acetylgruppe. Da Heroin also lipophiler als Morphin ist, kann es auch schneller als Morphin die Blut-Hirn-Schranke überwinden.

Diacetylmorphin wurde erstmals 1874 von dem britischen Chemiker Charles Romley Alder Wright hergestellt, der Dozent für Chemie an der Medizinfakultät des St. Mary's Hospital in London war. Er untersuchte das Morphin im Labor und testete, was passieren würde, wenn er verschiedene Säuren hinzugab. Als er wasserfreies Morphin mehrere Stunden lang mit Essigsäureanhydrid, einer Verbindung, die aus zwei Essigsäuremolekülen unter Wasserabspaltung entsteht, kochte, entstand daraus das Diacetylmorphin. Diese Verbindung ließ er dann zwar analysieren, aber mehr wurde auch nicht daraus.

Am 21. August 1897, 23 Jahre später, wurde Diacetylmorphin erneut hergestellt. Dieses Mal von dem deutschen Apotheker und Chemiker Felix Hoffmann in Wuppertal, in den Farbenfabriken vorm. Friedr. Bayer & Co., aus denen die heutige Bayer AG hervorging. Hoffmann bekam von seinem Vorgesetzten den Auftrag, Diacetylmorphin durch Acetylierung von Morphin herzustellen, in der Hoffnung, eine Verbindung zu erhalten, die ein Ersatz für Codein beziehungsweise für Morphin sein könnte und in der Lage wäre, die Atemfunktion lungenkranker Patienten möglichst ohne Nebenwirkungen zu verbessern. Zu dieser Zeit waren Lungenerkrankungen wie die Tuberkulose weit verbreitet.

Mit Acetylierungen kannte Hoffmann sich bestens aus, schließlich hatte er elf Tage zuvor bereits die Salicylsäure acetyliert und so die Acetylsalicylsäure hergestellt. Besser bekannt als Aspirin. Ein Meilenstein der Medizingeschichte. Er schrieb an jenem 21. August in sein Laborjournal, das sich mittlerweile im Bayer-Archiv befindet: »Um einen Ersatz für das Codein aufzufinden, wurde das Diacetat des Morfins dargestellt. Kocht man 10,0 Morfin mit 30,0 Essiganhydrid in 4 Stunden unter Rückfluß, so zeigt eine in Wasser aufgenommene Probe keine Morfinreaktion mehr. Man verdunstet die Essigsäure des Rückstandes, gießt (sie) in Wasser und versetzt (sie) unter Erkühlung in Sodalösung. Die ausfallende krystalline Masse stellt das Diacetat dar ... Wie physiologische Versuche ergaben, liegt in dem Körper in der That eine dem Codein außerordentlich ähnlich wirkende Substanz vor.«[193]

Im Jahr darauf folgten die ersten Versuche in der 1889 von Bayer eingerichteten Poliklinik. Der damalige Werksarzt, Dr.

Theobald Floret, probierte das Diacetylmorphin an rund 60 seiner Patienten aus. In den *Therapeutischen Monatsheften* berichtete Floret 1898 über die Wirkungen des Heroins: »Das seit etwa 1/2 Jahre in der Poliklinik der Farbenfabriken zu Elberfeld von mir verordnete Heroin (Diessigsäureester des Morphins) zeigte sich als ein ausserordentlich brauchbares, prompt und zuverlässig wirkendes Mittel zur Bekämpfung des Hustens und Hustenreizes sowie der Brustschmerzen in erster Linie bei Entzündungen besonders bei den katarrhalischen der oberen und unteren Luftwege (Angina, Pharyngitis, Tracheitis, Bronchitis) sowohl bei den acuten als auch mehr chronischen Formen. Etwa 60 von mir mit dem Präparat behandelte Patienten dieser Art gaben mir übereinstimmend an, dass sie nach dem Einnehmen des Pulvers (Heroin) eine sofortige Besserung des sie quälenden Hustens empfunden hätten, dass die Brustschmerzen und das Seitenstechen – wenn solche Beschwerden bestanden – nachgelassen hätten.«[194]

Der Name »Heroin«, den das Diacetylmorphin bekommen hat, ist wohl darauf zurückzuführen, dass einige Bayer-Mitarbeiter nach der Einnahme angaben, sich davon »heroisch« gefühlt zu haben.

Am 27. Juni 1898 ließ Bayer sich die Bezeichnung »Heroin« schützen, und noch im selben Jahr kam es als »Heroinum purum« in Pulverform zu je 1 Gramm, 5 Gramm, 10 Gramm oder 25 Gramm auf den Markt. Im darauffolgenden Jahr folgte das Heroinhydrochlorid, das entsteht, wenn man Heroin mit Salzsäure verbindet. Es war im Gegensatz zur Heroinbase, dem normalen Heroin, viel besser wasserlöslich.

Man verkaufte Heroin dann als Pulver, in Form eines Safts, als Zäpfchen, Tabletten und sogar als heroingetränkte Tampons, die für Frauen mit Unterleibsschmerzen gedacht waren. Heroin war äußerst beliebt. Schon 1899 schickte Bayer es in über 20 Länder.

Sie produzierten pro Jahr etwa 215 Kilogramm, acht Jahre später waren es bereits 920 Kilogramm. Anwendung fand Heroin bei Bluthochdruck, der Autoimmunerkrankung Multiple Sklerose, bei Depressionen, Magenkrebs, Nymphomanie, also dem gesteigerten Verlangen von Frauen nach Geschlechtsverkehr, oder bei Masturbation. Die letzten beiden Indikationen ergaben sich vermutlich daraus, dass man beobachtete, dass Heroin als Nebenwirkung zu einer leichten sexuellen Lustlosigkeit führte. Diese gab man im Beipackzettel mit einer weiteren an, die allen Opioiden gemein ist: Verstopfung. Verstopfung und sexuelle Lustlosigkeit. Das war's. Wie man glaubte. Heroin wurde von Bayer als »nicht süchtigmachender Morphin-Ersatz« vermarktet, der alle Vorteile von Morphin habe, aber eben kaum Nebenwirkungen.

Schluckt man Heroin, so wie es auch gedacht war, wird es in der Leber deacetyliert, das heißt, die Acetylgruppen werden wieder entfernt. Dabei entstehen 3-Monoacetylmorphin und 6-Monoacetylmorphin, je nachdem, welche der beiden Gruppen entfernt wurde. Im Anschluss wird noch die letzte Acetylgruppe abgespalten, wobei wieder Morphin entsteht. Für die Wirkung des Heroins sind sowohl das 6-Monoacetylmorphin als auch das Morphin verantwortlich, wobei Ersteres sogar noch stärker wirkt. Beide Substanzen lösen über den MOR, den My-Opioidrezeptor, die bekannten Wirkungen aus. Schmerzhemmung, Euphorie und so weiter.

1904 erkannte man schließlich, dass Heroin nicht nur stärker abhängig macht als das Morphin, sondern auch schneller. Und wie bei allen Opioiden bildete sich ebenso bei Heroin nach häufiger Einnahme eine Toleranz aus. Man benötigte folglich immer größere Mengen, um die gewünschte Wirkung zu erhalten. In den USA, in denen die Morphin- und Opiumsucht häufiger vorkam als in Europa, erkannte man, dass Heroin, das intravenös gespritzt wurde, wesentlich schneller und effektiver wirkte als das weniger lipophile Morphin. Es flutete viel schneller im Gehirn an und bescherte so rascher den erwünschten Kick. Durch die intravenöse Gabe, also direkt in die Vene gespritzt, wird die Leber zwar umgangen, aber die Deacetylierungen finden trotzdem statt. Dieses Mal im Gehirn. Wäre das nicht der Fall, wäre die Geschichte des Heroins vermutlich anders verlaufen.

Die Opiatabhängigen in den USA stiegen jedenfalls auf Heroin um, auch deshalb, weil die bei Morphin festgestellte Nebenwirkung, nämlich in manchen Fällen Histamin freizusetzen, welches zu Juckreiz führt, bei Heroin entfällt. 1910 erkannte man in den USA die vom Heroin ausgehende Gefahr und begann vier Jahre später den Verkauf zu regeln. 1924 wurde Heroin schließlich verboten.

Vom 1. Dezember 1911 bis zum 23. Januar 1912 fand in Den Haag auf Initiative der USA eine erste internationale Opiumkonferenz statt. Die beteiligten Staaten sollten alle, die Morphin und Kokain und ähnliche Substanzen produzierten, verkauften oder im- und exportierten, streng kontrollieren.

1917 wurde Heroin schließlich in Deutschland rezeptpflichtig, was dessen Verbreitung bereits reduzierte. Ja, bis dahin bekam man es einfach auf Nachfrage in der Apotheke, ohne zuvor zu einem Arzt gehen zu müssen. Als 1919 die Vereinbarungen der Opiumkonferenz weltweit gültig wurden, hatte das zur Folge, dass Ärzte Heroin immer zurückhaltender verordneten. Am 19. Februar 1925 fand in Genf eine weitere Opiumkonferenz statt, auf der ein überarbeitetes Abkommen unterzeichnet wurde, das am 25. September 1928 in Kraft trat. Fortan wurde Heroin, ebenso wie Kokain und Cannabis, verboten. Der Konsum wurde illegal – außer der zu medizinischen Zwecken. Bayer vertrieb das Heroin noch mindestens bis 1931, höchstens aber bis 1940. Das bedeutete allerdings nicht, dass man es fortan nicht mehr in den Apotheken bekam, das war noch bis 1958 möglich, da auch andere Firmen damit begonnen hatten, Heroin herzustellen und es zu verkaufen.

Im Zweiten Weltkrieg wurde Heroin zum Bekämpfen der Schmerzen verwundeter Soldaten eingesetzt, was den ein oder anderen Soldaten in die Abhängigkeit trieb. Anschließend wurde Heroin von der Mafia in die USA geschmuggelt, um den Bedarf der Heroinsüchtigen zu decken und um neue potenzielle Kunden anzufixen. Im Vietnamkrieg, der von 1955 bis 1975 dauerte, wurden zehn bis 15 Prozent der US-amerikanischen Soldaten heroinabhängig. Die Zahl der Heroinsüchtigen stieg weltweit an. In den USA erreichte sie ihren vorläufigen Höhepunkt in den 1970er-Jahren. Das veranlasste den damaligen US-Präsidenten Richard Nixon dazu, den Krieg gegen die Drogen auszurufen. Zwar sanken die Zahlen in den Folgejahren, stiegen aber ab den 2000er-Jahren wieder an. Heute kommt das meiste Heroin, das weltweit gehandelt wird, aus Afghanistan.

In Deutschland gibt es etwa 150 000 bis 200 000 heroinabhängige Menschen, die sich das Heroin meistens in die Vene spritzen. Dazu muss es gelöst vorliegen. Die Heroinbase löst sich allerdings schlecht in Wasser. Um es wasserlöslich zu machen, wird es, so wie Bayer es einst legal machte, als Hydrochlorid auf den Schwarzmarkt gebracht. In Europa ist allerdings fast ausschließlich die Heroinbase erhältlich. Um sie wasserlöslich zu machen, wird von den Heroinabhängigen in der Regel keine Salzsäure verwendet, sondern Zitronensaft oder eben reines Vitamin C (Ascorbinsäure). Die Heroinbase wird dazu auf einen Löffel gegeben, Wasser und Vitamin C oder Zitronensaft hinzugegeben und das Ganze mithilfe eines Feuerzeugs in Lösung gebracht. Es entsteht dabei das Heroinascorbat.

In den Niederlanden zum Beispiel wird Heroin eher geraucht, man bezeichnet das dann als »chasing the dragon«. Um den Drachen zu jagen, wird das Heroin auf ein Stück Aluminiumfolie gelegt und langsam erhitzt. Zuerst verdampfen die Verschnittstoffe mit einem niedrigen Siedepunkt. Anschließend wird die Aluminiumfolie gekippt und die Dämpfe mit einem Rohr eingesaugt. Beim Inhalieren des Heroins sind die Gesundheitsgefahren niedriger als beim Spritzen. Alleine schon deshalb, weil durch die unterschiedlichen Siedepunkte die Verschnittstoffe, die bei einer niedrigeren Temperatur als das Heroin verdampfen, entfernt werden. Außerdem kann es beim Spritzen zu Abszessen (Eiteransammlungen) an der Einstichstelle kommen, wenn die Nadel nicht steril war und man so Keime in den Körper einbringt. Hinzu kommt die Gefahr von Infektionskrankheiten wie HIV, wenn die Spritze geteilt wird. Allerdings sind beim Inhalieren der Heroindämpfe die Risiken von Hirnschäden erhöht, die mit Gedächtnisstörungen einhergehen können.

Eine weitere Anwendungsmöglichkeit ist das Sniefen, also das durch die Nase einsaugen, so wie man es meistens beim Kokain macht. Bei all diesen Varianten flutet das Heroin schnell im Gehirn an. Die intravenöse Anwendung entfaltet allerdings die stärkste Wirkung. Wird Heroin auf diese Weise verwendet, löst es zunächst große Euphorie aus, ein starkes Wohlbefinden kombiniert mit dem Gefühl von Sorglosigkeit. Im Anschluss folgt ein Zustand, der mit einer starken Zufriedenheit einhergeht, die alles andere gleichgültig erscheinen lässt.

Heroin befindet sich in Deutschland in der Anlage I des Betäubungsmittelgesetzes. Es ist also ein nicht verkehrsfähiges Betäubungsmittel, »ausgenommen … zu den in den Anlagen II und III bezeichneten Zwecken«. In der Anlage II (verkehrsfähige, aber nicht verschreibungsfähige Betäubungsmittel) wird

Heroin nur unter dem Namen Diamorphin (kurz für Diacetyl-morphin) aufgelistet, mit dem Zusatz: »… sofern es zur Herstellung von Zubereitungen zu medizinischen Zwecken bestimmt ist«. In der Anlage III (verkehrsfähige und verschreibungsfähige Betäubungsmittel) steht dann, dass Diamorphin »nur in Zubereitungen, die zur Substitutionsbehandlung zugelassen sind« erlaubt ist. Das bedeutet, dass Heroin in Deutschland wieder medizinisch genutzt wird. Und das bereits seit 2009, als man die Anlagen um diese Anwendung ergänzte. Trotzdem darf eine Substitutionsbehandlung von Schwerstabhängigen nur von entsprechend qualifizierten Ärzten durchgeführt und das Heroin von den Süchtigen ausschließlich geschluckt werden. Nicht gespritzt, nicht inhaliert und auch nicht gesnieft.

Kein guter Ruf

Eine nicht repräsentative Umfrage in meinem Bekanntenkreis ergab: Heroin hat einen verdammt schlechten Ruf. Das Buch *Wir Kinder vom Bahnhof Zoo* von Christiane F. ist immer noch Paradebeispiel für die Einnahme von Heroin. Die Droge wird mit Verwahrlosung, Kriminalität und Prostitution verbunden. Jede Injektion ist ein Spiel mit dem Sensenmann.

Sind die Vorurteile dieser Droge gegenüber gerechtfertigt? Beginnen wir mit dem Sensenmann.

Ja, es ist wahr. Nach dem Konsum von Heroin sterben immer wieder Menschen. Allerdings ist die Interpretation dieser Todesfälle alles andere als eindeutig. Diese sind nicht ohne Wenn und Aber auf das reine Heroin zurückzuführen. Ganz im Gegenteil. Bei einer überwiegenden Anzahl von tödlichen Überdosierungen sind neben Heroin auch andere Drogen im Spiel.[195] Wie so oft ist hier der Alkohol die alles dominierende Zweitdroge und an mehr als 50 Prozent aller fatalen Überdosierungen beteiligt. Auch Benzodiazepine sind häufig am Start. Bei einem Zusammenspiel im Körper kann es zu einer lähmenden Wirkung auf das Atemzentrum kommen.

Und wie bei fast jeder anderen Droge auch, ist die Zusammensetzung des Heroins ein entscheidender Faktor bei der Bewertung der Toxizität. Heroin kann man im Normalfall nicht in pharmazeutischer Reinheit erwerben, sondern man ist auf den Dealer an der Straßenecke angewiesen. Doch ist das Heroin mit etwas Gefährlichem gestreckt, oder wurden eher ungefährliche Substanzen als Streckmittel verwendet? Die Stadt Frankfurt am Main hat 2018 die Reinheit von Heroin untersucht. Hierbei wurden Proben aus Drogenkonsumräumen gesammelt. Im Schnitt enthielten die nur 9 Prozent Heroin. Der Rest bestand aus Streckmitteln, hauptsächlich Koffein und Paracetamol.[196]

Die gute Nachricht ist, dass in der Literatur nicht unbedingt ein Zusammenhang zwischen einer gesteigerten Todesrate und der Art des Streckmittels gefunden werden kann.[197] Dies bedeutet aber nicht, dass die Streckmittel zu vernachlässigen sind. Schließlich ist eine tödliche Vergiftung auch durch Koffein und Paracetamol möglich. Gerade Paracetamol kann gravierend auf die Leber schlagen. Und mal ganz ehrlich: Wer will sich auf einen Dealer verlassen, wenn es um die eigene Gesundheit geht? Weiterhin ist die Entwicklung einer Toleranz nicht unproblematisch.

Wie bei anderen Drogen kann auch gegenüber Heroin eine Toleranz entwickelt werden, sodass für den gewünschten Rausch immer mehr von der Droge benötigt wird. Eines der großen Rätsel unter den Heroin-Toten ist, dass unter ihnen sehr viele ältere und im Umgang mit Heroin erfahrene Menschen sind.[198] Dabei sollte man doch davon ausgehen, dass gerade diese Konsumenten eigentlich wissen, welche Dosis sie vertragen und welche nicht. Ein möglicher Erklärungsversuch für dieses Phänomen ist, dass die Entwicklung einer Heroin-Toleranz nicht einheitlich vonstattengeht.[199] Demnach entwickelt sich eine Toleranz gegenüber dem Effekt der Atemdepression langsamer als eine gegenüber der Rauschwirkung. Es wird also immer mehr von der Droge benötigt, um die erwünschte Wirkung zu erhalten. Gleichzeitig wird mit der steigenden Dosis auch das Risiko der Atemdepression erhöht, da es hier nicht in gleichem Sinne zu einer Toleranz kommt. Dieser Mechanismus würde bei älteren und erfahrenen Konsumenten das Risiko einer fatalen Überdosis erhöhen.

Für eine Überdosis spielt es auch eine erhebliche Rolle, auf welche Weise das Heroin konsumiert wird. So zeigen Studien, dass das Risiko einer fatalen Überdosierung erhöht ist, wenn das Heroin gespritzt statt inhaliert wird.[200] Dies liegt daran, dass sich durch die Injektion eine erheblich höhere Dosis auf einmal im Blutstrom befindet. Aber auch bei einem anderen Aufnahmeweg kann man sich nicht völlig sicher sein.[201]

Häufig wird eine Heroin-Überdosis fälschlicherweise als Suizid dargestellt. Nach einer Studie, veröffentlicht in der Fachzeitschrift *European Addiction Research*, gaben jedoch fast alle Heroinkonsumenten, die eine nicht-tödliche Überdosis erlitten haben, an, dass dies ein Unfall und keine vorsätzliche Überdosierung war.[202]

Alles in allem ist es also durchaus möglich, mit Heroin eine tödliche oder auch »nur« schwerwiegende Überdosierung zu erzielen. Aber was sind eigentlich die gewünschten Effekte des Heroin-Konsums, und wie deutet sich eine Überdosierung an?

Der beste Orgasmus, den du jemals gehabt hast

»Nimm den besten Orgasmus, nimm das Gefühl mal zwanzig und du bist noch immer meilenweit davon entfernt.« Dieses Zitat aus Irvine Welshs Buch *Trainspotting* umschreibt etwas überspitzt die Wirkung von Heroin im Körper. Doch oft wird die Einnahme von Heroin von Übelkeit und Erbrechen begleitet. Der Darm arbeitet verlangsamt, was zu Verstopfung führen kann. Bei längerem regelmäßigem Gebrauch kann auch das sexuelle Verlangen leiden.

Eine körperliche und soziale Verwahrlosung hat nicht direkt mit den Wirkungen des Heroins zu tun. Vielmehr ist es eine Konsequenz der Abhängigkeit, alles Tun und Handeln beschäftigt sich bei diesen Abhängigen mit der Beschaffung der Droge und der Linderung der Entzugserscheinungen. Selbstverständlich entspricht nur ein Bruchteil der Konsumenten dieser Beschreibung. Aufgrund der starken Empfindungen nach der Einnahme von Heroin und wegen der als stark beschriebenen Entzugserscheinungen ist die Gefahr des Abrutschens im Vergleich zu vielen anderen Drogen jedoch erhöht.

Doktor Tod und Kollegen

Die potenziell tödliche Wirkung von Heroin machen sich immer wieder Mörder zunutze. Ein besonders prominentes Beispiel ist Harold Shipman, alias Doktor Tod. Als praktizierender Arzt in Großbritannien ermordete er von 1975 bis 1998 mindestens 215 Menschen, was ihm seinen aussagekräftigen Spitznamen einbrachte. Als Opfer suchte sich Shipman ausschließlich ältere Damen aus, die bis auf ein paar Wehwehchen keine gravierenden

Beschwerden aufwiesen. Sie alle wurden eines Tages tot in ihrer Wohnung aufgefunden, er hatte ihnen jeweils eine Überdosis Heroin gespritzt. Auf die Spur kam man dem Arzt erst, als er auf plumpe Art und Weise das Testament eines Mordopfers fälschte, um als Alleinerbe aufzutreten. Der Tochter der toten Dame, einer Anwältin, fiel die Fälschung auf. So kam Shipman ins Visier der Ermittler, und am Ende wurde seine gesamte Mordserie aufgedeckt.

Auch ein Tötungsfall des »Call Girl Killer« aus den USA erlangte Aufmerksamkeit. Demnach tötete die Prostituierte Alix Tichelman 2013 den Familienvater und Google-Manager Forrest Hayes mit einer versehentlichen Überdosis Heroin. Die Überwachungskameras am Ort des Geschehens zeichneten alles auf. Tichelman hatte Hayes das Heroin offenbar auf seinen Wunsch gespritzt. Wenige Zeit später brach er tot zusammen, er erlitt eine Überdosis. Tichelman versuchte noch, ihn wiederzubeleben, allerdings ohne Erfolg. Anstatt den Notruf zu wählen, verwischte sie ihre Spuren, trank noch ein Glas Wein und verließ den Tatort. Ihre Kaltschnäuzigkeit (offenbar zeigte sie auch im Prozess keinerlei Reue) sorgte unter anderem dafür, dass sie zu einer Haftstrafe von sechs Jahren wegen fahrlässiger Tötung verurteilt wurde.

Aids und Herzinfarkte

Heroinabhängige haben ein erhöhtes Risiko, an Aids (acquired immune deficiency syndrome) zu erkranken. Aids ist eine Immunschwächekrankheit, die durch das HI-Virus (Human Immunodeficiency Virus; HIV) ausgelöst wird. Dieses erhöhte Risiko liegt jedoch nicht an der Droge selbst. Es beruht auf der Tatsache, dass einige Konsumenten dieselbe Spritze für ihre Injektionen benutzen. Trägt die erste Person das HI-Virus in sich, so kann sie es über die Spritze an die nächste weitergeben.

Weiterhin konnte wissenschaftlich bestätigt werden, dass gelegentlicher Heroinkonsum mit einer größeren Verbreitung eines bereits existierenden HI-Virus im Körper einhergeht.[203] Dies ist insofern erstaunlich, da dies nur für gelegentlichen Heroinkonsum, nicht aber für den regelmäßigen zutrifft. Die (vermutete) Erklärung ist einfach: Bei gelegentlichen Konsumenten kommt es zwischen den Einnahmen zu Entzugserscheinungen, die bei regelmäßigen Heroin-Nutzern nicht auftreten. Genau diese wiederkehrenden Entzugserscheinungen schwächen den Körper und damit das Immunsystem. Selbstverständlich gilt dies auch für andere Drogen.

Vereinzelt konnten auch Herzinfarkte nach Heroinkonsum beobachtet werden.[204] Die genaue Ursache kann jedoch nicht zweifelsfrei auf das Heroin zurückgeführt werden, sondern könnte mit Verunreinigungen der Spritze oder mit einem langen Alkoholkonsum der Betroffenen zu tun haben.

Heroin in der Schwangerschaft

Wie bei anderen Opioiden gilt auch hier: Heroin erreicht das ungeborene Kind im Mutterleib. Effekte können ein geringeres Geburtsgewicht, ein erhöhtes Risiko für Fehlgeburten, Frühgeburten und Totgeburten sein.[205] Das Gehirn des Kindes scheint ebenso beeinträchtigt zu werden.[206]

Last but not least wird das betroffene Kind mit einer Heroinabhängigkeit geboren und muss direkt nach der Geburt einen Entzug durchmachen.[207] Kein schönes Ankommen für den neuen Erdenbürger!

Das Dilemma mit der Abhängigkeit

Heroin hat ein hohes Abhängigkeitspotenzial. Entgegen vieler Berichte reicht aber im Normalfall nicht ein einmaliger Konsum aus, um diese hervorzurufen. Kurzzeitig wiederholter Heroinkonsum kann aber sehr wohl zu einer psychischen wie auch physischen Abhängigkeit führen. Ein Entzug äußert sich mit Unruhe, Muskelschmerzen, Schlafproblemen, Durchfall und Erbrechen, Frieren, unkontrollierbaren Beinbewegungen sowie einem unglaublich starken Verlangen nach Heroin. Die Entzugserscheinungen beginnen etwa acht Stunden nach dem letzten Heroinkonsum. Nach rund 36 bis 72 Stunden erreichen sie ihren Höhepunkt. Nach sieben bis zehn Tagen ist der Entzug in aller Regel überstanden.

»Ich muss zugeben, dass ich meinen Sohn jetzt etwas besser verstehe, aber beruhigen tut mich das nicht«, seufzt Ursula nach unserem Vortrag.

»Verständlich!«, sage ich, und Carsten stimmt mir nickend zu.

»Ich möchte unbedingt, dass er damit aufhört.«

»Ich weiß nicht, wie empfänglich dein Sohn für Ratschläge von dir ist, aber du könntest ihn bitten, mit seinem Arzt zu sprechen. Er sollte unbedingt einen Entzug machen«, antwortet Carsten.

»Ein kalter Entzug wäre natürlich auch möglich, ist aber schwer umzusetzen«, sage ich.

»Ich denke nicht, dass das für ihn infrage kommt.«

»Entscheidend ist, dass er mit dem Konsum aufhören möchte, sonst wird es schwierig bis unmöglich. Die Entzugserscheinungen können mit Methadon gelindert werden. Oft werden noch andere Substanzen gegeben, die weitere Reaktionen des Körpers bekämpfen.«

»Das klingt angenehmer als der kalte Entzug.«

»Angenehmer mit Sicherheit, aber nicht angenehm. Und der medikamentöse Entzug ist nur ein Baustein. Es ist wichtig, dass er wieder ins Leben eingegliedert wird und nicht in alte Muster verfällt.«

»Ja, das ist bei ihm bitter nötig. Sein Leben ist ganz schön aus den Fugen geraten.«

»Ich werde das Gespräch mit ihm suchen und ihn zu seinem Arzt begleiten«, erklärt Ursula entschlossen. »Möglicherweise finden wir für ihn auch einen Platz in der Klinik. Vielen Dank für eure Zeit! Ich fühle mich schon etwas weniger hilflos!«

»Das ist schön«, sage ich. »Falls du weitere Fragen hast, zögere nicht, uns anzurufen. Wir sind zwar nur montags hier, aber das Telefon wird auf uns umgeleitet.«

»Danke! Ich werde euch auf jeden Fall Bescheid geben, wie die Geschichte ausgegangen ist.«

Wir drei stehen so ziemlich gleichzeitig auf und gehen gemeinsam zur Tür.

Nachdem wir uns verabschiedet haben, werfe ich einen Blick auf die Uhr.

»Wie die Zeit vergeht. Es ist schon halb eins. Was wollen wir heute essen?«

»Heute entscheidest du.«

Kapitel 14

Weshalb Tabak das Leben verkürzt

Klopf, Klopf, Klopf. Ich gehe zur Tür und öffne sie. Davor steht Anna, die sich bei einem älteren Herrn eingehakt hat. Der Mann, um die 90 Jahre und mit einem akkurat gepflegten Schnurrbart, wirkt ein wenig wie aus der Zeit gefallen. Er trägt einen Anzug aus edlem, dunklem Stoff und einen langen Mantel mit hohem Kragen, auf dem Kopf einen Zylinder und an den Füßen auf Hochglanz polierte Lederschnürschuhe. In der rechten Hand hält er einen Gehstock.

»Diesen überaus netten Mann habe ich im Park aufgelesen. Er stand etwas verloren herum. Ich habe ihn angesprochen, und er meinte, er hätte einen Termin bei euch«, erklärt uns Anna.

»Sind das die Spießgesellen, von denen Ihr mir berichtet habt, holde Maid?«, fragt der Mann, und Anna kichert. #DerApotheker und ich schauen uns irritiert an. »Ja, genau. Ich muss mich leider verabschieden. Viel Spaß, die Herren.«

»Habe die Ehre, meine Werteste. Ihre Gesellschaft war genauso erbaulich wie das Tirilieren der possierlichen Vöglein im Park. Vielleicht komme ich in diesem Leben noch in den Genuss, Sie zu einem Stelldichein überreden zu können?« Er zwinkert Anna zu und richtet dann das Wort an uns. »Und Sie, wollen Sie weiter Maulaffen feilhalten, oder darf ich Ihre Behausung betreten? Es duftet hier draußen zwar petrichor – ein ganz erbauliches Odeur, aber ich bin nun genug gelustwandelt. Mich gelüstet danach, mit unserer Unterredung zu beginnen.«

Obwohl #DerApotheker und ich angesichts der ungewohnten Wortwahl noch immer sprachlos sind, treten wir zur Seite und bitten den Mann hinein.

»Nun denn. Ich bin schließlich nicht zur Belustigung, sondern zu einem heiklen Behufe zugegen.«

Nachdem der Mann im Raum ist, schließen wir die Tür hinter ihm. #DerApotheker findet als Erster seine Worte wieder und streckt dem Mann die Hand entgegen.

»Äh … ja … herzlich willkommen. Mein Name ist #DerApotheker, und das ist Carsten.«

»Oha, mir scheint, der Jüngling hat bereits die Bruderschaft mit mir beschlossen. Fürwahr, ein gewagter Zug, aber so sei es. Mein Name ist Gottfried, es gereicht mir zur Freude, eure Bekanntschaft zu machen. Ich bin wegen des Pfeifrohrs hier.«

»Genau, äh … wegen des … äh … Pfeifrohrs. Ich habe mit Ihrer Frau telefoniert«, stammle ich. Vor lauter Verblüffung aufgrund der ungewöhnlichen Erscheinung vergesse ich glatt, ins Du zu wechseln. »Die Dame erläuterte, dass Sie wohl sehr viel Tabak rauchen und sich informieren möchten. Setzen Sie sich doch erst einmal.«

»Habt Dank. Doch haben Sie nicht mit meiner Gattin mittels des Fernsprechapparats kommuniziert, sondern mit meiner Mätresse. Sie entsandte mich zu Ihnen. Wissen Sie, ich konsultierte bereits einen dieser Quacksalber.« Abschätzig schwenkt er seine Hand. »Ein blasierter Halunke, der Unmengen an Kokolores von sich gab. Am Ende der Sitzung überreichte er mir doch tatsächlich ein Druckerzeugnis voller Mumpitz. Mich deucht, die gesamte Praxis dieses Heilpraktikers war ein einziger Pfuhl der Verderbtheit. Fürderhin, so schwor ich mir, werde ich nur noch gewiefte Menschen aufsuchen. Aus diesem Grunde bin ich hier.« Gottfried zeigt auf unsere Sitzgruppe, vor der wir stehen. »Obliegt es mir, meinen Pöter in das kommode Canapé oder den Fauteuil zu platzieren?«

»Nehmen Sie gerne den Sessel. Möchten Sie einen Kaffee?«, erwidere ich.

»Mir missfällt der Blümchenkaffee, den man weithin offeriert bekommt. Deshalb ziehe ich Tee dem Muckefuck vor.«

#DerApotheker wirft mir aus dem Augenwinkel einen triumphierenden Blick zu. Gottfried streift seinen Mantel ab und hängt ihn an unsere Garderobenstange. Seinen Zylinder platziert er auf dem kleinen Regal daneben. Dann setzt er sich behutsam in den Sessel.

»Nun zu meinem Begehr. Ich bin ein Hagestolz vom alten Schlag, möchte dann und wann parlieren sowie ein wenig Gaudium erleben. Aus diesem Grund bin ich mit meiner Mätresse, eine reine Augenweide, liiert. Dieser Dame missfällt mein Pfeifrohr, und sie macht ein großes Bohei um diese kleine Petitesse. Ständig beckmessert sie mich. Ihr glaubt nicht, wie fatigant ihre Belehrungen zu sein vermögen. Zu Beginn nahm ich diese weniger zur Kenntnis, jedoch bin ich hiermit auf die Klabusterbeeren gefallen. Sie droht mir nun, getrennte Wege zu beschreiten, wenn ich Sie beide nicht aufsuche. Aber ich muss gestehen, obwohl ich anfangs disbedieren wollte, bin ich nun doch freudig erregt ob unserer Konversation.«

Puh, das war harter Tobak, wie mich dünkt. Tobak ist übrigens ein veralteter Begriff für Tabak. Mit Tabak ist an sich erst einmal die Pflanzengattung gemeint, die etwa 75 verschiedene Arten beinhaltet. Sie gehören – wie auch die Kartoffel – zu den Nachtschattengewächsen. Wenn allerdings jemand sagt: »Hey Bro, bring mal Tabak mit!«, macht es keinen guten Eindruck, wenn du plötzlich mit einer Tabakpflanze in der Hand zur Tür hereinspazierst. Gemeint waren dann die getrockneten und klein geschnittenen Blätter einer der zum Rauchen verwendeten Tabakpflanzen. Vermutlich.

Geraucht werden aber nicht alle Tabakpflanzen, sondern nur zwei davon: *Nicotiana rustica*, der Bauern-Tabak, und *Nicotiana tabacum*, der Virginische Tabak. Letzterer ist der am weitesten verbreitete. Warum ausgerechnet diese beiden Arten? Die Antwort ist simpel, allerdings passt sie noch nicht an diese Stelle. Ich darf also noch um Geduld bitten.

Seinen Ursprung hat die Tabakpflanze in Amerika, wo sie schon vor mindestens 12 300 Jahren von der indigenen Bevölkerung verwendet wurde. Die Stämme im östlichen Nordamerika führten Tabak damals in Beuteln mit sich und trieben damit nicht nur Handel, sondern rauchten ihn auch in Pfeifen zu verschiedenen Anlässen, etwa zu heiligen Zeremonien oder zur Besiegelung von Verträgen oder Vereinbarungen. Verschiedene Artefakte der Mayas zeigen das Rauchen von Tabak als Teil religiöser Rituale. Auf einem Keramikgefäß aus dem 10. Jahrhundert sieht man beispielsweise einen Maya, der eine mit Schnüren befestigte Zigarre raucht. Der Vorgang des Rauchens wurde von den Mayas als »*sikar*« bezeichnet. Daraus wurde später das spanische Substantiv »*cigarro*«.

Der erste Europäer, der (nachweislich) die Tabakpflanze zu Gesicht bekam, war Christoph Kolumbus – der italienische Seefahrer in kastilischen Diensten, der im Oktober 1492 meinte, Indien ausfindig gemacht zu haben, in Wirklichkeit aber Amerika (wieder)entdeckte, als er mit seinen drei Schiffen *Santa María, Pinta* und *Niña* auf einer der Bahamainseln landete. Die dort lebenden Menschen hießen ihn unter anderem mit Tabak willkommen. Allerdings verstand Kolumbus nichts damit anzufangen.

Knapp zwei Wochen später legte er mit seinen Schiffen auf Kuba an, das er aber für China hielt. Kann passieren. Von den dortigen Bewohnern wollte er wissen, wo sich denn der chinesische Herrscher befände. Diese erwähnten schließlich einen Ort, an dem es Gold gäbe, was Kolumbus als Zeichen von Reichtum deutete und den Herrscher dort vermutete. Daraufhin schickte er zwei seiner Männer los, die jedoch nur ein einfaches Dorf vorfanden. Kein chinesischer Herrscher weit und breit. Auf ihrem Rückweg allerdings passierte etwas, das Kolumbus wie folgt niederschrieb: »Die Emissäre trafen eine Gruppe von Einheimischen, die unterwegs in ihre Dörfer waren, mit einem Feuerbrand in der Hand und Kräutern, deren Rauch sie tranken, wie sie es gewohnt sind.«[208]

Bei den »Kräutern« handelte es sich um ein langes, dickes Bündel von gedrehten Tabakblättern, die mit getrockneten Palm- oder Maisblättern umwickelt waren. Kolumbus nahm die Tabakpflanze mit und brachte sie auf seiner Rückfahrt nach Europa, wo sie nicht nur als kubanische Zigarre zu Genusszwecken Verwendung fand, sondern auch in der Medizin.

Der Erste, der Tabak in Europa kultivierte, war der im Jahr 1559 zum französischen Botschafter in Portugal ernannte Jean Nicot. Nicot erfuhr während seines Aufenthalts in Lissabon von der Tabakpflanze und ihren medizinischen Fähigkeiten durch den portugiesischen Humanisten Damião de Góis. Nicot pflanzte daraufhin einige Tabaksamen, die er zuvor von einem flämischen Händler erworben hatte, in den Gärten seiner Botschaft an. Vermutlich handelte es sich dabei um den Bauern-Tabak. An einem Mann mit Tumor testete er eine mit Tabak hergestellte Salbe aus.

Der Mann wurde (angeblich) dadurch geheilt, und Nicot war nun vollends von der Wirkung des Tabaks überzeugt.

Tabak galt als eine Art Allheilmittel, es sollte bei allem Möglichen helfen: bei alten Wunden, bei Rötungen des Gesichts, bei Prellungen und sogar bei Mückenstichen. Man wendete Tabak aber auch innerlich an, wie bei Verstopfungen und um den Hunger zu stillen. Auch Menschen, die über Probleme mit der Lunge klagten, vor allem Asthmatiker, fanden Linderung durch den Tabak. Nicot war von der Heilkraft des Tabaks so überzeugt, dass er viele der damals lebenden Persönlichkeiten des französischen Hofs, die an verschiedenen Krankheiten litten, anschrieb und ihnen Tabak zur Heilung anbot.

1560 schickte Nicot Tabaksamen an die französische Königin Katharina von Medici nach Paris. In einem Brief erläuterte er die medizinischen Eigenschaften des Tabaks. Ein Jahr später kehrte er aus Portugal zurück an den Pariser Hof und brachte der Königin Tabakblätter für ihren unter Migräne leidenden Sohn mit. Er erklärte ihr, dass die Blätter erst zu einem Pulver zermahlen und dann durch die Nase eingeatmet werden müssen. Das würde die Migräne lindern. Das Pulver brachte tatsächlich Erleichterung, was vermutlich daran lag, dass Nikotin in der Lage ist, Serotonin auszuschütten. Serotonin hat eine gefäßverengende Wirkung und kann somit die Kopfschmerzen einer Migräneattacke, die mit erweiterten Gefäßen einhergehen, reduzieren. Fortan wurde Tabak bei den Mitgliedern des französischen Hofs immer beliebter. Allerdings rauchten sie ihn nicht, sondern schnupften ihn.

Da die Nachfrage nach Tabak immer größer wurde, baute man ihn schließlich in Frankreich und in anderen Teilen Nordeuropas an. Der schwedische Naturforscher Carl von Linné gab der Pflanzengattung 1753 den Namen Nicotiana. Zu Ehren der Leistungen Jean Nicots. Ein weiteres Jahrhundert später, im Jahr 1828, gelang es den beiden Heidelberger Chemikern Karl Ludwig Reimann und Christian Wilhelm Posselt erstmals, das wirksame Hauptalkaloid der Tabakpflanze zu isolieren, das sie zu Ehren Nicots Nicotin nannten. Heutzutage wird Nikotin nur noch in der chemischen Fachsprache mit c geschrieben, ansonsten mit k.

Reines Nikotin ist eine farblose, ölige Flüssigkeit und eines der stärksten Pflanzengifte. In den geringen Mengen, die durch Tabak aufgenommen werden, hat es viele unterschiedliche, teilweise sogar entgegengesetzte Wirkungen. In niedrigen Dosen wirkt es eher erregend und in hohen Dosen vielmehr hemmend und beruhigend.

Nikotin bindet an die nikotinischen Acetylcholinrezeptoren, die sich unter anderem im zentralen Nervensystem befinden, und aktiviert diese. Dadurch werden verschiedene Wirkungen ausgelöst, einschließlich der Freisetzung von Dopamin, Serotonin und Adrenalin. Das führt unter anderem zu einer Erhöhung der Herzfrequenz, des Blutdrucks und der Magensäuresekretion. Ebenso werden aber auch die Gedächtnisleistung und die Aufmerksamkeit erhöht.

In den meisten Tabakarten kommt Nikotin als Hauptalkaloid vor. Die größte Menge Nikotin befindet sich allerdings in den beiden Arten *Nicotiana rustica* und *Nicotiana tabacum*. Aus diesem Grund werden auch nur diese beiden zur Herstellung von Tabakwaren verwendet. In Deutschland wird Tabak vor allem der Südpfalz, in Baden-Württemberg und in Sachsen angebaut.

Das Nikotin wird in den Wurzeln der Tabakpflanzen gebildet und von dort aus in der kompletten Pflanze verteilt. Zur Gewinnung des Tabaks werden die Blätter geerntet und anschließend getrocknet und verarbeitet. Anschließend werden sie einer Fermentation unterworfen, die mehrere Wochen bis Monate andauern kann. Unerwünschte Substanzen werden abgebaut und Aromastoffe gebildet. Ist der Vorgang abgeschlossen, werden die stärkeren Blattrippen entfernt und die Blätter häufig mit Aromalösungen besprüht. Maschinen schneiden sie auf die gewünschte Schnittbreite zurecht. Im Anschluss wird das Ganze noch in Trockenanlagen »geröstet«. Konsumiert werden die getrockneten Blätter des Tabaks vor allem wegen der Wirkungen, die das Nikotin auslöst.

Es existieren verschiedene Wege, das Nikotin aus dem Tabak in den Körper zu bekommen. Bis vor etwa 150 Jahren überwog das Schnupfen des Tabaks, heute wird er eher geraucht. Bei Schnupftabak handelt es sich um Tabakpulver, dem in der Regel Öle, Aromastoffe und Feuchthaltemittel zugesetzt werden. Geschnupft werden etwa 100 bis 200 Milligramm. Das Nikotin gelangt dabei langsam über die Nasenschleimhaut ins Blut. Kautabak ist Tabak, der ebenfalls mit Zusatzstoffen versetzt wird, der aber, wie der Name verrät, gekaut wird. Das Nikotin wird dabei über die Mundschleimhaut und über den Magen-Darm-Trakt aufgenommen.

Wird der Tabak geraucht, ist die Nikotinaufnahme davon abhängig, ob nur gepafft oder »auf Lunge« geraucht wird. Da der Rauch beim Paffen nicht bis in die Lungen gelangt, wird das Nikotin folglich nur über die Schleimhäute aufgenommen, mit denen es in Kontakt kommt. Das ist vor allem die Mund-, aber auch die Nasenschleimhaut. Wird der Rauch inhaliert, gelangt er in die Lungen, von wo aus das Nikotin praktisch vollständig ins Blut gelangt. Die Wirkungen des Nikotins setzen dabei umgehend ein, da es unter Umgehung der Leber direkt Herz und Gehirn erreicht.

Nikotin hat eine Halbwertszeit von zwei Stunden, nach etwa zehn Stunden (fünf Halbwertszeiten) ist also das gesamte Nikotin wieder aus dem Körper verschwunden. Da die Halbwertszeit so kurz ist, ist der Drang, den Nikotinspiegel durch Rauchen wieder zu erhöhen, stark. Nicht vergessen darf man, dass Nikotin zwar die Hauptverbindung ist, die man beim Rauchen aufnimmt, aber bei weitem nicht die einzige. Durch das Rauchen einer Zigarette gelangen mehrere tausend chemische Verbindungen in den Körper, von denen eine Vielzahl selbst Wirkungen auslösen können, darunter Formaldehyd, Kohlenmonoxid, Methanol, Blausäure, Arsen oder Cadmium. Auch hier gilt wieder: Wer keine Chemie in seinem Körper will, sollte seine Finger von Pflanzen lassen, denn auch sie sind Chemie.

Beim Rauchen einer Zigarette entstehen, durch den am Mundstück hervorgerufenen Sog, in der Glutzone Temperaturen um die 900 Grad Celsius. Der Tabak wird dabei unter Sauerstoffmangel thermisch zersetzt. Die entstehenden gasförmigen Verbindungen gelangen in die Destillationszone der Zigarette, die sich direkt hinter der Glutzone befindet, wo sie sich mit den Substanzen vermischen, die dort durch den freigesetzten Wasserdampf mitgezogen werden. Kurz hinter der Destillationszone bildet sich durch Abkühlung ein Aerosol. In dem Aerosol befindet sich auch das vom Wasserdampf mitgerissene Nikotin. Das Aerosol schlägt sich zum Teil mit den zum Mundstück hin abnehmenden Temperaturen im Restteil der Zigarette ab, der sogenannten Kondensationszone.

Das Destillat wird mit dem fortschreitenden Abbrand der Zigarette zu einem kleinen Teil verbrannt, zum größten Teil aber erneut freigesetzt und mit dem Hauptstromrauch, der sich zum Teil als Teer in den Atemwegen niederschlägt, eingeatmet. Je weiter die Zigarette also abbrennt, desto mehr reichert sich das Destillat an. Im letzten Drittel der Zigarette sammeln sich auf diese Weise etwa 80 Prozent des gesamten Nikotins an.

In der Zeit, in der man gerade nicht an der Zigarette zieht, geht von der glimmenden Spitze der sogenannte Nebenstromrauch in die Umgebung ab. Aufgrund der niedrigeren Temperaturen (Glimmen der Zigarette) wird weniger Tabak verbrannt, dafür aber mehr durch den entstehenden Wasserdampf abdestilliert. Deshalb ist die Nikotinkonzentration im Nebenstromrauch größer als die im Hauptstromrauch, da das Nikotin ja durch den Wasserdampf gelöst wird. Die Konzentrationen an krebserregenden Substanzen sind hier sogar bis zu 130-fach größer als die im Hauptstromrauch.

Das ist vor allem ein Problem für Menschen in der Umgebung von Rauchern, die unfreiwillig den Nebenstromrauch einatmen müssen. Zudem bekommen sie noch den Hauptstromrauch in ihre Lungen, der zuvor in der Lunge des Rauchers selbst war. Auch dieser enthält noch zahlreiche gesundheitsschädigende Chemikalien, die nicht vollständig in der Lunge des Rauchers aufgenommen werden.

Das Grundübel

Die Mutter aller Gesundheitsschädigungen ist verbrannter Tabak. Okay, vielleicht dramatisiere ich an dieser Stelle, aber eines ist Fakt: Tabakrauch enthält Tausende von anorganischen und organischen Verbindungen, die mehr oder weniger gesundheitsschädigend sind.[209] Das Faszinierende hierbei ist, dass die meisten dieser Substanzen nicht von Anfang an im Tabak vorzufinden sind. Es ist im Gegenteil so, dass rund zwei Drittel davon erst während des Verbrennens des Tabaks entstehen.

Die toxikologisch relevanten Bestandteile im Tabak unterscheiden sich von Produkt zu Produkt erheblich. Die genaue

Art des Tabaks sowie der Umgang während des Anbaus und der Ernte sind dabei maßgeblich. Wird Tabak beispielsweise mit Klärschlamm gedüngt oder mit verschmutztem Wasser gewässert, kann dies zur verstärkten Aufnahme von Metallen sorgen. Weiterhin erhöht eine Düngung mit Nitrat – wen wundert es – den Nitratgehalt in der Pflanze. Dies kann zu einer vermehrten Bildung von krebserzeugenden Nitroso-Verbindungen führen.

Die Tabakhersteller fügen zudem bis zu 600 weitere mehr oder weniger schöne Substanzen hinzu.[210] Beispielhafte Tabakzusatzstoffe sind Lakritz, Honig, Sirup, Melasse und Extrakte oder Öle aus allen Früchten und Gewürzpflanzen. Und obwohl diese Stoffe zur Verwendung in Lebensmitteln zugelassen sind, entfalten sie oftmals beim Verbrennen und/oder Einatmen ein erheblich größeres Gesundheitsrisiko als beim Verschlucken.[211] Auch radioaktive Elemente sind im Tabakrauch zu finden. Das in der Pflanze enthaltene Polonium-210 wird in nennenswerten Mengen vom verarbeiteten Tabak in den Tabakrauch übertragen.[212] Raucher, die rund anderthalb Schachteln Zigaretten pro Tag rauchen, sind jährlich einer Strahlenbelastung ausgesetzt, die der von 300 Röntgenaufnahmen der Brust entspricht.[213]

Egal, ob ihr Zigaretten, Zigarillos, Zigarren oder die Pfeife nutzt. Es sind immer giftige Substanzen enthalten. Lediglich die Quantität unterscheidet sich, teilweise sogar maßgeblich. Die verlängerte Fermentation des in Zigarren verwendeten Tabaks bewirkt beispielsweise die Bildung höherer Konzentrationen der krebserregenden Nitrosamine im Vergleich zu Zigaretten. Auch sind Zigarrenhüllen weniger porös als Zigarettenhüllen. Dies führt zu einer weniger vollständigen Verbrennung von Zigarren im Vergleich zu Zigaretten. Zigarrenrauch weist demnach höhere Konzentrationen bestimmter toxischer Stoffe auf im Vergleich zum Zigarettenrauch.

Neben der einzelnen Zusammensetzung der Tabakprodukte hängt das Risiko für einen Gesundheitsschaden stark vom individuellen Rauchverhalten ab. Wie tief inhaliert ihr verbrannten Tabak? Wie häufig raucht ihr? Diese Punkte sind oftmals entscheidender als die Frage nach der Art der Zigarette und den Details in den enthaltenen Verbindungen.[214] Und ich muss noch einmal klarstellen: Im Tabakrauch sind eine sehr große Anzahl toxischer Verbindungen enthalten. Eine schädigende Wirkung kann deshalb nicht einer einzelnen Komponente zugeschrieben werden. Vielmehr ist es ein gemeinsames Arbeiten Dutzender, gar Hunderter Substanzen, die wie viele feine Nadeln euren Körper traktieren.

Toxische Auswirkungen des Rauchens

Rauchen tötet. Schätzungen zufolge versterben jährlich ungefähr sechs Millionen Menschen weltweit vorzeitig aufgrund des Rauchens.[215] Rund zehn Lebensjahre gehen im Schnitt verloren.[216] Rauchen ist auch ein entscheidender Risikofaktor für bestimmte Formen der Demenz, etwa Alzheimer.[217]

Eine überwiegende Anzahl der rauchbedingten Todesfälle ist auf Krebserkrankungen (vor allem Lungenkrebs), Atemwegs- und Herz-Kreislauf-Erkrankungen zurückzuführen.[218] Dies ist aber noch nicht alles. Rauchen erhöht nachweislich auch das Risiko für Schlaganfall, Blindheit, Taubheit, Rückenschmerzen, Osteoporose und periphere Gefäßerkrankungen inklusive der daraus resultierenden Amputationen.[219] Steht ihr auf Schmerzen? Dann raucht weiter. Nach dem 40. Lebensjahr erleiden Raucher im Durchschnitt ein höheres Maß an Schmerzen und Behinderungen im Vergleich zu Nichtrauchern.[220]

Rauchen verringert sowohl bei Frauen als auch bei Männern die Fruchtbarkeit.[221] Rauchen in der Schwangerschaft führt zu einer Unterentwicklung des Fötus und erhöht das Risiko einer Fehlgeburt und Totgeburt sowie von Atemwegserkrankungen bei dem Nachwuchs. Auch wird davon ausgegangen, dass Rauchen während der Schwangerschaft eine Ursache für psychische Probleme bei ihm sein kann.[222]

Und durch das Passivrauchen haben auch Nichtraucher ein erhöhtes Risiko für Krebs, Herz- und Atemwegserkrankungen.[223]

Lohnt sich das Aufhören?

Diese Frage ist eindeutig mit Ja zu beantworten. Je früher ihr das Rauchen beendet, desto positiver sind die Effekte: Raucher, die vor Mitte dreißig mit dem Rauchen aufhören, haben ungefähr die gleiche Lebenserwartung wie Nichtraucher.[224] Danach gewinnt man für jedes Jahr, in dem nicht geraucht wird, zwei bis drei Monate an gesunder Lebenserwartung zurück, oder vier bis sechs Stunden für jeden Tag.[225] Es lohnt sich also, selbst im höheren Alter damit aufzuhören. Dies bedeutet aber nicht, dass Rauchen ohne Konsequenzen bleibt. Jede einzelne Zigarette kann nämlich einen Tumor auslösen, wobei die Wahrscheinlichkeit bei einer einzelnen Zigarette nur sehr gering ist, eine Art Hintergrundrauschen. Je mehr ihr aber raucht, desto höher ist euer individuelles Risiko.

Wer nicht mehr raucht, bei dem sinkt das Herzinfarktrisiko innerhalb von zwölf Monaten um 50 Prozent. Leider sinkt das Risiko für einen Tumor nicht in gleichem Maße. Ein Rauchstopp »friert« das Risiko rauchbedingter Krebserkrankungen lediglich auf dem Niveau ein, das zu diesem Zeitpunkt bestand, verringert es aber nicht in absoluten Zahlen.[226] Zum Trost: Beim Weiterrauchen würde sich das Risiko kontinuierlich weiter erhöhen. Und auch auf die Psyche wirkt sich ein Verzicht auf Zigaretten positiv aus. Raucher weisen nach einer Entwöhnung ein geringeres Maß an Stress und Stimmungsschwankungen auf als diejenigen, die weiterrauchen.[227] Betroffene berichten über ein höheres Maß an Lebenszufriedenheit.[228]

Inwiefern macht Rauchen süchtig?

Maßgeblich ist die Zigarettensucht darauf zurückzuführen, dass dem Gehirn sehr rasch hohe Dosen Nikotin zugeführt werden.[229] Interessanterweise scheint es, wenn es dem Körper langsamer zugeführt wird (beispielsweise durch ein Nikotinpflaster), ein geringeres Suchtpotenzial zu haben. Ganz geklärt ist dieser Faktor jedoch noch nicht. Im Tabakrauch gibt es nämlich verstärkende Einflüsse, die die süchtig machenden Eigenschaften von Nikotin verstärken.[230]

Die Entzugserscheinungen treten innerhalb weniger Stunden auf. Euer zentrales Nervensystem hat sich so an die Droge gewöhnt, dass das Vorhandensein von Nikotin der Normalzustand ist. Das Fehlen führt zu Reizbarkeit, Unruhe und Konzentrationsschwierigkeiten. Depressionen und Angstzustände wurden ebenso schon festgestellt. Diese Symptome halten in der Regel ein bis vier Wochen an.[231] Typisch für den Entzug ist ein gesteigerter Appetit mit daraus resultierender Gewichtszunahme.

Viele Raucher berichten, dass Rauchen ihnen hilft, Stress zu bewältigen und ihre Konzentrationsfähigkeit zu steigern. Dies ist allerdings ein Trugschluss und eher darauf zurückzuführen, dass das Rauchen die Entzugserscheinungen lindert. Das Gegenteil ist der Fall. Eine Studie berichtet, dass Langzeitraucher, die mit dem Rauchen aufhören, ein geringeres Stressniveau und keine Verringerung der Konzentrationsfähigkeit aufweisen im Vergleich zu ihrer Zeit als Raucher.[232]

Erhitzen, nicht verbrennen

In den vergangenen Jahren haben immer mehr alternative Produkte zu konventionellen Zigaretten Einzug gehalten. Eine bekannte Alternative nutzt normalen Tabak, der jedoch nicht verbrannt, sondern »nur« stark erhitzt wird. Dadurch soll es zu einer erheblichen Reduktion von schädigenden Substanzen kommen. Untersuchungen haben jedoch ergeben, dass die schädigenden Substanzen im erhitzten Tabak sehr ähnlich zu sein scheinen wie beim verbrannten Tabak. Obwohl es nicht direkt zu einer Verbrennung kommt, gibt es offenbar lokale Hotspots, an welchen die relevante Temperatur überschritten wird. Deshalb können sich viele der toxischen Substanzen, wie polyzyklische aromatische Kohlenwasserstoffe, trotz ausbleibender Verbrennung bilden.

Für eine genaue Beschreibung der möglichen gesundheitsschädigenden Auswirkungen gibt es aber noch zu wenige Langzeitstudien, da es diese Technik einfach noch nicht lange genug gibt. Aber selbstverständlich gibt es Forschungsberichte und erste toxische Analysen. Demnach ist das Risiko für die verschiedenen Erkrankungen vermindert, aber trotzdem auf einem hohen Niveau.[233]

Mord durch erhitzten Tabak

Wissenschaftler aus Japan beschrieben 2019 einen Fall, bei dem Tabak ein potenzielles Mordinstrument war.[234] Das Opfer war ein 36-jähriger Japaner, der regelmäßig erhitzten Tabak konsumierte. Am Tag des Anschlags bekam der Mann von einem Bekannten 20 Zigaretten zum Erhitzen geschenkt. Die erste Zigarette musste gegen 23:00 Uhr dran glauben. Rund zwei Stunden danach verspürte er ein komisches Gefühl im Mund. Dies machte ihn allerdings nicht stutzig, und er konsumierte weitere der geschenkten Zigaretten. In der Folge traten Kopfschmerzen, Appetitlosigkeit und Schüttelfrost auf. Gegen 15:00 Uhr am nächsten Tag wollte er die 14. Zigarette der Packung rauchen. Dabei bemerkte er einen kleinen silbernen Gegenstand, welcher sich aus einer der Zigaretten gelöst hatte. Er ging mit diesem zur Polizei, von wo aus er umgehend in ein Krankenhaus eingewiesen wurde. Dort wurden jedoch in einer ersten Untersuchung keine weiteren körperlichen Auffälligkeiten festgestellt. Nach sechs Tagen und erneut nach 115 Tagen wurde der Mann nachuntersucht. Da er nach der 14. Zigarette keine weitere Zigarette mehr rauchte, verbesserte sich sein Zustand allmählich. Parallel stellte die Polizei Nachforschungen an. Letztlich gab der Bekannte des Mannes zu, dass er sich im Internet Quecksilber bestellt habe, um es den Zigaretten beizumischen. Er wollte seinen Bekannten so ermorden. Mit diesen Informationen konnte in den verbliebenen Zigaretten Quecksilber gefunden und auch im Blut des Opfers nachgewiesen werden.

Tabakfreie E-Liquids

Eigentlich gehören tabakfreie E-Liquids überhaupt nicht in ein Kapitel über Tabak, da sie Flüssigkeiten verdampfen. Weil E-Zigaretten aber stark im Kommen sind und aufgrund des oftmals enthaltenen Nikotins süchtig machen, erscheinen mir ein paar Zeilen dazu notwendig.

Das eingeatmete Aerosol enthält in der Regel keine Stoffe wie Kohlenmonoxid oder krebserzeugende polyzyklische aromatische Kohlenwasserstoffe, wie sie in Tabakzigaretten vorkommen, aber neben dem Nikotin auch Metalle, flüchtige organische Verbindungen und andere toxische Chemikalien.[235] Im Detail wird die Zusammensetzung von der Rezeptur des E-Liquids bestimmt. Angesichts der großen Unterschiede sind eine genaue Angabe der eingeatmeten Stoffe und somit eine detaillierte gesundheitliche Betrachtung nur schwer möglich. Alles in allem deuten die bisher durchgeführten Studien aber darauf hin, dass Dampfen, wie es auch genannt wird, mit Gesundheitsrisiken verbunden sein kann. Offenbar sind diese Produkte aber für den Nutzer weniger gesundheitsgefährlich als konventionelle Zigaretten oder erhitzter Tabak.[236] Das Dampfen kann deshalb eine geeignete Möglichkeit sein, sich vom verbrannten Tabak zu entwöhnen.

»Mich deucht, ihr seid wahre Kenner eures Fachs. Eure Kenntnisse sind frappant. Aber gesteht, mit diesen Beschreibungen über die Gefahren des Pfeifrohrs habt ihr euch einen Schabernack erlaubt.«

»Wir kämen nie auf die Idee, Sie auf den Arm zu nehmen«, erwidert #DerApotheker.

»Schockschwerenot, ihr meint das wirklich ernst und macht

keine Fisimatenten. Erlaubt mir, ganz unverblümt zu sein. Eingedenk vieler anderer Beispiele, halte ich eure Berichte nicht für wahr. Karl-Heinz, mein Erblasser und Oheim, ist bald 100 Jahre alt und erfreut sich bester Gesundheit. Auch er ist dem Pfeifrohr zugetan, und das schon so lange, wie meine Erinnerung zurückreicht.«

Ich schmunzle. Dieses Argument kommt immer, wenn ich über Tabak aufkläre.

»Sehen Sie es wie eine Lotterie an, eine biochemische Lotterie. Jeder Mensch, egal wie gesund er ist, hat von Geburt an ein Los. Wenn Sie ein starker Raucher sind, bekommen Sie – sagen wir – 5000 Lose dazu, ein schwacher Raucher wird vielleicht nur 30 Lose zusätzlich erhalten. Aber wenn am Ende ein Los gezogen wird, kann auch das eine des völlig Gesunden gezogen werden, und Ihre 5000 Lose bleiben unberührt. Beim Rauchen handeln Sie mit Wahrscheinlichkeiten, und mit jeder Zigarette oder jedem Zug aus Ihrem ... äh ... Pfeifrohr erhöhen Sie die Wahrscheinlichkeit für einen Gesundheitsschaden. Es ist aber natürlich nicht sicher, dass Ihre Lose auch gezogen werden.«

»Das ist famos. Meine Wenigkeit war stets vom Glück geküsst und wird es auch weiterhin sein. Diese Auskünfte genügen mir. Ich muss nun los. Zum Abendmahl gibt es Salzwiesenlamm-Nüsschen. Habt Dank und grüßt mir den Backfisch, der vorhin mit mir im Park flanierte. Ich empfehle mich. Gehabt euch wohl.«

»Und Grüße an Ihre ... äh ... Lebensabschnittsgefährtin.«

Kaum hat Gottfried D.U.D.E. verlassen, kramt #DerApotheker in einer Ecke herum.

»Gehabt euch wohl!«, murmle ich noch immer perplex vor mich hin. »Und weißt du, was zum Geier ›Petrichor‹ bedeutet?«

Just in diesem Moment zieht #DerApotheker ein Wörterbuch aus der zweiten Bücherreihe eines unteren Regalfachs hervor und präsentiert es mir stolz. Ohne hineinzuschauen, legt er es auf den Tisch.

»Damit wird der Geruch von Regen auf trockener Erde bezeichnet, mein Freund. Oder zumindest wurde er das früher. Ich fand den Typen echt lustig. Aber für den Fall, dass er wiederkommt, lass ich das Wörterbuch mal draußen liegen. Für dich.« Er zwinkert mir zu.

Kapitel 15

Warum man sich Gedanken über seinen Zuckerkonsum machen sollte

»Guten Morgen.« Ich erwische Carsten dabei, wie er gerade die Tür zu unserem Beratungsraum aufschließen möchte.

»Dir auch einen guten Morgen. Letzter Tag heute.« Carsten schaut mich etwas wehmütig an, während wir hineingehen.

»Immerhin war es mal was anderes, als nur am HV-Tisch zu stehen und hauptsächlich über Arzneimittel zu reden.«

»Kann ich mir vorstellen. Zumal wir einige Themen hatten, die bei dir in der Apotheke überhaupt keine Rolle spielen dürften, wie Heroin oder Kokain.«

»Genau. Obwohl manche Sachen wie Benzodiazepine oder Tilidin auch bei uns relevant sind. Aber die Gespräche hier waren viel ungezwungener, als sie in der Apotheke sein könnten.« Während Carsten sich einen Espresso macht, bereite ich alles für meinen Tee vor.

»Es war auf jeden Fall eine interessante Abwechslung, vielleicht können wir das hier ja irgendwann weiterführen. Ich meine, der Bedarf ist da. Und ich fühle mich ein wenig schlecht, den ganzen Anrufern absagen zu müssen.«

»Geht mir genauso. Man will ja niemanden im Stich lassen, vor allem nicht, wenn jemand gezielt Hilfe sucht. Aber wir können auch nicht an zwei Orten gleichzeitig sein. Wir werden sehen ... Immerhin haben wir acht Wochen lang kostenlose Beratungen angeboten und hoffentlich dem ein oder anderen helfen können.«

»Das haben wir mit Sicherheit.«

»Außerdem hast du dir extra eine Kaffeemaschine hier hingestellt ...«

»Ich würde gerne einen Espresso nehmen, wenn ich darf«, hören wir plötzlich eine Frauenstimme sagen. Wir drehen uns irritiert um. »Sorry, ich wollte euch nicht erschrecken. Ich bin Maria, euer Zehn-Uhr-Termin.«

»Hallo Maria, dein Espresso kommt sofort. Setzt euch doch schon mal.« Ich bitte Maria, auf dem Sessel Platz zu nehmen, während ich mich mit meiner Tasse Tee aufs Sofa setze. Kurze Zeit später hören wir laute Geräusche, als ob heißer Dampf entströmt, gefolgt von einem lauten Knall und einem nicht zitierfähigen Fluch von Carsten. Als er kommt, verzieht er keine Miene und stellt eine winzige Espressotasse auf den Tisch. In seinen Augen spiegelt sich blankes Entsetzen. Er setzt sich zu uns.

»Danke!«, sagt Maria.

»Ist alles okay?«, frage ich Carsten leicht besorgt.

»Ich glaube, ich habe die neue Siebträgermaschine kaputtgemacht«, erwidert er. Dann schaut er Maria an. »Bitte verzeih. Das ist nun nicht dein Problem. Du bist wegen Zucker hier, und ich habe vergessen, dir welchen für deinen Espresso anzubieten. Sorry, mein Malheur hat mich gerade etwas aus der Bahn geworfen.«

Maria nickt verständnisvoll. »Ich möchte keinen Zucker, aber danke. Das Problem bin nicht ich, das ist mein Fünfjähriger, der immer nur Süßes will. Ungesüßte Getränke nimmt er mir überhaupt nicht ab. Deshalb wollte ich mich bei euch über dieses Thema informieren, ob das wirklich alles so schlimm ist.«

Das Thema Zucker ist so extrem komplex, dass ich hier nicht alles besprechen kann. Ich versuche mich also auf das zu beschränken, was ich für wichtig und interessant halte. Das fängt schon damit an, dass das Wort »Zucker« relativ nichtssagend ist, denn es gibt nicht *den* Zucker, sondern viele verschiedene Zucker, die jedoch alle zu den Kohlenhydraten gehören.

Spricht man von Zucker, ist in der Regel aber Saccharose gemeint, der stinknormale Haushaltszucker, den ihr euch in den Tee schüttet oder meinetwegen auch in den Kaffee. Saccharose kommt zwar in fast allen Pflanzen vor, allerdings nur in geringen Mengen. In größeren Mengen hingegen findet man sie in Zuckerrüben und im Zuckerrohr, weshalb man sie vor allem aus diesen beiden Pflanzen gewinnt. Darauf zurückzuführen sind die Bezeichnungen Rüben- und Rohrzucker. Während Zuckerrüben in ihren Wurzeln einen saccharosehaltigen Saft enthalten, befindet sich die Saccharose beim Zuckerrohr in den Stängeln. Etwa 80 Prozent der Saccharose wird aus Rohrzucker gewonnen. Die restlichen 20 Prozent aus Rübenzucker.

Wird von raffiniertem Zucker gesprochen, ist damit die aufgereinigte Saccharose gemeint, jener blütenweiße Zucker. Braun ist der Zucker hingegen, wenn er entweder nicht vollständig aufgereinigt, ihm Zuckercouleur oder Melasse zugesetzt wurde. Zuckercouleur ist eine schwarze Lebensmittelfarbe ohne eigene Süßkraft, die zum Färben von Lebensmitteln wie Cola, Süßigkeiten oder auch Whisky verwendet wird. Bei Melasse handelt es sich um ein schwarzbraunes, zähflüssiges Nebenprodukt, das bei der Raffination, also der Reinigung, der Saccharose entsteht.

Saccharose bildet Kristalle aus, weshalb man auch von Kristallzucker spricht. Durch Sieben lassen sich daraus verschiedene Korngrößen gewinnen. Mahlt man die Kristalle mit einer Mühle, entsteht daraus feiner Puderzucker. Kandiszucker erhält man, indem man gesättigte Zuckerlösungen langsam auskristallisieren lässt. Die braune Farbe und der karamellartige Geschmack vom braunen Kandiszucker ergeben sich durch die Karamellisierung des Zuckers, die beim Erhitzen stattfindet. Würfelzucker, mein Favorit, bildet sich durch das Pressen angefeuchteten feinen Kristallzuckers.

Zucker war den Menschen in der Antike unbekannt. Sie benutzten Honig zum Süßen. Honig enthält im Schnitt 70 bis 80 Prozent Zucker, meist Fruktose und Glukose zu gleichen Teilen. Im 4. Jahrhundert wurde in Indien eine Methode entwickelt, um aus dem Saft des Zuckerrohrs reinen Zucker zu gewinnen. Die Araber verfeinerten diese Reinigungsmethoden und haben Zucker zudem als Arzneimittel verwendet. Auch in Europa wurde er in der Medizin als Heil- und Stärkungsmittel eingesetzt. Heutzutage wird reiner Zucker hauptsächlich in der Pseudomedizin verwendet, in Form von homöopathischen Globuli. 1573 entstand in Augsburg die erste deutsche Zuckerraffinerie. Zunächst war Zucker nur für die wohlhabendere Bevölkerung gedacht, bis es schließlich gelang, ihn aus Zuckerrüben zu gewinnen. Das war Anfang des 19. Jahrhunderts.

Chemisch betrachtet, handelt es sich bei der Saccharose um ein Disaccharid (Zweifachzucker), ein Molekül, das aus zwei Monosacchariden (Einfachzucker) aufgebaut ist. Das Disaccharid Saccharose besteht aus den beiden Monosacchariden Fruktose und Glukose. Fruktose ist der Fruchtzucker und Glukose der Traubenzucker, auch Dextrose genannt. Fruktose und Glukose sind zwar die bekanntesten Monosaccharide, aber bei weitem nicht die einzigen, so gibt es zum Beispiel auch die Galaktose oder die Mannose.

Die Glukose kommt in Früchten und, wie erwähnt, in Honig vor und ist der wichtigste Energielieferant unserer Zellen. Die Fruktose, ebenfalls in Früchten und im Honig zu finden, besteht zwar aus den gleichen Atomen wie die Glukose, unterscheidet sich jedoch etwas in ihrem Aufbau. Zudem ist sie etwas süßer als reine Glukose. Liegt eine 1:1-Mischung aus Fruktose und Glukose vor, nennt man das Ganze Invertzucker.

Den Einfachzucker Mannose kennen möglicherweise Frauen, die häufig an einer Blasenentzündung leiden. Mannose soll die Escherichia-coli-Bakterien in der Blase binden, sodass sie in der Folge einfach ausgespült werden. Es ist momentan allerdings weder bestätigt, dass Mannose bei einer Blasenentzündung hilft, noch dass ihre Einnahme sicher ist.

Die Galaktose kommt hauptsächlich als Bestandteil eines weiteren Disaccharids vor, das ihr bestimmt alle kennt: der Laktose, auch Milchzucker genannt. Sie ist das Hauptkohlenhydrat der Milch. Als Disaccharid besteht die Laktose neben der Galaktose noch aus Glukose. Häufig wird sie in der pharmazeutischen Industrie eingesetzt, dort nutzt man sie als Hilfsstoff zur Herstellung von Tabletten und Kapseln. Das führt aber immer wieder zu Unverständnis bei den Patienten, da manche von ihnen unter einer Laktoseintoleranz leiden. Die Laktoseintoleranz, auch als Milchzuckerunverträglichkeit bezeichnet, wird durch einen Mangel an Laktase im Dünndarm bedingt.

Die Laktase ist ein Enzym, das die Laktose in ihre Bestandteile Galaktose und Glukose aufspaltet. Ist bei Menschen etwas Laktase vorhanden, können noch kleine Mengen Laktose gespalten werden, sodass es kein Problem darstellen sollte, eine Tablette, die relativ wenig Laktose enthält, zu schlucken. Eigentlich.

Denn sehr häufig erklären mir Kunden, dass sie gar keine Laktose vertragen. Das könnte allerdings auch auf den Noceboeffekt, den bösen Zwilling des Placeboeffekts, zurückgehen. Würde man eine geringe Menge Laktose vertragen, da noch etwas Enzym vorhanden ist, so kann man durch die Einnahme trotzdem Durchfall bekommen. Der Grund dafür ist, dass man erwartet, davon Durchfall zu bekommen, weil man ja der Ansicht ist, überhaupt keine Laktose zu vertragen. Der Noceboeffekt ist grundsätzlich dafür verantwortlich, dass die Wahrscheinlichkeit, dass eine Nebenwirkung auftritt, größer wird, wenn man von ihr weiß, beziehungsweise wenn man sie erwartet.

Natürlich kann es sein, dass der Körper tatsächlich nicht in der Lage ist, Laktase zu bilden. Dann können selbst kleinste Mengen Laktose mit Durchfall bestraft werden. Zu Durchfall kommt es dadurch, dass die Laktose nicht, wie vorgesehen, im Dünndarm gespalten und folglich nicht von der Schleimhaut aufgenommen werden kann. Sie wandert dann weiter den Darm entlang in den Dickdarm. Dort warten bereits die hungrigen Darmbakterien, die sich um ihren Abbau kümmern. Beim Abbau von Laktose entstehen Laktat, das Salz der Milchsäure, und Gase wie Kohlendioxid (CO_2), Methan (CH_4) und Wasserstoff (H_2). Die Gase führen zu Blähungen, und da das Laktat osmotisch aktiv ist, bewirkt es einen Wassereinstrom in den Darm: Durchfall.

Laktose ist nicht zu verwechseln mit einem weiteren Disaccharid, der Laktulose. Laktulose enthält wie die Laktose das Monosaccharid Galaktose, das aber nicht mit Glukose, sondern mit Fruktose verbunden ist. Laktulose wird in der Medizin häufig als Abführmittel eingesetzt. Die abführende Wirkung kommt dadurch zustande, dass sie im Dickdarm durch Darmbakterien vergärt wird. Dabei bilden sich Essigsäure und Buttersäure, die dann die Bewegung des Darms anregen, was schließlich abführend wirken. Problematisch ist oft die ebenfalls entstehende Gasbildung, die zu Blähungen führen kann.

Es gibt aber nicht nur Monosaccharide und Disaccharide, sondern auch noch Verbindungen, die aus mehr als zwei Monosacchariden bestehen. Zu diesen Zuckern gehören die Oligosaccharide und die Polysaccharide. Man kann sich das Ganze wie eine Kette vorstellen, bei der die Monosaccharide die einzelnen Glieder darstellen. Oligosaccharide sind Verbindungen aus drei bis zehn Monosacchariden. Ab elf Monosacchariden spricht man dann von Polysacchariden. Die bekanntesten sind Zellulose und Stärke. Zellulose besteht aus 2000 bis 15 000 Glukose-Einheiten und kommt vor allem als Strukturelement in Pflanzenzellwänden vor. Das macht sie zu der am häufigsten auftretenden organischen Verbindung.

Stärke befindet sich ebenfalls in Pflanzen. Sie wird in den grünen Blättern aus überschüssiger Glukose hergestellt, die bei der Photosynthese entsteht. Sie dient der Pflanze als Nahrungsreserve. Stärke besteht aus den beiden Polyglukosen Amylose und Amylopektin, als solche sind sie nur aus Glukosemolekülen aufgebaut. Die Amylose ist unverzweigt und besteht aus etwa 100 bis 1400 Glukosemolekülen. Im Gegensatz zum Amylopektin ist sie wasserlöslich. Das Amylopektin weist etwa 5000 bis 25 000 Glukosemoleküle auf. Amylose und Amylopektin unterscheiden sich im Aufbau vor allem darin, dass ihre Glukosemoleküle unterschiedlich miteinander verknüpft sind.

Dem ein oder anderen dürfte auch Maltodextrin ein Begriff sein. Maltodextrin ist ein Gemisch aus Monomeren, Dimeren, Oligomeren und Polymeren der Glukose. Es entsteht aus der Stärke, ist kaum süß, fast geschmacksneutral und gerade noch so in Wasser löslich. Eingesetzt wird es zum Beispiel als Verdickungsmittel in Fertigprodukten und als Hauptenergielieferant in Trinknahrungen.

Werden Lebensmittel gegessen, die Kohlenhydrate wie Stärke oder Saccharose enthalten, werden diese durch Enzyme des Körpers in ihre Monosaccharide zerlegt. Der Abbauprozess beginnt dabei bereits im Mund durch die alpha-Amylase des Speichels. Im Dünndarm werden dann die Monosaccharide ins Blut aufgenommen. Wird vom Blutzuckerspiegel gesprochen, ist damit der Blutglukosespiegel gemeint, also die Konzentration der Glukose im Blut. Schwankungen des Blutglukosespiegels werden durch die beiden Hormone Insulin und Glukagon ausgeglichen.

Ist der Blutglukosespiegel zu hoch, da er durch Nahrungsaufnahme gestört wurde, fördert Insulin die Glukoseaufnahme aus dem Blut in die Körperzellen, insbesondere in die der Skelettmuskulatur. Der Blutglukosespiegel sinkt. Je mehr Glukose im Blut herumschwimmt, desto mehr Insulin wird freigesetzt. Insulin hat aber auch noch andere Wirkungen, es kann unter anderem auch die Bildung von Fetten aus Glukose stimulieren und somit dem Fettabbau entgegenwirken. Gegenspieler des Insulins ist das Glukagon, das den Blutglukosespiegel wieder erhöht, wenn er zu niedrig ist, dann etwa, wenn durch körperliche Bewegung Energie verbraucht wurde. Das macht das Glukagon, indem es in den Leberzellen die Glykogenolyse aktiviert und die Glukoneogenese hemmt.

Glykogenolyse bedeutet Abbau von Glykogen. Glykogen ist die Speicherform der Glukose im Körper und kommt vor allem in der Leber und in den Muskeln vor. Auch Glykogen besteht aus einzelnen Glukosemolekülen. In seinem Aufbau ist es dem Amylopektin der Stärke ähnlich. Glukoneogenese hingegen bedeutet einfach nur Neubildung von Glukose. Glukose wird zum

Beispiel aus Aminosäuren oder Laktat aufgebaut. Die Glukoneogenese findet zu 90 Prozent in der Leber und zu zehn Prozent
in der Niere statt. Das Glukagon fördert zudem den Fettabbau.

Der komplizierte Zucker

Zucker war für mich der kniffligste Teil dieses Buchs. Anders als
bei den restlichen Kapiteln ist es hier alles andere als eindeutig,
ob Zucker eine Droge ist oder nicht. Wie im Vorwort erwähnt
haben wir das Wort »Droge« weniger an exakten wissenschaftlichen Kriterien festgemacht, sondern uns umgangssprachlicher
Normen bedient. Ein wichtiger Punkt ist hierbei, ob der Konsum der Substanz süchtig machen kann.

Bei einer Internetsuche kann man schnell zu dem Eindruck
gelangen, dass Zucker definitiv süchtig macht. »Wege aus der
Zuckersucht«, »Mit diesen 7 Tipps entkommen Sie der Zucker-
sucht« oder »Zucker-Sucht: Symptome und was Sie dagegen tun
können« sind die Titel verschiedener Webseiten. Und in Inter-
netforen finden sich Berichte: »Hilfe, ich bin extrem zuckersüch-
tig! Wie komme ich davon los?« Verzweifelt erklären Menschen,
dass sie sich »fast ausschließlich von Süßigkeiten ernähren« und
es nicht schaffen, davon loszukommen. Es wird davon berichtet,
dass Betroffene aufgrund des vielen Zuckers schon mehr als zehn
Kilogramm zugenommen haben und trotzdem nicht vom Zucker loskommen.

Aber natürlich sind diese anekdotischen Beschreibungen aus
dem Internet, so interessant sie auch sein mögen, nicht hundertprozentig aussagekräftig. Lassen Sie uns deshalb einmal schauen,
was Wissenschaftler zu sagen haben.

Zucker – Schlimmer als Kokain?

»Zucker macht süchtig. Und wir meinen damit nicht, dass er süchtig macht, wie man es von köstlichen Lebensmitteln kennt. Wir meinen, dass er buchstäblich süchtig macht, so wie Drogen. Und die Lebensmittelindustrie tut alles, was sie kann, um uns süchtig zu machen«, schreiben die US-amerikanischen Wissenschaftler James J. DiNicolantonio und Sean C. Lucan in der *New York Times*.[237]

In einem Übersichtsartikel, an dem DiNicolantonio maßgeblich beteiligt war, werden verschiedene Argumente für eine süchtig machende Wirkung gegeben.[238] Demnach entwickeln Ratten, wenn man sie eine gewisse Zeit Zucker fasten lässt und ihnen dann eine Zuckerlösung zur Verfügung stellt, eine regelrechte Gier und ein suchtähnliches Verhalten auf den Zucker. Die Tiere zeigten, so DiNicolantonio, ein Verhalten, wie es sonst nur bei harten Drogen zu erkennen ist. Weiterhin würden Ratten, wenn man ihnen Kokain und Zucker gleichzeitig zur Verfügung stellt, eher zum Zucker neigen. Und das sogar, wenn sie zuvor kokainabhängig waren.[239]

In einem Gespräch mit der britischen Tageszeitung *The Guardian* sagte DiNicolantonio deshalb: »Bei Tieren macht der Zucker sogar noch süchtiger als Kokain. Der Zucker ist also so ziemlich die am meisten konsumierte süchtig machende Substanz auf der Welt, und er richtet verheerende Schäden an unserer Gesundheit an.«[240]

Das hört sich krass an! Allerdings gibt es wie so oft eine zweite Seite der Medaille, und DiNicolantonios Aussagen werden in der Fachwelt auch skeptisch gesehen. Hisham Ziauddeen, Psychiater an der University of Cambridge, berichtete in derselben *Guardian*-Ausgabe, dass die Nagetierstudien, auf die sich das

Team um DiNicolantonio beruft, falsch interpretiert wurden. Außerdem erwähnte Ziauddeen, dass »es nicht verwunderlich sei, dass selbst kokainsüchtige Ratten Zucker bevorzugen würden, da viele Tiere von Natur aus nach Süßem und nicht nach Kokain suchen würden«.

Ziauddeen erläutert, dass das suchtähnliche Verhalten aus den Tierstudien weniger etwas mit dem Zucker an sich, sondern mit der vorherigen Verknappung zu tun hatte. Enthält man den Tieren nämlich den Zucker anfänglich nicht vor, zeigen sie ein normales Verhalten diesem gegenüber, was in keiner Weise mit einer Sucht übereinstimmt. Weiterhin ist das suchtähnliche Verhalten, das bei der Verknappung auftritt, überhaupt nicht zuckerspezifisch. Es tritt auch dann auf, wenn Saccharin, ein Süßstoff, eingesetzt wird. Das Verhalten der Tiere sei also nicht spezifisch auf Zucker ausgerichtet, sondern auf den süßen Geschmack.

Ein weiteres Argument der Befürworter der »Zucker macht süchtig«-Theorie ist hingegen, dass sowohl Zucker[241] als auch eindeutig bekannte Drogen[242] die Dopamin-Signalübertragung direkt im Gehirn stimulieren. Allerdings verläuft die Stimulierung bei Zucker erheblich geringer als bei vielen anderen Drogen. Der Unterschied bei eindeutig bekannten Drogen ist, dass diese unser Dopamin-Belohnungssystem regelrecht kidnappen und es außer Rand und Band gerät.[243] Das ist bei Zucker in dem Ausmaß nicht der Fall.

Entgegenhalten kann man diesen Zucker-ist-eine-Droge-Argumenten, dass eine suchtähnliche Gier nach Zucker banal evolutionär bedingt ist. In früheren Zeiten war Zucker nur selten vorhanden, Hunger ein ständiger Begleiter. Da ist es nur natürlich, dass der Mensch massiv Zucker aufnimmt, wenn es ihm möglich ist. Ein dadurch aufgebautes Fettpolster war überlebensnotwendig und hatte nichts mit einer Sucht oder einer Störung des Essverhaltens zu tun. Dumm ist nur, dass sich unser Organismus bislang nicht auf den grenzenlos verfügbaren Zucker der Neuzeit umgestellt hat. Seid ihr der Meinung, dass ihr Zucker gut widerstehen könnt? Nun, das könnte daran liegen, dass Menschen unterschiedlich empfänglich für ihn sind. Jeder nimmt Süßes unterschiedlich wahr. Die Neigung zu einem höheren Verlangen nach – oder einer möglichen Abhängigkeit gegenüber – Zucker könnte deshalb auch auf genetische Faktoren zurückgeführt werden.[244] Alles in allem ist die Datenlage sehr verworren. Ich bin wirklich gespannt, wie sich die Forschung hier in Zukunft positionieren wird.

Gesundheitsschäden durch Wohlgefühl

Macht euch bitte einmal die Mühe und schaut bei verarbeiteten Lebensmitteln auf die Zutatenliste. Egal, ob ihr einen Fruchtjoghurt, eine Fertigsoße für Nudeln, eine Konservendose oder einen Softdrink kauft, ihr werdet mit Zucker in allen möglichen Formen regelrecht bombardiert. Der Grund ist klar. Zucker ist günstig und sorgt, wie ihr oben erfahren habt, dafür, dass euer körpereigenes Belohnungssystem anspringt. Das Ergebnis: Ihr verbindet mit genau diesem verzehrten Produkt ein wohliges Gefühl.

Leider sorgt dieser zugesetzte Zucker aber auch dafür, dass vermehrt Kalorien zu sich genommen werden, was mit dem verstärkten Auftreten von Fettleibigkeit (Adipositas) in Verbindung gebracht wird.[245] Alles in allem hat sich die Adipositas-Rate zwischen beispielsweise 1975 und 2016 fast verdreifacht und ist von einem Prozent auf sechs bis acht Prozent bei Kindern und

Jugendlichen gestiegen.[246] Zusätzlich dazu ist der verstärkte Zuckerkonsum auch mit verschiedenen gesundheitlichen Einschränkungen verbunden. So begünstigt zugesetzter Zucker, vor allem in Getränken, das Auftreten von Karies, insbesondere Kinder sind davon betroffen.[247] Weiterhin erhöht ein Übermaß an verzehrtem Zucker das Risiko von Herz-Kreislauf-Erkrankungen.[248] Und als sei das noch nicht genug, kann langfristiger hoher Zuckerkonsum Typ-2-Diabetes, eine chronische Stoffwechselkrankheit, begünstigen.[249]

Bitte haltet euch noch einmal vor Augen, dass wir hier hauptsächlich von den enormen Mengen an zugesetzten Zuckern sprechen. Bei einer normalen Ernährung mit frischem Obst, Gemüse und selbst gekochten Lebensmitteln braucht ihr euch im Normalfall keine allzu großen Sorgen über diesen Aspekt zu machen.

Und was ist, wenn ihr enorm viel Obst esst? Immerhin befinden sich in einem Apfel pro 100 Gramm rund zehn Gramm Zucker (davon rund 60 Prozent Fruktose und 40 Prozent Glukose). Ob der Konsum von beispielsweise zehn Äpfeln täglich schon ein Zuviel an Zucker ist, kann pauschal nicht beantwortet werden. Sicher ist jedoch, dass es sehr viel gesünder ist, den Zucker in einem Apfel zu sich zu nehmen als die gleiche Menge zugesetzt in anderen Lebensmitteln. Zum einen wird der Apfel langsamer verdaut als ein zuckergesüßtes Getränk. Weiterhin tragen Ballaststoffe im Apfel dazu bei, dass Zucker verzögert über den Magen-Darm-Trakt aufgenommen wird. Außerdem haben die Mikronährstoffe und Antioxidantien im Obst eine schützende Wirkung gegen so unschöne Dinge wie beispielsweise Leberentzündungen.

Wie sieht es aber bei täglichem Genuss von puren Säften oder Smoothies aus? In dieser flüssigen Form fallen viele schützende

Effekte von Obst in seiner natürlichen Form weg. Gegen eine verdünnte Saftschorle, ein Glas Orangensaft oder einen Smoothie zum Frühstück gibt es jedoch keine Bedenken. Nur solltet ihr euren Flüssigkeitsbedarf nicht ausschließlich mit unverdünnten Säften oder Smoothies decken.

Glukose versus Fruktose

Noch ein paar Worte zu Fruktose und Glukose. Ist euch schon einmal aufgefallen, dass viele Lebensmittel mit dem Aufdruck »Mit der Süße aus Früchten« werben? Damit ist Fruktose gemeint, wobei es ein weitverbreiteter Irrglaube ist, dass Fruktose gesünder ist, weil sie aus Früchten stammt.[250] Einige Untersuchungen belegen genau das Gegenteil.[251] Dies kann dadurch erklärt werden, dass Fruktose und Glukose nach der Aufnahme unterschiedliche Reaktionen im Körper durchlaufen. Glukose gelangt nach der Aufnahme schnell in den Blutstrom, wo sie sofort als Energie genutzt werden kann.[252] Fruktose hingegen ist eine weniger direkte Energiequelle. Nach der Aufnahme im Dünndarm gelangt Fruktose in die Leber. Dort wird sie unter anderem in Glukose und in Bestandteile von Fetten umgewandelt. Erst dann kann sie in Form von Glukose in den Blutkreislauf übergehen, wo sie in anderen Geweben zur Energiegewinnung genutzt wird.[253] Hierbei ist die Produktion von Fetten in der Leber besonders problematisch.[254] Diese können sich direkt vor Ort ansammeln und beispielsweise eine Fettleber verursachen. Die synthetisierten Fett-Bausteine können aber auch ins Blut übergehen und das Zusammenspiel der Blutfette negativ beeinflussen.[255]

Im Vergleich zu Glukose führt Fruktose auch zu einem geringeren Anstieg von Sättigungshormonen[256] und zu einer schwächeren Unterdrückung appetitanregender Hormone.[257] Fruktose ermöglicht also eine übermäßige Aufnahme an Kalorien, indem die »Ich bin satt«-Signale des Körpers nur ungenügend aktiviert werden. Der schädigende Einfluss muss vielleicht gar nicht an der Fruktose an sich liegen, sondern schlicht daran, dass wir durch genau diesen Effekt einfach mehr davon zu uns nehmen – im Vergleich zur Glukose, bei der wir bereits bei geringerem Konsum ein Sättigungssignal des Körpers erhalten. Dieses Argument wird unterstützt durch die Europäische Behörde für Lebensmittelsicherheit, die aufgezeigt hat, dass Glukose genauso wie Fruktose an der Entstehung einer Fettleber beteiligt ist.[258] Auch wenn eine überwiegende Mehrzahl von Wissenschaftlern davon ausgeht, dass Fruktose das für die Gesundheit ungünstigere Produkt ist, ist dies aber alles andere als eindeutig.

Zucker ist also kompliziert. Gesunde Menschen können Obst und Gemüse unbedenklich verzehren, der Zucker darin ist für sie unproblematisch. Ein Übermaß an zugesetztem Zucker oder an puren Fruchtsäften und Smoothies sollte auf Dauer jedoch klar vermieden werden.

»Tausend Dank für die Infos! Das war wirklich 'ne Menge!«

»Stimmt, zu Zucker könnte man unglaublich viel erzählen. Dabei haben wir uns nur auf das Wesentliche beschränkt«, erkläre ich.

»Ich werde auf jeden Fall noch mehr darauf achten, dass mein Sohn in Zukunft weniger davon bekommt.«

»Am einfachsten geht das, indem man den Zucker immer weiter reduziert. Ich habe vor ein paar Jahren noch 15 Zuckerwürfel in einen Liter Tee geworfen. Ich empfand das als angenehm süß. Dann habe ich die Anzahl nach und nach verringert, bis ich bei einem Würfel pro Liter war. Als ich dann mal wieder einen Liter mit 15 Zuckerwürfeln gesüßt habe, konnte ich das nicht trinken. Viel zu süß.«

»Das ist ein guter Tipp. Das heißt, dass du jetzt gar keinen Zucker mehr in den Tee gibst?«

»Doch, ich habe wieder auf fünf Würfel erhöht. So schmeckt er mir am besten«, erwidere ich. »Ein Zuckerwürfel besteht aus drei Gramm Saccharose, das sind also 15 Gramm auf etwa einen Liter, also rund 1,5 Prozent Zucker und somit etwa 60 Kilokalorien, was ich okay finde. Eistee hat rund acht Prozent Zucker und Cola 10,6 Prozent. Selbst Apfelsaft hat ungefähr zehn Prozent. Aber Traubensaft toppt das Ganze mit etwa 16 Prozent Zucker!«

»Ist denn Honig besser?«

»Honig enthält auch viel Zucker. Macht das Ganze also zuckertechnisch nicht unbedingt besser«, erklärt Carsten.

»Hmm. Und brauner Zucker ist auch nicht wirklich besser, wenn ich das richtig verstanden habe.«

»Richtig.« Carsten nickt.

»Süßstoffe will ich ihm nicht geben. Durchfall soll er schließlich nicht bekommen.«

»Süßstoffe verursachen keinen Durchfall«, sage ich. »Das verwechselst du mit den Zuckeraustauschstoffen.«

»Was ist denn da der Unterschied?«

»Zuckeraustauschstoffe sind ungefähr so süß wie Saccharose. Sie liefern ebenfalls Energie, haben also Kalorien, aber sorgen nicht dafür, dass Insulin ausgeschüttet wird. Meistens handelt es sich dabei um Zuckeralkohole wie Sorbitol, Mannitol, Xylitol …«

»Und was ist mit Birkenzucker?«, unterbricht sie meinen Redefluss.

»Birkenzucker ist Xylitol.«

»Interessant. Und Isomalt?«

»Isomalt ist auch ein Zuckeraustauschstoff. Die wirken dann abführend, da sie Wasser in den Darm ziehen. In geringen Mengen macht das aber nichts aus.«

»Aber schon etwas bei ›übermäßigem Verzehr‹, richtig?«

»Richtig!«

»Und wie ist das nun mit den Süßstoffen?«

»Süßstoffe wirken nicht abführend. Sie sind wesentlich süßer als Saccharose. 100 bis über 30 000 Mal so süß. Möglicherweise können Süßstoffe über die Aktivierung der Süßrezeptoren zu einer vermehrten Insulinausschüttung führen. Sie selbst liefern keine Kalorien. Ansonsten sind sie laut Bundesinstitut für Risikobewertung gesundheitlich unbedenklich, wenn man sich an die zulässige Tagesaufnahme hält.«

»Man hört immer wieder, dass die krebserregend sein sollen.«

»Nicht in den Mengen, die man einnimmt. Zumindest ist das der aktuelle Stand der Wissenschaft. Was allerdings beispielsweise sein könnte, ist, dass sie das Mikrobiom im Darm beeinflussen, also die normale Besiedlung unseres Darms mit verschiedenen Darmbakterien. Aber das ist noch nicht hundertprozentig geklärt«, bemerkt Carsten. »Man diskutiert auch darüber, ob Süßstoffe appetitanregend sein könnten. Aber das ist stark umstritten.«

»Soll ich meinem Sohn dann lieber Getränke mit Süßstoffen geben?«

»Beides ist in Maßen unproblematisch. Ich würde vorschlagen, dass du ihn langsam von dem extrem süßen Geschmack entwöhnst, wie es #DerApotheker sagte.«

»Denn ein hoher Zuckerkonsum hat auch Auswirkungen auf die Zähne«, ergänze ich. »Jeder von uns hat im Mund verschiedene Bakterien, manche von ihnen können Säuren bilden. Die Schlimmsten unter ihnen sind die der Art *Streptococcus mutans*. Sie sind die Hauptursache von Karies und im Speichel von fast jedem Menschen vorhanden. Vorwiegend befinden sie sich allerdings auf dem Zahnschmelz, eingebettet in eine Schleimschicht, die Biofilm oder Plaque genannt wird. Sie ernähren sich dort von kurzkettigen Zuckern und wandeln diese dann in Milchsäure um. Und die Milchsäure greift dann wiederum den Zahn an. Karies.«

»Mit seinen Zähnen hat er bisher keine Probleme. Er putzt sie ordentlich mit einer fluoridhaltigen Zahnpasta.«

»Das ist schon mal gut. Aber konsumiert man häufig viel Zucker, ändert man dadurch die Mundflora zugunsten der säurebildenden Bakterien.«

»Nun weiß ich, was ich zu tun habe.«

Wir begleiten Maria noch zur Tür und verabschieden uns von ihr.

Kapitel 16

Warum man durch zu viel Lachgas nichts zu lachen hat

»Irgendwie schon schade!«, sagt #DerApotheker.

»Ja, ja«, erwidere ich. Ich höre nur mit einem halben Ohr zu, da ich höchst konzentriert den Wasserkocher fixiere.

»Gleich kommt unser vorerst letzter Besucher. Irgendwie krass, dass wir dann schon 16 Termine hatten, oder?«

»Hmmmm«, murmle ich vor mich hin, während ich den Zeiger der Temperaturkontrolle beobachte. Gleich ist es so weit.

»Außerdem bin ich der Meinung, dass du mir jeden Tag 100 Euro auf mein Konto überweisen solltest.«

»Okay. Mach ich.« Der Temperaturanzeiger steht jetzt auf 85 Grad Celsius. Es kann sich nur noch um Sekunden handeln.

»BUUHH«, macht es plötzlich, zwei Hände umfassen meine Schultern und schütteln mich durch.

»WWWAAAAAAHHHHH«, brülle ich und mache einen Satz zur Seite. Ich fürchte, ich habe wie ein kleines Kind gequiekt. »Alter, bist du wahnsinnig? Fast wäre mein Herz stehen geblieben.« Ich straffe meine Schultern und setze meinen coolsten Blick auf. »Das war natürlich ein Witz. Ich bin gar nicht erschrocken.«

»Ja, klar«, lacht #DerApotheker. »Was machst du da eigentlich? Ich habe mit dir geredet, aber du hast nur Augen und Ohren für den Wasserkocher. Willst du mir einen Tee kochen?«

»Nee, ich versuche, durch ein optimales Abpassen der Wassertemperatur das Aufbrüh-Ergebnis des Kaffees zu optimieren. Ein Barista hat mir mal erzählt, dass ich dafür exakt 92 bis 94 Grad heißes Wasser nehmen soll. Da unser Wasserkocher keine einstellbare Temperatur hat, muss ich die genaue Temperatur abpassen. Wenn die blöde Espressomaschine gleich in den ersten Wochen den Geist aufgibt, will ich wenigstens aus dem Handfilter rausholen, was geht.«

Just in diesem Moment schaltet sich der Wasserkocher mit einem lauten »Klack« aus. 100 Grad Celsius wurden erreicht. Konsterniert fixiere ich erst den Wasserkocher und dann #DerApotheker. Mist, jetzt muss ich wieder warten, bis das Wasser runtergekühlt ist. Kurz zögere ich. »Ach egal«, murmle ich und schütte das Wasser um. Plötzlich hören wir draußen einen Tumult. #DerApotheker öffnet die Tür, um nachzusehen. Davor steht eine Gruppe von etwa sieben Teenagern, die sich angeregt unterhalten.

»Hallo, was macht ihr denn hier?«, frage ich neugierig.

Ein etwa 16-jähriges Mädchen tritt vor. »Hi, ich bin Lisa. Ich habe einen Termin gemacht – wegen Lachgas.«

»Und die anderen?«

»Das sind meine Freunde, die interessieren sich auch dafür. Es ist doch okay, dass ich sie mitgebracht habe, oder?«

»Klar. Kommt doch rein. Ich fürchte nur, dass wir nicht genügend Sitzmöglichkeiten haben.«

»Das macht nichts«, erwidert Lisa. »Die finden schon einen Platz.«

Die gesamte Gruppe kommt herein und belagert den Boden um unsere Sitzecke.

#DerApotheker und ich setzen uns auf die Couch. »Ihr wolltet über Lachgas sprechen?«, frage ich.

»Ja, wir gehen später auf eine Party, und die Sahnespenderkapseln haben wir uns schon besorgt.« Lisa deutet auf eine prall gefüllte Tüte. »Das Zeug gibt es auf jeder Party zuhauf. Und irgendwie dachten wir, dass wir uns besser mal darüber informieren sollten.«

Lachgas ist ein farbloses, süßlich riechendes Gas, das aus zwei Stickstoffatomen und einem Sauerstoffatom besteht: N_2O – Distickstoffoxid. Hergestellt wurde es erstmals 1772 von dem Pfarrer Joseph Priestley in England. Sein Interesse an den Naturwissenschaften wurde 1765 durch den US-amerikanischen Verleger und Entdecker Benjamin Franklin verstärkt, was zu Versuchen mit der Elektrizität und später zur Erforschung der Chemie von Gasen führte, darunter Ammoniak, Kohlenstoffmonoxid, aber auch verschiedene Stickstoffoxide, wie Lachgas. Sein Landsmann, der Chemiker Sir Humphry Davy, beschäftigte sich ebenfalls mit Gasen, das war rund 30 Jahre später. Ihn faszinierte aber eher der therapeutische Nutzen der verschiedenen Gase. In seinem kleinen Privatlabor stellte er Distickstoffoxid her und inhalierte es anschließend. Dadurch fand er heraus, dass dieses Gas eine euphorisierende und schmerzlindernde Wirkung besaß. Da Distickstoffoxid bei ihm manchmal einen Lachanfall auslöste, nannte er es Lachgas und setzte es unter anderem zur Behandlung von Zahnschmerzen ein – wogegen es sich als wirksam herausgestellt hatte.

In seinem 1800 erschienenen Werk *Researches, Chemical and Philosophical, Chiefly Concerning Nitrous Oxide, or Dephlogisticated Nitrous Air, and Its Respiration* schrieb er: »Da Lachgas in seiner umfassenden Wirkung in der Lage zu sein scheint, körperliche Schmerzen aufzuheben, kann es wahrscheinlich vorteilhaft bei solchen chirurgischen Eingriffen verwendet werden, bei denen es zu keiner großen Blutung kommt.«[259]

Dass Lachgas in die chirurgische Anästhesie eingeführt wurde, ist letztlich dem US-amerikanischen Zahnarzt Horace Wells zu verdanken. Wells betrieb in Hartford, Connecticut, eine Zahnarztpraxis. Am 10. Dezember 1844 besuchte er mit seiner Frau eine Vorführung, bei der der örtliche Apotheker Samuel A. Cooley Lachgas inhalierte. Berauscht von diesem Gas sprang Cooley herum und schlug sich dabei die Beine an einer Holzbank an. Anstatt laut »Aua!« zu schreien, zeigte er jedoch keine Reaktion darauf. Im Anschluss an seine Vorführung deuteten Prellungen und Abschürfungen deutlich auf den Vorfall hin, aber Cooley konnte sich nicht mehr daran erinnern.

Wells erkannte das schmerzlindernde Potenzial des Lachgases und wollte es unbedingt bei seinen Patienten ausprobieren. Am nächsten Tag ließ er sich von einem Kollegen John Mankey Riggs unter Lachgas einen Zahn ziehen. Das machte Riggs zum ersten Menschen, der bei einer Behandlung Lachgas einsetzte. Da Wells bei diesem Eingriff keine Schmerzen verspürte, war er von der Wirkung des Gases überzeugt und setzte es in der darauffolgenden Zeit bei mindestens zwölf seiner Patienten ein. Er war so überzeugt von dieser Methode, dass er versuchte, sie auch bei seinen Kollegen bekannt zu machen.

Im Januar 1845 durfte Wells die Wirksamkeit des Lachgases im Massachusetts General Hospital in Boston vorführen. Da dem Patienten aber eine zu geringe Dosis des Gases verabreicht wurde, schrie er vor Schmerzen auf. Die Studenten, die sich diese Demonstration anschauten, schrien daraufhin »Humbug«. Wells verließ Boston gedemütigt.

Bald darauf testete er zahlreiche Lösungsmittel und Gase, auf der Suche nach Verbindungen mit ähnlichen Eigenschaften, wie sie das Lachgas aufweisen konnte. Das sollte Wells zum Verhängnis werden. Er wurde in der Folge abhängig von Chloroform, wodurch sich seine Persönlichkeit radikal änderte. Und es sollte noch schlimmer kommen: Anfang Januar 1848 verließ er seine Frau und seinen jungen Sohn und zog nach New York City. Als er am 21. Januar 1848, an seinem 33. Geburtstag, im Chloroformrausch Schwefelsäure auf die Bekleidung zweier Prostituierter warf, landete er im Gefängnis. Als ihm bewusst wurde, was er da angerichtet hatte, nahm er sich drei Tage später das Leben.

Lachgas wurde 1868 erstmals zur Betäubung in der Klinik bei Operationen eingesetzt – in Kombination mit Sauerstoff. Und bis zur Jahrtausendwende war Lachgas noch immer eines der am häufigsten zur Einleitung einer Narkose verwendeten Mittel. Das Problem aber ist, dass eine Bewusstlosigkeit erst ab Konzentrationen von über 80 Volumenprozent Lachgas erreicht wird. Damit es nicht zu einer verminderten Sauerstoffversorgung des Körpers kommt, was gefährlich werden kann, sollte ein Gehalt von 30 Volumenprozent Sauerstoff nicht unterschritten werden. Aus diesem Grund wird Lachgas mit anderen Narkotika kombiniert. Noch heute setzt man es bei kleineren, bis zu 15 Minuten dauernden Eingriffen wegen seiner schwach narkotischen sowie seiner relativ guten schmerzlindernden und angstlösenden Wirkung ein. Einer verminderten Sauerstoffversorgung wird durch ein äquimolares Gemisch aus Sauerstoff und Lachgas entgegengewirkt. Äquimolar bedeutet, dass sich in dem Gemisch die gleiche Anzahl von Sauerstoff- (O_2) und Lachgasmolekülen (N_2O) befindet. Das Gasgemisch wird in der Zahnmedizin, aber auch in der Geburtshilfe angewandt.

Wie genau Lachgas wirkt, ist nicht eindeutig geklärt. Man vermutet, dass der schmerzlindernde Effekt auf die Aktivierung von Opioidrezeptoren und der angstlösende auf das Einwirken des Gases auf GABA-Rezeptoren zurückzuführen ist.

In der Nahrungsmitteltechnik wird Lachgas als Lebensmittelzusatzstoff eingesetzt und als Treibgas verwendet, zum Beispiel zum Aufschäumen von Schlagsahne. Möchte man seinen Kuchen also mit Schlagsahne verfeinern, braucht man dafür einen Sahnespender. Dieser wird mit flüssiger Schlagsahne gefüllt und eine Sahnekapsel draufgeschraubt. Anschließend wird er geschüttelt, wodurch das Gas die Sahne aufschäumt. Betätigt man nun den Hebel des Sahnespenders, kommt die Sahne durch den Druck des Gases heraus, wodurch man wunderschöne Crememuster herstellen kann, um Kuchendesserts zu dekorieren. Einige der Sahnekapseln werden allerdings auch von Jugendlichen gekauft, die sie dann vermutlich nicht in einen Sahnespender stecken wollen, um damit Torten zu verzieren.

Donald Duck und Lachgas

Neben Alkohol und Zigaretten war Lachgas eine der ersten Drogen, die ich in meiner Kindheit in den 1980er-Jahren zumindest in der Theorie kennenlernte. Hierfür war meine Liebe zu Donald-Duck-Comics verantwortlich. Ich habe noch bildlich vor Augen, wie Tick, Trick und Track, Donalds Neffen, aus einem Schlauch Lachgas einatmen und sich vor Lachen kringeln. Lachgas war meiner Ansicht nach etwas Begehrenswertes, Lustiges und vor allem Harmloses. Aber bekommt man von Lachgas wirklich einen unbedenklichen Lachflash?

Lachgas kann nach dem Einatmen Euphorie und damit zusammenhängend auch Lachen auslösen. Aufgrund dieser Euphorie sowie seiner entspannenden und halluzinogenen Wirkungen ist die Nutzung von Lachgas als Droge insbesondere auf Partys und Festivals beliebt.[260] Der Vorteil von Lachgas ist hierbei, dass die Effekte innerhalb von Sekunden nach der Inhalation beginnen. Sie erreichen ihren Höhepunkt nach etwa einer Minute. Innerhalb weiterer Minuten klingen die Effekte ab, ohne dass eine Art Kater auftritt.

In den vergangenen Jahren hat die Einnahme von Lachgas, um sich zu berauschen, zugenommen. Ein Indiz hierfür ist eine zunehmende Anzahl leerer Lachgas-Kartuschen an Straßenrändern, auf Spielplätzen und Parkplätzen.[261] Da Lachgas bei vielen Benutzern als gefahrlos gilt, atmen viele innerhalb weniger Stunden mehrere Male das Gas ein. Bis zu 300 gasgefüllte Ballons, in die es zuvor gefüllt wurde, werden dabei in der Woche konsumiert.[262] Dabei sind sich die meisten nicht bewusst, dass hohe Dosen oder ein langfristiger Gebrauch gesundheitsschädigende Folgen haben kann.[263]

Ja, es gibt Todesfälle

Weltweit ist der Missbrauch von Lachgas bereits für mehrere Todesfälle verantwortlich.[264] Diese treten aber zum Glück nur selten auf und sind oft mit besonderen Techniken während des Konsums verbunden. Schwedische Wissenschaftler beschreiben zwei dieser Todesfälle.[265] Ein Mann hatte eine Art Gasmaske auf, die mittels eines Gummischlauchs mit einem Plastikbeutel verbunden war. Zusätzlich war eine Schlagsahnepumpe mit einer Lachgaspatrone mit dem Plastikbeutel verbunden. Ein zweiter, 35 Jahre alter Mann wurde tot in seiner Wohnung auf dem Fußboden gefunden. Sein Gesicht war mit einer Gasmaske bedeckt, die an einer Gasflasche mit Lachgas angeschlossen war. Bei beiden Todesfällen konnte aufgrund der Maske bei einer Ohnmacht kein frischer Sauerstoff eingeatmet werden. Ein Umstand, der beim direkten Atmen aus einer Sahnespenderkapsel, einer anderen Kartusche oder Ballons nicht gegeben ist.

Einmal eingeatmet, gelangt Lachgas schneller als Sauerstoff durch die Membranen der tieferen Lungenabschnitte und von dort rasch in die Blutbahn.[266] Der verringerte Sauerstoffgehalt in der tieferen Lunge führt dann zu einer verminderten Sauerstoffversorgung des Gehirns. Für einen gesunden Menschen ist dies kurzzeitig in einem gut belüfteten Raum kein Problem. Allerdings kann das für Personen mit Epilepsie, Herzkrankheiten oder anderen Begleiterkrankungen zu Krampfanfällen, Herzrhythmusstörungen oder sogar zum Atem- oder Herzstillstand führen.[267]

Sofern ihr also gesund seid und das Lachgas direkt aus einer Kapsel einatmet, wird das Risiko, an einer Sauerstoffunterversorgung zu sterben, als relativ gering eingeschätzt.

Lachgas geht euch auf die Nerven

Bei chronischem Lachgaskonsum kann es zu erheblichen Gesundheitsschäden kommen. Eine Studie mit rund 100 000 weltweiten Teilnehmern beschreibt, dass etwa vier Prozent der Lachgaskonsumenten Symptome einer Nervenschädigung aufweisen.[268] Im Zentrum steht hier eine Störung des Vitamin-B_{12}-Stoffwechsels. Im Detail sorgt Lachgas durch die Veränderung des Kobalt-Ions im Vitamin B_{12} zu dessen Inaktivierung. Über den Umweg einiger komplizierter biochemischer Vorgänge im Körper führt dies zur Entfernung von Myelin im Nervensystem. Dazu muss man wissen, dass unsere Nervenbahnen von einer äußeren Schicht, der sogenannten Myelin-Hülle, umgeben sind. Eine Entfernung dieser Umschichtung sorgt für die Inaktivierung der Nervenbahnen. Eine Reizweiterleitung ist dann nicht mehr möglich.

Die chronische Verwendung von Lachgas wird deshalb mit schwerwiegenden Erkrankungen des Nervensystems in Verbindung gebracht.[269] Dies äußert sich in Symptomen wie Muskelschwäche, Gleichgewichtsstörungen oder Lähmungen.[270] Weiterhin gibt es einen Zusammenhang zwischen dem Ausmaß des Konsums und der Schwere der Schädigung. Eine Angabe der exakten gefährlichen Dosis ist auch hier schwierig. In einer Studie wurde eine schwerwiegende Störung bei einem langfristigen durchschnittlichen Konsum von 130 mit Lachgas gefüllten Ballons pro Woche beobachtet.[271] Ein Schaden kann aber auch viel früher (oder später) eintreten. Wie immer hängt das von diversen, teilweise individuellen Faktoren ab.

Ein häufiges Problem im Krankenhaus ist, dass Patienten ihren Konsum von Lachgas oftmals verschweigen. Deshalb wird es in vielen Fällen nicht als Ursache für Nervenschäden in Betracht gezogen und nur ungenügend behandelt. Dies ist insofern dramatisch, da bei rechtzeitiger Behandlung mit Vitamin B_{12} und gleichzeitigem Stopp der Lachgas-Einnahme eine hohe Chance auf Verbesserung, wenn nicht gar Heilung der Beschwerden besteht.[272] Bei einer zu späten Diagnose können jedoch trotz Behandlung Gliederschwäche, Lähmungserscheinungen und andere Symptome dauerhafte Begleiter sein.[273]

Die oben beschriebenen Auswirkungen von Lachgas auf das Vitamin B_{12} wurden 2015 auch anhand dreier konkreter Fälle in der Fachzeitschrift *Practical Neurology* beschrieben.[274] Das erste Beispiel handelt von einem 22 Jahre alten Mann. Dieser gab an, in letzter Zeit seinen Lachgaskonsum auf rund 15 Sahnespenderkapseln täglich hochgeschraubt zu haben. Er wies eine Nervenschädigung auf, die mit starker Muskelschwäche einherging. Die Ärzte begannen die Behandlung mit direkt in den Muskel injiziertem Vitamin B_{12}. Seine Beschwerden verbesserten sich im Laufe der nächsten sechs Monate allmählich, wobei er aber selbst nach dieser Zeit immer noch einen Stock zum Gehen benötigte.

Im zweiten Fall wurde ein 27-jähriger Mann mit einer seit sechs Wochen anhaltenden Schwäche der unteren Gliedmaßen ins Krankenhaus eingeliefert. Dort wurden auch Sensibilitätsstörungen in Händen und Füßen festgestellt. Untersuchungen seiner Nerven ergaben Werte, die mit dem Verlust der Nerven-Umhüllung durch Lachgas übereinstimmten. Nach einer fünftägigen Behandlung wurde er mit verbessertem Gesundheitszustand aus dem Krankenhaus entlassen. Trotz weitergehender hochdosierter Vitamin-B_{12}-Gaben konnte die Nervenschädigung nicht ganz wiederhergestellt werden.

Beim letzten Fall wachte eine 23 Jahre alte Frau mit einem Taubheitsgefühl ihrer Knie und Beine auf und kam deshalb in die Notaufnahme. Das Taubheitsgefühl breitete sich über die nächsten zwei Wochen von den Füßen über die Oberschenkel bis zum Bauch aus und veränderte sich in ein brennendes Gefühl. Im Laufe des nächsten Monats gingen die Symptome auf die rechte Hand über. Auch sie benötigte einen Stock zum Gehen. Die Patientin gab an, mindestens zweimal pro Woche Lachgas zu verwenden. Nach einer erfolgten Gabe von hochdosiertem Vitamin B_{12} erholte sich die Frau vollständig.

Die Inaktivierung dieses Vitamins ist zwar der prominenteste, aber nicht der einzige Weg, wie Lachgas die Gesundheit schädigen kann.[275] So kann es nach dauerhaftem Lachgaskonsum auch zu psychiatrischen Symptomen wie Angstzuständen oder Depressionen kommen, die nicht auf einen Vitamin-B_{12}-Mangel zurückzuführen sind.[276]

Macht Lachgas abhängig?

Im Gegensatz zu anderen Substanzen verursacht der Missbrauch von Lachgas keine körperlichen Entzugserscheinungen bei der plötzlichen Beendigung des Konsums. Allerdings kann das Einatmen, wie bei anderen Drogen auch, zur Gewohnheit werden und in eine psychische Abhängigkeit führen. Auch kann es bei langfristigem Gebrauch zu einer Toleranzentwicklung kommen.[277]

»Eine Toleranz wollen wir natürlich nicht haben«, sagt einer der Teenager. »Dann wird der Rausch nämlich teurer.« Alle unter 18 lachen.

»Tja, das wird sich bei häufigem Gebrauch nicht verhindern lassen. Aber oft solltet ihr Lachgas eh nicht einatmen«, sage ich.

»Ja, klar, Nervenschäden. Wir sind ja nicht taub. Wir nutzen das Zeug auch nur ein- bis zweimal im Monat.«

»Übertreibt es einfach nicht. Auch wenn Lachgas, solange ihr es nur direkt aus den Kapseln inhaliert, sicher nicht die besorgniserregendste Droge ist, könnt ihr euch trotzdem damit schaden. Und nehmt keine anderen Drogen wie Alkohol, wenn ihr Lachgas konsumiert.«

»Alkohol trinken wir eh nicht. Außerdem ist Alkohol doch schlimmer als Lachgas, oder?«

»Das ist wahr. Die aktuellen Daten deuten eher darauf hin, dass Alkohol schlimmere Gesundheitsschäden verursachen kann. Aber das Inhalieren von Lachgas stellt natürlich trotzdem ein generelles Risiko dar.«

#DerApotheker ergänzt: »Ihr solltet auch aufpassen, dass ihr Lachgas nicht im Stehen konsumiert. Eine eventuelle Ohnmacht kann zu Sturzverletzungen führen. Und passt mit diesen Metallkartuschen auf. Die werden ziemlich kalt und können dann an der Oberlippe anfrieren. Passt auf euch auf und beobachtet, wie ihr euch fühlt.«

»Und denkt daran, dass euch der Kick durch das Lachgas vielleicht irgendwann nicht mehr ausreicht«, füge ich noch an. »Dann seid ihr möglicherweise versucht, härtere Drogen auszuprobieren. Wieso nehmt ihr das Zeug überhaupt? Ihr seid doch eine coole Truppe und könnt auch ohne Drogen Spaß haben.«

»Na ja, Lachgas nehmen doch gerade alle«, erwidert Lisa. »Das ist einfach normal. Aber klar, wir lachen auch tagsüber viel, ohne Lachgas. Aber vielen Dank für eure Beratung. Das war echt nett bei euch.«

»Und wenn ihr noch Fragen oder Bedenken habt, ruft in der Apotheke an und fragt nach #DerApotheker. Das war heute nämlich vorerst unser letzter Termin.«

»Alles klar, machen wir. Bis dann.«

»Tschüss!«

Nachdem die Gruppe fort ist, starren wir beide auf die Tür. Es ist still, keiner sagt etwas.

»Das war es dann also«, sagt #DerApotheker schließlich, und ich meine, einen leicht betrübten Tonfall zu hören. »Der letzte Termin.«

»Sieht so aus. Aber wir haben ja nicht ausgeschlossen, noch mal ein paar Termine zu vereinbaren. Lass uns einfach demnächst in aller Ruhe besprechen, ob wir weitermachen wollen. Vielleicht bei einem Essen beim Thailänder.«

»Gute Idee, oder du kochst uns wieder so einen Eintopf. Ich geb's ja ungern zu, aber der neulich war echt lecker«, grinst mich #DerApotheker an.

Ich bin mir nicht sicher, ob er es ernst meint.

Anmerkungen

Kapitel 1: Cannabis

[1] Dowd, M. D. (2018): Acute marijuana intoxication in children. *Pediatric Annals* 47, e474–e476.

[2] Grotenhermen, F. (2003): Pharmacokinetics and pharmacodynamics of cannabinoids. *Clinical Pharmacokinetics* 42, S. 327–360.

[3] McGilveray, I. J. (2005): Pharmacokinetics of cannabinoids. *Pain Research and Management* 10, S. 15A–22A.

[4] Rock, K. L.; Englund, A.; Morley, S.; Rice, K. & Copeland, C. S. (2022): Can cannabis kill? Characteristics of deaths following cannabis use in England (1998–2020). *Journal of Phsychopharmacology*, 36, (12), S. 1362–1370.

[5] Chetty, K.; Lavoie, A. & Deghani P. (2021): A literature review of cannabis and myocardial infarction – what clinicians may not be aware of. *CJC Open* 3, S. 12–21; Jouanjus, E., Raymond, V.; Lapeyre-Mestre, M.; u. a. (2017): What is the current knowledge about the cardiovascular risk for users of cannabis-based products? A systematic review. *Current Atherosclerosis Reports* 19, S. 26.

[6] Desbois, A. C. & Cacoub, P. (2013): Cannabis-associated arterial disease. *Annals of Vascular Surgery* 27, S. 996–1005; Subramaniam, V. N.; Menezes, A. R.; DeSchutter, A. & Lavie, C. J. (2019): The Cardiovascular Effects of Marijuana: Are the Potential Adverse Effects Worth

the High? *Missouri Medicine* 116, (2), S. 146–153; Winhusen, T.; Theobald, J.; Kaelber, D. C. & Lewis, D. (2019): The association between regular cannabis use, with and without tobacco co-use, and adverse cardiovascular outcomes: cannabis may have a greater impact in non-tobacco smokers. *The American Journal of Drug and Alcohol Abuse* 214, 08136; Desai, R.; Kong Fong, H.; Shah, K., Preet Kaur, V.; Savani, S.; Gangani, K.; Damarlapally, N. & Goyal, H. (2019): Rising Trends in Hospitalizations for Cardiovascular Events among Young Cannabis Users (18–39 Years) without Other Substance Abuse. *Medicina* 55, (8), S. 438.

[7] Basnet, S.; Mander, G. & Nicolas, R. (2009): Coronary vasospasm in an adolescent resulting from marijuana use. *Pediatric Cardiology* 30, S. 543–545.

[8] Hancock-Allen, J. B.; Barker, L.; VanDyke, M.; Holmes, D. B. (2015): Notes from the field: Death following ingestion of an edible marijuana product: Colorado 2014. *Morbidity and Mortality Weekly Report* 64, (28), S. 771–772.

[9] https://www.pschyrembel.de/Psychose/K0J24/(zuletzt abgerufen am 20.11.2022).

[10] https://www.berliner-zeitung.de/news/29-jaehriger-ermordet-freundin-und-mutter-gericht-warnt-vor-cannabis-li.181519 (zuletzt abgerufen am 04.11.2022).

[11] Moreau, J. (1973): Hashish and Mental Illness. New York, NY: Raven.

[12] Peters, B. D.; De Koning, P.; Dingemans, P.; Becker, H.; Linszen, D. H. & De Haan, L. (2009): Subjective effects of cannabis before the first psychotic episode. *Australian & New Zealand Journal of Psychiatry* 43, S. 1155–1162.

[13] Arseneault, L.; Cannon, M.; Poulton, R.; Murray, R.; Caspi A. & Moffitt, T. E. (2002): Cannabis use in adolescence and risk for adult psychosis: Longitudinal prospective study. *BMJ* 325, S. 1212–1213.

[14] Radhakrishnan, R.; Wilkinson, S. T. & D'Souza, D. C. (2014): Gone to Pot: A Review of the Association between Cannabis and Psychosis. Front. *Psychiatry* 22, 5:54.

[15] Arseneault, L.; Cannon, M.; Poulton, R.; Murray, R., Caspi A. & Mof-

fitt, T. E. (2002), a. a. O.; Dragt, S.; Nieman, D. H.; Schultze-Lutter, F.; Van Der Meer F.; Becker, H.; De Haan, L.; u. a. (2012): Cannabis use and age at onset of symptoms in subjects at clinical high risk for psychosis. *Acta Psychiatrica Scandinavica* 125, S. 45–53; Schimmelmann, B. G.; Conus, P.; Cotton, S. M.; Kupferschmid, S.; Karow, A. & Schultze-Lutter F.; u. a. (2011): Cannabis use disorder and age at onset of psychosis – a study in first-episode patients. *Schizophrenia Research* 129, S. 52–56.

[16] McGuire, P.; Jones, P.; Harvey, I.; Williams, M.; McGuffin P. & Murray, R. (1995): Morbid risk of schizophrenia for relatives of patients with cannabis-associated psychosis. *Schizophrenia Research* 15, S. 277–281; Bersani, G.; Orlandi, V.; Kotzalidis, G. & Pancheri, P. (2002): Cannabis and schizophrenia: Impact on onset, course, psychopathology and outcomes. *European Archives of Psychiatry and Clinical Neuroscience* 252, S. 86–92.

[17] Di Forti, M.; Morgan, C.; Selten, J.-P.; Lynskey, M. & Murray, R. M. (2019): High-potency cannabis and incident psychosis: correcting the causal assumption – Authors' reply. *The Lancet* 6, S. 466–467.

[18] Du Plessis, S. S.; Agarwal, A. & Syriac, A. (2015): Marijuana, phytocannabinoids, the endocannabinoid system, and male fertility. *Journal of Assisted Reproduction and Genetics* 32, S. 1575–1588.

[19] Baker, T.; Datta, P.; Rewers-Felkins, K.; Thompson, H.; Kallem, R. R. & Hale, T. W. (2018): Transfer of Inhaled Cannabis into Human Breast Milk. *Obstetrics & Gynecology* 131, (5), S. 783–788.

[20] Wang, G. S.; Le Lait, M. C.; Deakyne, S. J.; u. a. (2016): Unintentional pediatric exposures to marijuana in Colorado, 2009–2015. *JAMA Pediatrics* 170, e160971.

[21] Koch, M.; Varela, L.; Kim. J. G.; Kim, J. D.; Hernández-Nuño, F.; u. a. (2015): Hypothalamic POMC neurons promote cannabinoid-induced feeding. *Nature* 519, (7541), S. 45–50.

[22] Yoshida, R.; Ohkuri, T.; Jyotaki, M.; Yasuo, T.; Horio, N.; Yasumatsu, K.; Sanematsu, K.; Shigemura, N.; Yamamoto, T., Margolskee, R. & Ninomiya, Y. (2010): Endocannabinoids selectivly enhance sweet taste. *Proceedings of the National Academy of Sciences of the United States of America*, 107, (2), S. 935–939.

[23] Grotenhermen, F. & Müller-Vahl, K. (2012): Das therapeutische Potenzial von Cannabis und Cannabinoiden. *Deutsches Ärzteblatt International* 109, (29–30), S. 495–501.

[24] Le Strat, Y. & Le Foll, B. (2011): Obesity and cannabis use: Results from 2 representative national surveys. *American Journal of Epidemiology* 15, 174, (8), S. 929–933.

[25] Ortiz-Peregrina, S.; Ortiz, C.; Casares-López, M.; Jiménez, J. R. & Anera, R. G. (2021): Effects of cannabis on visual function and self-perceived visual quality. *Scientific Reports* 11, S. 1655; Ortiz-Peregrina, S.; Ortiz, C.; Castro-Torres, J. J.; Jiménez, J. R. & Anera, R. G. (2020): Effects of Smoking Cannabis on Visual Function and Driving Performance. A Driving-Simulator Based Study. *International Journal of Environmental Research and Public Health* 17, (23), 9033.

[26] Dubois, S.; Mullen, N.; Weaver, B. & Bédard, M. (2015): The combined effects of alcohol and cannabis on driving: Impact on crash risk. *Forensic Science International* 248, S. 94–100.

Kapitel 2: Alkohol

[27] Diagnostic and Statistical Manual of Mental Disorders 4th Ed. Text Revision (2000): Washington DC: American Psychiatry Association.

[28] Wallgren H. (1970): Actions of Alcohol. Amsterdam: Elsevier.

[29] Chandler, L. J.; Harris, R. A. & Crews, F. T. (1998): Ethanol tolerance and synaptic plasticity. *Trends in Pharmacological Sciences* 19, S. 491–495.

[30] Nathan, P. E.; Zare, N. C.; Ferneau, E. W. Jr. & Lowenstein, L. M. (1970): Effects of congener differences in alcoholic beverages on the behavior of alcoholics. *Quarterly Journal of Studies on Alcohol* 5 (Suppl. 5), S. 87–100.

[31] Damrau, F. & Liddy, E. (1960): The whisky congeners. Current Therapeutic Research 2, S. 453–457; Pawan, G. L. S. (1973): Alcoholic drinks and hangover effects (abstract). *Proceedings of the Nutrition Society* 32. S. 15A.

[32] Chapman, L. (1970): Experimental induction of hangover. *Quarterly Journal of Studies on Alcohol* (Suppl. 5), S. 67–86.

[33] Köchling, J.; Geis, B.; Wirth, S. & Hensel, K. O. (2019): Grape or grain but never the twain? A randomized controlled multiarm matched-triplet crossover trial of beer and wine. *The American Journal of Clinical Nutrition* 109, S. 345–352.

[34] https://www.spiegel.de/panorama/justiz/gerichtsurteil-in-der-tuer-kei-alkoholpanscher-muessen-60-jahre-ins-gefaengnis-a-795222.html (zuletzt abgerufen am 05.12.2022).

[35] https://www.suedtirolnews.it/chronik/methanol-mord-in-leifers-ver-urteilte-ehefrau-in-bruenn-verhaftet (zuletzt abgerufen 06.12.2022).

[36] https://tuoitrenews.vn/news/society/20190110/vietnamese-doc-tors-use-beer-to-save-patient-from-alcohol-poisoning/48480.html (zu-letzt abgerufen 12.12.2022).

[37] Lamy, L. (1910): Clinical and statistical study of 134 cases of cancer of the oesophagus and of the cardia. *Archives des maladies de l'appareil digestif et des maladies de la nutrition* 4, S. 451–475.

[38] Rumgay, H.; Murphy, N.; Ferrari, P. & Soerjomataram, I. (2021): Alcohol and Cancer: Epidemiology and Biological Mechanisms. *Nutrients* 11, 13, (9), S. 3173.

[39] Sun A. Y.; Ingelman-Sundberg, M.; Neve, E.; Matsumoto, H.; u. a. (2001): Ethanol and oxidative stress. *Alcohol: Clinical and Experimental Research* 25(5 Suppl ISBRA), S. 237S–243S.

[40] Stornetta, A.; Guidolin, V., & Balbo, S. (2018): Alcohol-derived acetal-dehyde exposure in the oral cavity. *Cancers* 10, (1), S. 20.

[41] Fan, X.; Peters, B. A.; Jacobs, E. J.; u. a. (2018): Drinking alcohol is associated with variation in the human oral microbiome in a large study of American adults. *Microbiome* 6, (1), S. 59.

[42] Liu, Y.; Nguyen, N. & Colditz, G. A. (2015): Links between alcohol consumption and breast cancer: A look at the evidence. *Womens Health* 11, (1), S. 65–77.

[43] Brien, J. F. & Smith, G. N. (1991): Effects of alcohol (ethanol) on the fetus. *Journal of Developmental Physiology* 15, (1), S. 21–32.

[44] Niemann, Albert (1860): Über eine neue organische Base in den Coca-blättern. Inaugural-Dissertation. S. 16.

[45] Ebenda, S. 18.

[46] Freud, Sigmund (1885): Über Coca. Wien: Moritz Perles.

[47] Brunt, T.; Rigter, S.; Hoek, J.; Vogels, N.; van Dijk, P. & Niesink, R. (2009): An analysis of cocaine powder in the Netherlands: content and health hazards due to adulterants. *Addiction* 104, (5), S. 798–805.

[48] Di Candia, D.; Boracchi, M.; Muccino, E.; Gentile, G. & Zoja, R. (2022): The Letal Cutting: An Unexpected Cause of Death – A Methomyl Acute Intoxication. *Journal of Analytical Toxicology* 46, 1, e28–e35.

[49] Abouzahir, H.; Nya, S.; Belhouss, A. & Benyaich, H. (2020): Death following cocaine poisoning in body packer: Two cases report and review of the literature. *International Journal of Forensic Medicine* 2, (2), S. 14–16.

[50] Schwartz, B. G.; Rezkalla, S. & Kloner, R. A: (2010): Cardiovascular effects of cocaine. *Circulation* 122, S. 2558–2569.

[51] Lange, R. A. & Hillis, L. D. (2001): Cardiovascular Complications of Cocaine Use. *New England Journal of Medicine* 345, (5), S. 351–358.

[52] Kolodgie, F. D.; Virmani, R.; Cornhill, J. F.; Herderick, E. E., & Smialek, J. (1991): Increase in atherosclerosis and adventitial mast cells in cocaine abusers: An alternative mechanism of cocaineassociated coronary vasospasm and thrombosis. *Journal of the American College of Cardiology* 17, S. 1553–1560.

[53] Sordo, L.; Indave, B. I.; Barrio, G.; Degenhardt, L.; de la Fuente, L. & Bravo, M. J. (2014): Cocaine use and risk of stroke: A systematic review. *Drug and Alcohol Dependence* 142C, S. 1–13; Klonoff, D. C.; Andrews, B. T. & Obana, W. G. (1989): Stroke associated with cocaine use. *Archives of Neurology* 46, S. 989–993.

[54] Hollander, J. E. & Hoffman, R. S. (1992): Cocaine-induced myocardial infarction: An analysis and review of the literature. *Journal of Emergency Medicine* 10, S. 169–177.

[55] Wilbert-Lampen, U.; Seliger, C.; Zilker, T. & Arendt, R. M. (1998):

Cocaine increases the endothelial release of immunoreactive endothelin and its concentrations in human plasma and urine: Reversal by coincubation with sigma-receptor antagonists. *Circulation* 98, S. 385–390.

[56] Kim, S. T. & Park, T. (2019): Acute and Chronic Effects of Cocaine on Cardiovascular Health. *International Journal of Molecular Sciences* 29, 20, (3), S. 584.

[57] You, J.; Du, C. & Volkow, N. D. (2014): Optical coherence Doppler tomography for quantitative cerebral blood flow imaging. *Biomedical Optics Express* 5, 9, S. 3217–3230.

[58] Virmani, R.; Robinowitz, M.; Smialek, J. E.; u. a. (1988): Cardiovascular effects of cocaine: An autopsy study of 40 patients. *American Heart Journal* 115, (5), S. 1068-1070.

[59] Balopole, D. C.; Hansult, C. D. & Dorph, D. (1979): Effect of cocaine on food intake in rats. *Psychopharmacology* 64, S. 121–122.

[60] Wolgin, D. L. & Hertz, J. M. (1995): Effects of acute and chronic cocaine on milk intake, body weight, and activity in bottle- and cannula-fed rats. *Behavioural Pharmacology* 6, S. 746–753.

[61] Castro, F. G.; Newcomb, M. D. & Cadish, K. (1987): Lifestyle differences between young adult cocaine users and their nonuser peers. *Journal of Drug Education* 17, S. 89–111; Ersche, K. D.; Stochl, J.; Woodward, J. M. & Fletcher, P. C. (2013): The skinny on cocaine: Insights into eating behavior and body weight in cocaine-dependent men. *Appetite* 71, S. 75–80.

[62] Escobar, M.; Scherer, J. N.; Soares, C. M.; Guimaraes, L. S. P.; Hagen, M. E.; von Diemen, L. & Pechansky, F. (2018): Active Brazilian crack cocaine users: Nutritional, anthropometric, and drug use profiles. *Brazilian Journal of Psychiatry* 40, S. 354–360.

[63] Riezzo, I.; Fiore, C.; De Carlo, D.; Pascale, N.; Neri, M.; Turillazzi, E.; u. a. (2012): Side effects of cocaine abuse: Multiorgan toxicity and pathological consequences. *Current Medicinal Chemistry* 19, S. 5624–5646.

[64] Freudenmann, R. W.; Oxler F. & Bernschneider-Reif, S. (2006): The origin of MDMA (ecstasy) revisited: The true story reconstructed from the original documents. *Addiction* 101, (9), S. 1241-1245.

[65] Henry, J. A. (1992): Ecstasy and the dance of death. *BMJ* 4, 305, (6844), S. 5–6.

[66] Olson, K. R. & Benowitz, N. L. (1984): Environmental and drug-induced hyperthermia: Pathophysiology, recognition and management. *Emergency Medicine Clinics of North America* 2, S. 459–474.

[67] Elkattawy, S.; Mowafy, A.; Younes, I.; Tucktuck, M. & Agresti, J. (2021): Methylenedioxymethamphetamine (MDMA)-Induced Hyponatremia: Case Report and Literature Review. *Cureus* 13, (5), e15223.

[68] Kalant, H. (2001): The pharmacology and toxicology of »ecstasy« (MDMA) and related drugs. *Canadian Medical Association Journal* 2, 165, (7), S. 917–928.

[69] Siegel, R. K. (1986): MDMA – nonmedical use and intoxication. *Journal of Psychoactive Drugs* 18, S. 349–354; Peroutka, S. J.; Newman, H. & Harris, H. (1988): Subjective effects of 3,4-methylenedioxy-methamphetamine in recreational users. *Neuropsychopharmacology* 1, S. 273–277; Vollenweider, F. X.; Gamma, A.; Liechti, M. & Huber, T. (1998): Psychological and cardiovascular effects and short-term sequelae of MDMA («ecstasy«) in MDMA-naive healthy volunteers. *Neuropsychopharmacology* 19, S. 241–251; Mørland, J. (2000): Toxicity of drug abuse – amphetamine designer drugs (ecstasy): Mental effects and consequences of single dose use. *Toxicology Letters* 112/113, S. 147–152.

[70] Pallanti, S. & Mazzi, D. (1992): MDMA (ecstasy) precipitation of panic disorder. *Biological Psychiatry* 32, S. 91–95.

[71] Alciati, A.; Scaramelli, B.; Fusi, A.; Butteri, E.; Cattaneo, M. L. & Mellado, C. (1999): Three cases of delirium after »ecstasy« ingestion. *Journal of Psychoactive Drugs* 31, S. 167–170.

[72] McCann, U. D.; Slate, S. O. & Ricaurte, G. A. (1996): Adverse reactions with 3,4-methylenedioxymethamphetamine (MDMA; »ecstasy«). *Drug Safety* 15, S. 107–115.

[73] Armenian, P.; Mamantov, T. M.; Tsutaoka, B. T.: Gerona, R. R. L.; Silman, E. F. & Olson, K. R. (2014): Multiple MDMA (Ecstasy) overdoses at a rave event: A case series. *Journal of Intensive Care Medicine* 28, (4), S. 252–258.

[74] Soo Hoo, G. W. (2014): The Agony with Ecstasy Lessons from a Recent Rave. *Journal of Intensive Care Medicine* 28, (4), S. 259–261.

[75] Bonsignore, A.; Barranco, R.; Morando, A.; Orcioni, G. F. & Ventura, F. (2019): MDMA Induced Cardio-toxicity and Pathological Myocardial Effects: A Systematic Review of Experimental Data and Autopsy Findings. *Cardiovascular Toxicology* 19, S. 493–499.

[76] Ricaurte, G. A.; Yuan, J.; Hatzidimitriou, G.; Cord, B. J. & McCann, U. D. (2002): Severe Dopaminergic Neurotoxicity in Primates After a Common Recreational Dose Regimen of MDMA («Ecstasy«). *Science* 297, (5590), S. 2260–2063.

[77] De Win, M. M. L.; Jager, G.; Vervaeke, H. K. E.; Schilt, T.; u. a. (2005): The Netherlands XTC Toxicity (NeXT) study: Objectives and methods of a study investigating causality, course, and clinical relevance. *International Journal of Methods in Psychiatric Research* 14, (4), S. 167–185.

[78] Wagner, D.; Becker, B.; Koester, P.; Gouzoulis-Mayfrank, E. & Daumann, J. (2013): A prospective study of learning, memory, and executive function in new MDMA users. *Addiction* 108, (1), S. 136–145.

[79] Daumann, J.; Koester, P.; Becker, B.; Wagner, D. & Imperati, D. (2011): Medial prefrontal gray matter volume reductions in users of amphetamine-type stimulants revealed by combined tract-based spatial statistics and voxel-based morphometry. *NeuroImage* 54, S. 794–801.

[80] Kaizaki, A.; Tanaka, S.; Tsujikawa, K.; Numazawa, S. & Yoshida, T. (2010): Recreational drugs, 3,4-Methylenedioxymethamphetamine (MDMA), 3,4-methylenedioxyamphetamine (MDA) and diphenylprolinol, inhibit neurite outgrowth in PC12 cells. *Journal of Toxicological Sciences* 35 (3), S. 375–381.

[81] Müller, F.; Brändle, R.; Liechti, M. E. & Borgwardt, S. (2019): Neuroimaging of chronic MDMA (»ecstasy«) effects: A meta-analysis. *Neuroscience and Biohavioral Reviews* 96, S. 10–20.

[82] https://www.spiegel.de/lebenundlernen/schule/ecstasy-sucht-ich-habe-

mich-richtig-dumm-gefuehlt-a-387649.html (zuletzt abgerufen am 05.01.2023).

Kapitel 5: Opium

[83] Jaffe, J. H. & Martin, W. R. (1985): Opioid analgesics and antagonists. In: Goodman and Gibnan's. The Pharmacological Basis of Therapeutics. New York: Macmillan Publishing.

[84] Seyani, C.; Green P.; Daniel, L. & Pegden, A. (2017): An interesting case of opium tea toxicity. *BMJ Case Rep* 28, bcr2016218971.

[85] Massomi, M.; Ramezani, M. A. & Karimzadeh, H. (2010): The relationship of opium addiction with coronary artery disease. *International Journal of Preventive Medicine* 1, S. 182–186; Massomi, M.; Shahesmaeili, A.; Mirzazadeh, A.; Tavakoli, M. & Ali, A. Z. (2010): Opium addiction and severity of coronary artery disease: A case-control study. *Journal of Research in Medical Sciences* 15, S. 27–32.

[86] Khosoosi Niaki, M. R.; Hamid, M.; Farshidi, F.; Mohammadpour, M. & Salehi Omran, M. T. (2013): Evaluation of the role of opium addiction in acute myocardial infarction as a risk factor. *Caspian Journal of Internal Medicine* 4, S. 585–589.

[87] Opium Consumption. IARC Monographs on the Identification of Carcinogenic Hazards to Humans 2021. https://monographs.iarc.who.int/ (zuletzt abgerufen am 11.01.2023).

[88] Ebenda.

Kapitel 6: LSD

[89] Hofmann, Albert (1999): LSD – mein Sorgenkind: Die Entdeckung einer »Wunderdroge«. München: dtv, S. 28–29.

[90] Ebenda, S. 29.

[91] Ebenda, S. 30.

[92] Ebenda, S. 30–32.

[93] Ebenda, S. 33–34.

[94] https://www.deutsche-apotheker-zeitung.de/news/artikel/2018/04/16/75-jahre-lsd-rausch-und-horror-inklusive/chapter:3 (zuletzt abgerufen 19.06.2023).

[95] Lerner, G.; Rudinski, D.; Bor, O. & Goodman, C. (2014): Flashbacks and HPPD: A clinical-oriented concise review. *Israel Journal of Psychiatry and Related Sciences* 51, S. 296–301.

[96] Kurtom, M.; Henning, A. & Espiridion, E. D. (2019): Hallucinogen-persisting Perception Disorder in a 21-year-old Man. *Cureus* 11, (2), e4077.

[97] Reay, D. T.; Fligner, C. L.; Stilwell, A. D. & Arnold, J. (1992): Positional asphyxia during law enforcement transport. *American Journal of Forensic Medicine and Pathology* 13, (2), S. 90–97.

[98] Klock, J. C.; Boerner, U. & Becker, C. E. (1975): Coma, hyperthermia, and bleeding associated with massive LSD overdose, a report of eight cases. *Clinical Toxicology* 8, (2), S. 191–203.

[99] Haden, H. & Woods, B. (2020): LSD Overdoses: Three Case Reports. *Journal of Studies on Alcohol and Drugs* 81, (1), S. 115–118.

Kapitel 7: Koffein

[100] Runge, Friedlieb Ferdinand (1988): Hauswirthschaftliche Briefe: erstes bis drittes Dutzend. Weinheim, VCH, S. 162–165.

[101] Ebenda, S. 165.

[102] Smith, A. (2002): Effects of caffeine on human behavior. *Food and Chemical Toxicology* 40, S. 1243–1255; Turnbull, D.; Rodricks, J. V. & Mariano, G. F. (2016): Neurobehavioral hazard identification and characterization for caffeine. *Regulatory Toxicology and Pharmacology* 74, S. 81–92.

[103] Kaplan, G. B.; Greenblatt, D. J.; Ehrenberg, B. L.; Goddard, J. E.; Cotreau, M. M.; Harmatz, J. S. & Shader, R. I. (1997): Dose-dependent pharmacokinetics and psychomotor effects of caffeine in humans. *Journal of Clinical Pharmacology* 37, S. 693–703; Smith, A. (2002): Effects of caffeine on human behavior, a. a. O.

[104] Kaplan, G. B.; Greenblatt, D. J.; Ehrenberg, B. L.; Goddard J. E.; Cotreau, M. M.; Harmatz, J. S. & Shader, R. I. (1997), a. a. O.

[105] Jokela, S. & Varliainen, A. (1959): Caffeine poisoning. *Acta Pharmacologica et Toxicologica* 15, S. 331–334.

[106] Jones, A. W. (2017): Review of caffeine-related fatalities along with postmortem blood concentrations in 51 poisoning deaths. *Journal of Analytical Toxicology* 41, S. 167–172.

[107] Murray, A. & Traylor, J. (2022): Caffeine Toxicity. Treasure Island (FL): StatPearls Publishing.

[108] Poussel, M.; Kimmoun, A.; Levy, B.; Gambier, N.; Dudek, F.; Puskarczyk, E.; Poussel, J. F. & Chenuel, B. (2013): Fatal cardiac arrhythmia following voluntary caffeine overdose in an amateur body-builder athlete. *International Journal of Cardiology* 166, e41–e42.

[109] Lee, J. W.; Kim, Y.; Perera, V.; McLachlan, A. J. & Bae, K. S. (2015): Prediction of plasma caffeine concentrations in young adolescents following ingestion of caffeinated energy drinks: A Monte Carlo simulation. *European Journal of Pediatrics* 174, S. 1671–1678; Musgrave, I. F.; Farrington, R. L.; Hoban, C. & Byard, R. W. (2016): Caffeine toxicity in forensic practice: possible effects and under-appreciated sources. *Forensic Science, Medicine and Pathology* 12, S. 299–303.

[110] Berger, A. J. & Alfoerd, K. (2009): Cardiac arrest in a young man following excess consumption of caffeinated »energy drinks«. *Medical Journal of Australia* 190, S. 41–43.

[111] Kruger, A. (1996): Chronic psychiatric patients' use of caffeine: Pharmacological effects and mechanisms. *Psychological Reports* 78, S. 915–923.

[112] Tancer, M. E.; Stein, M. B. & Uhde, T. W. (1991): Lactate response to caffeine in panic disorder: A replication using an ›anxious‹ control group. *Biological Psychiatry* 29, S. 57A; Charney, D. S.; Heninger, G. R. & Jatlow, P. I. (1985): Increased anxiogenic effects of caffeine in panic disorders. *Archives of General Psychiatry* 42, S. 233–243.

[113] Kruger, A. (1996), a. a. O.

[114] Hedges, D. W.; Woon, F. L. & Hoopes, S. P. (2009): Caffeine-induced psychosis. *CNS Spectrums* 14, (3), S. 127–129.

[115] Cerimele, J.; Stern, A. & Jutras-Aswad, D. (2010): Psychosis following

excessive ingestion of energy drinks in a patient with schizophrenia. *American Journal of Psychiatry* 167, (3), S. 353.

[116] American College of Obstetricians and Gynecologists (2010): Moderate caffeine consumption during pregnancy. Committee Opinion 462. *Obstetrics & Gynecology* 116, S. 467–468.

[117] Galéra, C.; Bernard, J. Y.; van der Waerden, J.; Bouvard, M. P.; Lioret, S.; u. a. (2016): EDEN Mother-Child Cohort Study Group. Prenatal Caffeine Exposure and Child IQ at Age 5.5 Years: The EDEN Mother-Child Cohort. *Biological Psychiatry* 80, S. 720–726.

[118] Rutherford, H. & Mayes, L. C. (2019): Should Pregnant Women Worry About Caffeine? *Biological Psychiatry* 80, (9), S. 650–651.

[119] Griffiths, R. R. & Woodson, P. P. (1998): Reinforcing properties of caffeine: Studies in humans and laboratory animals. *Pharmacology, Biochemistry, and Behavior* 29, S. 419–427; Schuh, K. J. & Griffiths, R. R. (1997): Caffeine reinforcement: The role of withdrawal. *Psychopharmacology* 130, S. 320–326.

[120] Finnegan, D. (2003): The health effects of stimulant drinks. *Nutrition Bulletin* 28, S. 147–155.

Kapitel 8: Crystal Meth

[121] https://www.t-online.de/nachrichten/panorama/wissen/geschichte/id_100089502/zweiter-weltkrieg-dieser-finnische-zombie-soldat-ueberlebte-wochen-auf-meth.html (zuletzt abgerufen am 15.01.2023).

[122] Aimo Koivunen (1978): Pervitiini-partio. Kansa Taisteli – miehet kertovat. Nr. 4. Bonnier.

[123] Homer, B. D.; Solomon, T. M.; Moeller, R. W.; Mascia, A.; DeRaleau, L. & Halkitis, P. N. (2008): Methamphetamine abuse and impairment of social functioning: A review of the underlying neurophysiological causes and behavioral implications. *Psychological Bulletin* 134, S. 301–310; Meredith, C. W.; Jaffe, C.; Ang-Lee, K. & Saxon, A. J. (2005): Implications of chronic methamphetamine use: A literature review. *Harvard Review of Psychiatry* 13, S. 141–154.

[124] Albertson, T. E.; Derlet, R. W. & Van Hoozen, B. E. (1999): Methamphetamine and the expanding complications of amphetamines. *Western Journal of Medicine* 170, S. 214–219; Lynch, J. & House, M. A. (1992): Cardiovascular effects of methamphetamine. *Journal of Cardiovascular Nursing* 6, S. 12–18; Murray, J. B. (1998): Psychophysiological aspects of amphetamine-methamphetamine abuse. *Journal of Psychology* 132, S. 227–237.

[125] Inoue, H.; Ikeda, N.; Kudo, K.; Ishida, T.; Terada, M. & Matoba, R. (2000): Methamphetamine-related sudden death with a concentration which was of a ›toxic level‹. *Legal Medicine* 8, (3), S. 150–155; Darke, S.; Kaye, S. & Duflou, J. (2017): Methamphetamine-related death is an under-addressed public health problem. *Addiction* 112, (12), S. 2204–2205.

[126] Rusyniak, D. E. & Sprague, J. E. (2005): Toxin-induced hyperthermic syndromes. *Medical Clinics of North America* 89, S. 1277–1296; Prakash, M. D.; Tanalakis, K.; Antonipillal, J.; Stojanovska, L.; Nurdall, K. & Apostolopoulos, V. (2017): Methamphetamine: Effects on the brain, gut, and immune system. *Pharmacological Research* 120, S. 60–67.

[127] Kiyatkin, E. A. & Sharma, H. S. (2019): Leakage of the blood-brain barrier followed by vasogenic edema as the ultimate cause of death induced by acute methamphetamine overdose. *International Review of Neurobiology* 146, S. 189–207.

[128] Lappin, J. M.; Darke, S. & Farrell, M. (2017): Stroke and methamphetamine use in young adults: A review. *Journal of Neurology, Neurosurgery & Psychiatry* 88 (12), S. 1079–1091.

[129] Huang; M. C.; Yang, S. Y.; Lin, S. K.; Chen, K. Y.; Chen, Y. Y.; Kuo, C. J. & Hung, Y. N. (2016): Risk of in methamphetamine cardiovascular diseases and stroke events users: A 10-year follow-up study. *Journal of Clinical Psychiatry* 77, S. 1396; Moon, K.; Albuquerque, F. C.; Mitkov, M.; Ducruet, A. F.; Wilson, D. A.; Crowley, R. W.; Nakaji, P. & McDougall, C. G. (2015): Methamphetamine use is an independent predictor of poor outcome after aneurysmal subarachnoid haemorrhage. *Journal of NeuroInterventional Surgery* 7, S. 346–350.

[130] Gonzalez, R.; Rippeth, J. D.; Carey, C. L.; Heaton, R. K.; Moore, D.

J.; Schweinsburg, B. C.; Cherner, M. & Grant, I. (2004): Neurocognitive performance of methamphetamine users discordant for history of marijuana exposure. *Drug and Alcohol Dependence* 76, S. 181–190; Paulus, M. P.; Hozack, N. E.; Zauscher, B. E.; u. a. (2002): Behavioral and functional neuroimaging evidence for prefrontal dysfunction in methamphetamine-dependent subjects. *Neuropsychopharmacology* 26, S. 53–63; Semple, S. J.; Zians, J.; Grant, I. & Patterson, T. L. (2005): Impulsivity and methamphetamine use. *Journal of Substance Abuse Treatment* 29, S. 85–93; Sim, T.; Simon, S. L.; Domier, C. P.; Richardson, K.; Rawson, R. A. & Ling, W. (2002): Cognitive deficits among methamphetamine users with attention deficit hyperactivity disorder symptomatology. *Journal of Addictive Diseases* 21, S. 75–89; Woods, S. P.; Rippeth, J. D.; Conover, E.; u. a.: Deficient strategic control of verbal encoding and retrieval in individuals with methamphetamine dependence. *Neuropsychology* 19, (1), S. 35–43.

[131] Choudhry, Z.; Rikani, A.; Choudhry, A. M.; Tariq, S.; Zakaria, F.; Anwar, S.; Laghari, M. H.; Haider, K.; Shafiq, A. A. & Mobassarah, N. J. (2014): Pharmacology, neurobiology and neurotoxicity of methamphetamine. *El Mednifico Journal* 2, (1), S. 5–22; Gonçalves, J.; Baptista, S. & Silva, A. P. (2014): Psychostimulants and brain dysfunction: A review of the relevant neurotoxic effects. *Neuropharmacology* 87, S. 135–149; Moratalla, R.; u. a. (2015): Amphetamine-related drugs neurotoxicity in humans and in experimental animals: Main mechanisms. *Progress in Neurobiology* 155, S. 149–170.

[132] Sharma, H. S. & Kiyatkin, E. A. (2009): Rapid morphological brain abnormalities during acute methamphetamine intoxication in the rat: An experimental study using light and electron microscopy. *Journal of Chemical Neuroanatomy* 37, S. 18–32; Yamamoto, B. K.; Moszczynska, A. & Gudelsky, G. A. (2010): Amphetamine toxicities: Classical and emerging mechanisms. *Annals of the New York Academy of Sciences Journal* 1187, S. 101–121.

[133] Eugenin, E. A.; Greco, J. M.; Frases, S.; Nosanchuk, J. D. & Martinez, L. R. (2013): Methamphetamine alters blood brain barrier protein expression in mice, facilitating central nervous system infection by neu-

rotropic Cryptococcus neoformans. *Journal of Infectious Diseases* 208, S. 699–704.

[134] Todd, G.; Noyes, C.; Flavel, S. C.; Vedova, C. B. D.; u. a. (2013): Illicit stimulant use is associated with abnormal substantia nigra morphology in humans. *PLoS One* 8, (2), e56438.

[135] McKetin, R.; Lubman, D. I.; Baker, A.; Dawe, S. & Ali, R. L. (2013): Dose-Related Psychotic Symptoms in Chronic Methamphetamine Users. *JAMA Psychiatry* 9.

[136] McKetin, R.; Lubman, D. I.; Najman, J. M.; Dawe, S.; Butterworth, P. & Baker, A. L. (2014): Does methamphetamine use increase violent behaviour? Evidence from a prospective longitudinal study. *Addiction* 109, (5), S. 798–806.

[137] Rusyniak, D. E. (2013): Neurologic manifestations of chronic methamphetamine abuse. *Psychiatric Clinics of North America* 36, S. 261–275.

[138] Saini, T.; Edwards, P. C.; Kimmes, N. S.; Carroll, L. R.; Shaner, J. W. & Dowd, F. J. (2005): Etiology of xerostomia and dental caries among methamphetamine abusers. *Oral Health and Preventive Dentistry* 3, S. 189–195; Hamamoto, D. T. & Rhodus, N. L. (2009): Methamphetamine abuse and dentistry. *Oral Diseases* 15, S. 27–37.

[139] Shaner, J. W.; Kimmes, N.; Saini, T. & Edwards, P. (2006): »Meth mouth«: Rampant caries in methamphetamine abusers. *AIDS Patient Care and STDs* 20, S. 146–150; Evans, Z. P.; Miller, P. M.; Sftvmut, Z. F. U.; u. a. (2012): Methamphetamine abuse and oral health: A pilot study of »Meth Mouth.« *Quintessence International* 43, S. 229–237.

Kapitel 9: Tilidin

[140] https://www.t-online.de/leben/familie/schulkind-und-jugendliche/id_20092880/tilidin-trend-droge-mit-gefaehrlicher-wirkung.html (zuletzt abgerufen am 24.02.2023).

[141] https://www.berliner-zeitung.de/mensch-metropole/tilidin-run-auf-eine-modedroge-li.33454 (zuletzt abgerufen am 24.02.2023).

[142] https://www.stern.de/politik/deutschland/berliner-hauptbahnhof-blutbad-bei-der-eroeffnungsparty-3355310.html (zuletzt abgerufen am 24.02.2023).

[143] https://www.tagesspiegel.de/berlin/justizsenatorin-geht-gegen-mode-droge-vor-6562693.html (zuletzt abgerufen am 24.02.2023).

[144] https://www.spiegel.de/politik/deutschland/hemmungslose-gewalt-trend-droge-laesst-jugendliche-durchdrehen-a-529907.html.

[145] Regenthal, R.; Krueger, M.; Richter, M. & Preiss, R. (1998): Poisoning with tilidine and naloxone: Toxicokinetic and clinical observations. *Human & Experimental Toxicology* 17, S. 593–597.

[146] Van Boven, M.; Daenens, P. & Bruneel, N. (1976): A Death Case Involving Tilidine. *Archives of Toxicology* 36, S. 121–125.

[147] Cordonnier, J.; Van den Heede, M.; Heyndrickx, A. & Wennig, R. (1987): Disposition of tilidine in a fatal poisoning in man. *Journal of Analytical Toxicology* 11, (3), S. 105–109.

[148] Trojan, A. & Beil, H. W. (1978): Tilidine abuse and dependence. *Drug and Alcohol Dependence* 3, (6), S. 383–391.

Kapitel 10: Magic Mushrooms

[149] Van Amsterdam, J.; Opperhuizen, A. & van den Brink, W. (2011): Harm potential of magic mushroom use: A review. *Regulatory Toxicology and Pharmacology* 59, (3), S. 423–429; Stripp, M. P. & Beuhler, M. C. (2017): Psilocybin mushroom exposures reported to poison control centers: An NPDS study. *Clinical Toxicology* 55, S. 751.

[150] Van Amsterdam, J.; Opperhuizen, A. & van den Brink, W. (2011), a. a. O.

[151] Gonmori, K. & Yoshioka, N. (2002): Fatal Ingestion of magic mushroom: A case report. *Annales de toxicologie analytique* 14, S. 350; McCawley, E. L.; Brummett, R. E. & Dana, G. W. (1962): Convulsions from psilocybe mushroom poisoning. *Proceedings of the Western Pharmacology Society* 5, S. 27–33.

[152] Francis, J. & Murray, V. S. (1983): Review of enquiries made to the

NPIS concerning Psilocybe mushroom ingestion, 1978–1981. *Human & Experimental Toxicology* 2, (2), S. 349–352; Kristinsson, J.; Palsson, R.; Gudjonsdottir, G. A.; Blondal, M.; Gudmundsson, S. & Snook, C. P. (2020): Acute poisonings in Iceland: A prospective nationwide study. *Clinical Toxicology* 46, (2), S. 126–32; Mathias, B. & Forrester, B. S. (2020): Hallucinogenic mushroom misuse reported to Texas poison centers. *Journal of Addictive Diseases* 38, (4), S. 482–488.

153 Riley, S. C. & Blackman, G. (2008): Between prohibitions: Patterns and meanings of magic mushroom use in the UK. *Substance Use & Misuse* 43, S. 55–71.

154 Satora, L.; Goszcz, H. & Ciszowski, K. (2005): Poisonings resulting from the ingestion of magic mushrooms in Krakow. *Przeglad Lekarski* 62, S. 394–396.

155 Zinberg, N. A. (2010): Drug, Set, and Setting: The Basis for Controlled Intoxicant Use. London: Yale University Press.

156 Barrett, F.; Johnson, M. W. & Griffiths, R. R. (2017): Neuroticism is associated with challenging experiences with psilocybin mushrooms. *Personality and Individual Differences* 117, S. 155–160.

157 Honyiglo, E.; Franchi, A.; Cartiser, N.; Bottinelli, C.; Advenier, A. S.; Bévalot, F. & Fanton, L (2019): Unpredictable Behavior Under the Influence of »Magic Mushrooms«: A Case Report and Review of the Literature. *Journal of Forensic Sciences* 64, (4), S. 1266–1270.

158 Carbonaro, T. M.; Bradstreet, M. P.; Barrett, F. S.; MacLean, K. A.; Jesse, R.; Johnson, M. W. & Griffiths, R. R. (2016): Survey study of challenging experiences after ingesting psilocybin mushrooms: Acute and enduring positive and negative consequences. *Journal of Psychopharmacology* 30, (12), S. 1268–1278.

159 Benjamin, C. (1979): Persistent psychiatric symptoms after eating psilocybin mushrooms. *British Medical Journal* 1, S. 1319–1320.

160 Halpern, J. H. & Pope, H.-G. J. (2003): Hallucinogen persisting perception disorder: What do we know after 50 years? *Drug and Alcohol Dependence* 69, S. 109–119.

161 Vollenweider, F. X.; Vollenweider-Scherpenhuyzen, M. F.; Babler, A.; Vogel, H. & Hell, D. (1998): Psilocybin induces schizophrenia-like

psychosis in humans via a serotonin-2 agonist action. *Neuroreport* 9, S. 3897–3902.

[162] Van Amsterdam, J.; Opperhuizen, A. & van den Brink, W. (2011), a. a. O.

[163] Ebenda.

Kapitel 11: Benzodiazepine

[164] Dorandeu, A.; Pagès, C.; Sordino, M.; u. a. (2006): ›A case in south-eastern France: A review of drug facilitated sexual assault in European and English-speaking countries‹. *Journal of Clinical Forensic Medicine* 13, S. 253–261.

[165] ACMD (2007) Report on drug facilitaded sexual assault (DFSA), UK Advisory Council on the Misuse of Drugs.

[166] Kang, M.; Galuska, M. A. & Ghassemzadeh, S. (2022): Benzodiazepine Toxicity. Treasure Island (FL): StatPearls Publishing.

[167] Bachhuber, M. A.; Hennessy, S.; Cunningham, C. O. & Starrels, J. L. (2016): Increasing Benzodiazepine Prescriptions and Overdose Mortality in the United States, 1996-2013. *American Journal of Public Health* 106, (4), S. 686–688.

[168] Sunter, J. P.; Bal, T. S. & Cowan, W. K. (1988): »Three cases of fatal triazolam poisoning«. *BMJ* 297, (6650), S. 719.

[169] Okun, M. L.; Eber, R. & Saini, B. (2015): A review of sleeppromoting medications used in pregnancy. *American Journal of Obstetrics & Gynecology* 212, S. 428–441.

[170] Bellantuaono, C.; Tofani, S.; Di Sciascio, G.; u. a. (2013): Benzodiazepine exposure in pregnancy and risk of major malformations: A critical overview. *General Hospital Psychiatry* 35, S. 3–8; Sheehy, O.; Zhao, J. P. & Bérard, A. (2019): Association Between Incident Exposure to Benzodiazepines in Early Pregnancy and Risk of Spontaneous Abortion. *JAMA Psychiatry* 76, (9), S. 948–957.

[171] Chen, V. C.; u. a. (2022): Association of prenatal exposure to benzodiazepines with development of autism spectrum and attention-deficit/hy-

peractivity disorders. *JAMA Netw Open* 5, (11), e2243282; Rai, D.; Lee, B. K.; Dalman, C.; Golding, J.; Lewis, G. & Magnusson, C. (2013): Parental depression, maternal antidepressant use during pregnancy, and risk of autism spectrum disorders: Population based case-control study. *BMJ* 19, 346, f2059.

[172] Soussan, C.; Gouraud, A.; Portolan, G.; u. a. (2014): Drug induced adverse reactions via breastfeeding: A descriptive study in the French PharmacovigilanceDatabase. *European Journal of Clinical Pharmacology* 70, S. 1361–1366.

[173] Joint Formulary Committee (2015): British National Formulary. London: BMJ Group and Pharmaceutical Press, 69. Aufl.

[174] Griffin, C. E.; Kaye, A. M.; Bueno, F. R.; u. a. (2013): Benzodiazepine pharmacology and central nervous system-mediated effects. *Ochsner Journal* 13, S. 214–223.

[175] Pal, R. & Galloway, G. P. (2015): The pharmacology of nonalcohol sedative-hypnotics. In: Herron, A. L. J. & Brennan, T. K. (Hrsg.): The ASAM Essentials of Addiction Medicine, Philadelphia, PA: Wolters Kluwer, 2. Aufl., S. 53–58.

Kapitel 12: K.-o.-Tropfen

[176] Bosch, O. G.; Esposito, F.; Dornbierer, D.; u. a. (2018): Gamma-hydroxybutyrate increases brain resting-state functional connectivity of the salience network and dorsal nexus in humans. *Neuroimage* 173, S. 448–459; Bosch, O. G.; Havranek, M. M.; Baumberger, A.; u. a. (2017): Neural underpinnings of prosexual effects induced by gamma-hydroxybutyrate in healthy male humans. *European Neuropsychopharmacology* 27, S. 372-382; Korf, D. J.; Nabben, T.; Benschop, A.; Ribbink, K. & van Amsterdam, J. G. C. (2014): Risk factors of γ-hydroxybutyrate overdosing. *European Addiction Research* 20, S. 66–74.

[177] Caldicott, D. G.; Chow, F. Y.; Burns, B. J.; Felgate, P. D. & Byard, R. W. (2014): Fatalities associated with the use of gamma-hydroxybutyrate and its analogues in Australasia. *Medical Journal of Australia* 181,

(6), S. 310–313; Schulz, M.; Iwersen-Bergmann, S.; Andresen, H. & Schmoldt, A. (2012): Therapeutic and toxic blood concentrations of nearly 1,000 drugs and other xenobiotics. *Critical Care* 16, (4), R136; Nicholson, K. L. & Balster, R. L. (2001): GHB: A new and novel drug of abuse. *Drug and Alcohol Dependence* 63, (1), S. 1–22.

[178] Kam, P. C. A. & Yoong, F. F. Y. (1998): ›Gamma-hydroxybutyric acid: An emerging recreational drug‹. *Anaesthesia* 53, S. 1195–1198.

[179] Elliott, S. P. (2004): Nonfatal instances of intoxication with gamma-hydroxybutyrate in the United Kingdom. *Therapeutic Drug Monitoring* 26, (4), S. 432–440; Galicia, M.; Nogue, S. & Miró, O. (2011): Liquid ecstasy intoxication: Clinical features of 505 consecutive emergency department patients. *Emergency Medicine Journal* 28, (6), S. 462–466; Schep, L. J.; Knudsen, K.; Slaughter, R. J.; Vale, J. A. & Mégarbane, B. (2012): The clinical toxicology of γ-hydroxybutyrate, γ-butyrolactone and 1,4-butanediol. *Clinical Toxicology* 50, (6), S. 458–470; Anderson, I. B.; Kim, S. Y.; Dyer, J. E.; u. a. (2006): Trends in gamma-hydroxybutyrate (GHB) and related drug intoxication: 1999 to 2003. *Annals of Emergency Medicine* 47, (2), S. 177–183.

[180] Miró, Ò.; Galicia, M.; Dargan, P.; u. a. (2017): Intoxication by gamma hydroxybutyrate and related analogues: Clinical characteristics and comparison between pure intoxication and that combined with other substances of abuse. *Toxicology Letters* 277, S. 84–91; Korf, D. J.; Nabben, T.; Benschop, A.; Ribbink, K. & van Amsterdam, J. G. C. (2014), a. a. O.

[181] Von Mühlendahl, K. E.; Oberdisse, U.; Bunjes, R. & Brockstedt, M. (2003): Vergiftungen im Kindesalter. Stuttgart: Thieme Verlag, 4. Aufl.

[182] European Monitoring Centre for Drugs and Drug Addiction (EM-CDDA) (2002): Report on the risk assessment of GHB in the framework of the joint action on new synthetic drugs.

[183] Marinetti, L. J. & Lebeau, M. A. (2010): The use of GHB and analogs to facilitate sexual assault. *Forensic Science Review* 22, S. 41–59.

[184] Degenhardt, L.; Darke, S. & Dillon, P. (2002): GHB use among Australians: Characteristics, use patterns and associated harm. *Drug and Alcohol Dependence* 67, (1), S. 89–94.

[185] Pereira, F. R.; McMaster, M. T. B.; Polderman, N.; de Vries, Y.; van den

Brink, W. & van Wingen, G. A. (2018): Adverse effects of GHB-induced coma on long-term memory and related brain function. *Drug and Alcohol Dependence* 190, S. 29–36.

[186] Van Nieuwenhuijzen, P. S.; Long, L. E.; Hunt, G. E.; Arnold, J. C. & Mcgregor, I. S. (2010): Residual social, memory and oxytocin-related changes in rats following repeated exposure to γ-hydroxybutyrate (GHB), 3,4-methylenedioxymethamphetamine (MDMA) or their combination. *Psychopharmacology* 212, S. 663–674; Pedraza, C.; Belén García, F. & Navarro, J. F. (2009): Neurotoxic effects induced by gammahydroxybutyric acid (GHB) in male rats. *International Journal of Neuropsychopharmacology* 12, S. 1165–1177.

[187] Barker, J. C.; Harris, S. L. & Dyer, J. E. (2007): Experiences of gamma hydroxybutyrate (GHB) ingestion: A focus group study. *Journal of Psychoactive Drugs* 39, S. 115–129; Miró, Ò.; Galicia, M.; Dargan, P.; u. a. (2017), a. a. O.

[188] https://www.kreiszeitung-wochenblatt.de/buxtehude/c-panorama/vorsicht-vor-k-o-tropfen_a270714 (zuletzt abgerufen am 26.03.2023).

[189] https://www.abendblatt.de/region/stormarn/article235518569/Frauen-in-Laube-vergewaltigt-Mehr-als-sieben-Jahre-Haft.html (zuletzt abgerufen am 26.03.2023).

[190] Marinetti, L. J. & Lebeau, M. A. (2010), a. a. O.

[191] Galloway, G.; Frederick, S.; Staggers, F.; Gonzoles, M.; Stalcup, S. & Smith, D. (1997): Gamma-hydroxybutyrate: an emerging drug of abuse that causes physical dependence. *Addiction* 92, S. 89–96.

[192] McDaniel, C. H. & Miotto, K. A. (2001): Gamma hydroxybutyrate (GHB) and gamma butyrolactone (GBL) withdrawal: Five case studies. *Journal of Psychoactive Drugs* 33, (2), S. 143–149.

Kapitel 13: Heroin

[193] Hoffmann, F.: Blatt 51 des Laborjournals vom 21. August 1897. In: De Ridder, M. (2000): Heroin. Vom Arzneimittel zur Droge. Frankfurt am Main: Campus, S. 37.

[194] Floret, T. (1898): Klinische Versuche über die Wirkung und Anwendung des Heroins. *Therapeutische Monatshefte* 12, S. 512.

[195] Ochoa, K. C.; Hahn, J. A.; Seal, K. H. & Moss, A. R. (2001): Overdosing among young injection drug users in San Francisco. *Addictive Behaviors* 26, S. 453–460; Darke, S.; Ross, J. & Hall, W. (1996): Overdose among heroin users in Sydney, Australia. I. Prevalence and correlates of non-fatal overdose. *Addiction* 91, S. 405–411.

[196] https://www.fnp.de/frankfurt/stadt-frankfurt-laesst-rauschgift-reinheit-untersuchen-10431995.html (zuletzt abgerufen am 03.04.2023).

[197] Risser, D.; Uhl, A.; Stichenwirth, M.; u. a. (2000): Quality of heroin and heroin-related deaths from 1987 to 1995 in Vienna, Austria. *Addiction* 95, S. 375–382.

[198] Darke, S. & Hall, W. (2003): Heroin Overdose: Research and Evidence-Based Intervention. *Journal of Urban Health* 80, (2), S. 189–200.

[199] White, J. & Irvine, R. (1999): Mechanisms of fatal opioid overdose. *Addiction* 95, S. 961–972.

[200] Gossop. M.; Griffiths, P.; Powis, B.; Williamson, S. & Strang, J. (1996): Frequency of non-fatal heroin overdose: Survey of heroin users recruited in non-clinical settings. *BMJ* 313, S. 402; Swift, W.; Maher, L. & Sunjic, S. (1999): Transitions between routes of heroin administration: A study of Caucasian and Indochinese heroin users in south-western Sydney, Australia. *Addiction* 94, S. 71–82.

[201] Neaigus, A.; Miller, M.; Friedman S.; u. a. (2001): Potential risk factors for the transition to injecting among non-injecting heroin users: A comparison of former injectors and never injectors. *Addiction* 96, S. 847–860.

[202] Darke, S. & Ross, J. (1997): Overdose risk perceptions and behaviours among heroin users in Sydney, Australia. *European Addiction Research* 3, S. 87–92.

[203] Edelmann, E. J.; Cheng, D. M.; Krupitsky, E. M.; Bridden, C.; u. a. (2015): Heroin Use and HIV Disease Progression: Results from a Pilot Study of a Russian Cohort. *AIDS and Behavior* 19, S. 1089–1097.

[204] Karoli, R.; Fatima, J.; Singh, P. & Kazmi, I. (2012): Acute myocardial involvement after heroin inhalation. *Journal of Pharmacology &*

Pharmacotherapeutics 3, (3), S. 282–284; Sztajzel, J.; Karpuz, H. & Rutishauser, W. (1994): Heroin abuse and myocardial infarction. *International Journal of Cardiology* 47, S. 180–182; Yu, S. L.; Liu, C. P.; Lo, Y. K. & Lin, S. L. (2004): Acute myocardial infarction after heroin injections. *Japanese Heart Journal* 45, S. 1021–1028.

[205] Bashore, R. A.; Ketchum, J. S.; Staisch, K. J., Barrett, C. T. & Zimmermann, E. G. (1981): Heroin addiction and pregnancy. *Western Journal of Medicine* 134, (6), S. 506–514; Hulse, G. K.; Milne, E.; English, D. R.; u. a. (1998): Assessing the relationship between maternal opiate use and antepartum haemorrhage. *Addiction* 93, S. 1553–1558.

[206] Mactier, H. (2011): The management of heroin misuse in pregnancy: Time for a rethink? *Archives of Disease in Childhood. Fetal and Neonatal Edition* 96, F457–F460.

[207] Alroomi, L. G.; Davidson, J.; Evans, T. J.; u. a. (1988): Maternal narcotic abuse and the newborn. *Archives of Disease in Childhood* 63, S. 81–83.

Kapitel 14: Tabak

[208] https://www.deutschlandfunk.de/vor-525-jahren-kolumbus-und-der-tabak-100.html (zuletzt abgerufen am 19.06.2023).

[209] US Department of Health and Human Services (2010): How Tobacco Smoke Causes Disease: The Biology and Behavioral Basis for Smoking-Attributable Disease: A Report of the Surgeon General. Atlanta, US Department of Health and Human Services, Centers for Disease Control and Prevention, National Center for Chronic Disease Prevention and Health Promotion, Office on Smoking and Health.

[210] US Department of Health and Human Services (1999): List of 599 additives in cigarettes submitted to the USDHHS.

[211] Deutsches Krebsforschungszentrum (Hrsg.) (2005): Increased Health Hazards due to Additives of Tobacco Products – Consequences for Product Regulation. Heidelberg, German Cancer Research Center.

[212] National Council on Radiation Protection and Measurements (2009):

Ionizing Radiation Exposure of the Population of the United States. Bethesda, National Council on Radiation Protection and Measurements. *NCRP Report* 160.

[213] Winters, T. & DiFranza, J. (1982): Radioactivity in cigarette smoke. *New England Journal of Medicine* 306, S. 364–365.

[214] National Cancer Institute (1989): Cigars: Health Effects and Trends. Smoking and Tobacco Control Monograph No. 9. Bethesda, National Institutes of Health, National Cancer Institute.

[215] World Health Organization (2013): WHO report on the global tobacco epidemic, 2013: Enforcing bans on tobacco advertising, promotion and sponsorship. Geneva: WHO.

[216] US Department of Health and Human Services (2004): The health consequences of smoking: A report of the surgeon general (S. 62). Atlanta, GA: US Department of Health and Human Services, Centers for Disease Control and Prevention, National Center for Chronic Disease Prevention and Health Promotion, Office on Smoking and Health.

[217] Ferri, C. P.; West, R.; Moriyama, T. S.; Acosta, D.; Guerra, M.; Huang, Y. & Prince, M. J. (2011): Tobacco use and dementia: Evidence from the 1066 dementia population-based surveys in Latin America, China and India. *International Journal of Geriatric Psychiatry*, S. 1177–1185; US Department of Health and Human Services (2004), a. a. O.

[218] Action on Smoking and Health (2016c): Smoking statistics: Who smokes and how much? London: ASH.

[219] US Department of Health and Human Services (2004), a. a. O.

[220] Ebenda.

[221] Action on Smoking and Health (2013): Smoking and reproduction. London: ASH.

[222] Ebenda.

[223] Action on Smoking and Health (2014a): Secondhand smoke. London: ASH.

[224] Pirie, K.; Peto, R.; Reeves, G. K.; Green, J. & Beral, V. (2013): The 21st century hazards of smoking and benefits of stopping: A prospective study of one million women in the UK. *The Lancet* 381, (9861), S. 133–141; Doll, R.; Peto, R.; Boreham, J. & Sutherland, I. (2004):

Mortality in relation to smoking: 50 years' observations on male British doctors. *British Medical Journal* 328, (7455), S. 1519.

[225] Jha, P. & Peto, R. (2014): Global effects of smoking, of quitting, and of taxing tobacco. *New England Journal of Medicine* 370, (1), S. 60–68.

[226] US Surgeon General. (1990): The health benefits of smoking cessation. Washington, DC: Department of Health and Human Services.

[227] Royal College of Physicians and Royal College of Psychiatrists (2013): Smoking and mental health. London: RCP.

[228] Shahab, L. & West, R. (2012): Differences in happiness between smokers, ex-smokers and never smokers: Cross-sectional findings from a national household survey. *Drug and Alcohol Dependence*, S. 38–44.

[229] West, R. & Shiffman, S. (2016): Smoking cessation. Abingdon: Health Press, 3. Aufl.

[230] Hogg, R. C. (2016): Contribution of monoamine oxidase inhibition to tobacco dependence: A review of the evidence. *Nicotine & Tobacco Research* 18, S. 509–523.

[231] West, R. & Shiffman, S. (2016), a. a. O.

[232] Ebenda.

[233] Auer, R.; Diethelm, P. & Berthet, A. (2021): Heating Tobacco Sticks Instead of Combusting Conventional Cigarettes and Future Heart Attacks: Still Smoke, and Risk. *Circulation* 144, (19), S. 1539–1542.

[234] Hitosugi, M.; Tojo, M.; Kane, M.; Shiomi, N.; Shimizu, Z. & Nomiyama, T. (2019): Criminal mercury vapor poisoning using heated tobacco product. *International Journal of Legal Medicine* 133, S. 479–481.

[235] Farsalinos, K. E.; Yannovits, N.; Sarri, T.; Voudris, V.; Poulas, K. & Leischow, S. J. (2018): Carbonyl emissions from a novel heated tobacco product (IQOS): Comparison with an e-cigarette and a tobacco cigarette. *Addiction* 113, S. 2099–2106.

[236] Hartmann-Boyce, J.; McRobbie, H.; Lindson, N.; Bullen, C.; Begh, R.; u. a. (2000): Electronic cigarettes for smoking cessation. Cochrane Database of Systematic Reviews; Shahab, L.; Goniewicz, M. L.; Blount, B. C.; u. a. (2017): Nicotine, carcinogen, and toxin exposure in long-term e-cigarette and nicotine replacement therapy users: A cross-sectional study. *Annals of Internal Medicine* 166, S. 390–400; Dusautoir, R.; Zarcone, G.;

Verriele, M.; u. a. (2021): Comparison of the chemical composition of aerosols from heated tobacco products, electronic cigarettes and tobacco cigarettes and their toxic impacts on the human bronchial epithelial BEAS-2B cells. *Journal of Hazardous Materials* 401, S. 123417.

Kapitel 15: Zucker

[237] https://www.nytimes.com/2014/12/23/opinion/sugar-season-its-every-where-and-addictive.html (zuletzt abgerufen am 10.04.2023).

[238] DiNicolantonio, J. J.; O'Keefe, J. H. & Wilson, W. L. (2018): Sugar addiction: Is it real? A narrative review. *British Journal of Sports Medicine* 52, (14), S. 910–913.

[239] Lenoir, M.; Serre, F.; Cantin, L. & Ahmed, S. H. (2007): Intense sweetness surpasses cocaine reward. *PloS One* 2(8), e698.

[240] https://www.theguardian.com/society/2017/aug/25/is-sugar-really-as-addictive-as-cocaine-scientists-row-over-effect-on-body-and-brain (zuletzt abgerufen am 10.04.2023).

[241] Hajnal, A.; Smith, G. P. & Norgren, R. (2004): Oral sucrose stimulation increases accumbens dopamine in the rat. *American Journal of Physiology-Regulatory, Integrative and Comparative Physiology* 286, R31–7.

[242] Di Chiara, G. & Imperato, A. (1988): Drugs abused by humans preferentially increase synaptic dopamine concentrations in the mesolimbic system of freely moving rats. *Proceedings of the National Academy of Sciences of the United States of America* 85, S. 5274–5278; Pontieri, F. E.; Tanda, G.; Orzi, F. & Di Chiara, G. (1996): Effects of nicotine on the nucleus accumbens and similarity to those of addictive drugs. *Nature* 382, S. 255–257.

[243] Charlet, K. & Heinz, A. (2012): Pathomechanismen der Abhängigkeitserkrankungen – Funktion und Neuroanatomie des Belohnungssystems. *InFo Neurologie & Psychiatrie* 14, (10), S. 44–53.

[244] Reed, D. R. & McDaniel, A. H. (2006): The human sweet tooth. *BMC Oral Health* 2006, 6, S. 17.

[245] Mooradian, A. D.; Smith, M. & Tokuda, M. (2017): The role of artifi-

cial and natural sweeteners in reducing the consumption of table sugar: A narrative review. *Clinical Nutrition ESPEN* 18, S. 1–8.

[246] Obesity and Overweight. Fact Sheet 311 (2018): World Health Organization. Geneva.

[247] Chi, D. L. & Scott, J. M. (2019): Added Sugar and Dental Caries in Children: A Scientific Update and Future Steps. *Dental Clinics of North America* 63, (1), S. 17–33.

[248] Yang, Q. H.; Zhang, Z. F.; Gregg, E. W.; u. a. (2014): Added sugar intake and cardiovascular diseases mortality among US adults. *JAMA Internal Medicine* 174, (4), S. 516–24.

[249] Montonen, J.; Jarvinen, R.; Knekt, P.; Heliovaara, M. & Reunanen, A. (2007): Consumption of sweetened beverages and intakes of fructose and glucose predict type 2 diabetes occurrence. *Journal of Nutrition* 137, (6), S. 1447–1454.

[250] Sütterlin, B. & Siegrist, M. (2015): Simply adding the word »fruit« makes sugar healthier: The misleading effect of symbolic information on the perceived healthiness of food. *Appetite* 95, S. 252–261.

[251] Febbraio, M. A. & Karin, M. (2021): »Sweet death«: Fructose as a metabolic toxin that targets the gut-liver axis. *Cell Metabolism* 33, (12), S. 2316–2328.

[252] Jenkins, D. J. A.; Augustin L. S. A.; Malick, A.; u. a. (2013): Glucose: Chemistry and Dietary Sources. *Encyclopedia of Human Nutrition* 2, S. 390–398.

[253] Luo, S.; Monterosso, J. R.; Sarpelleh, K. & Page K. A. (2015): Differential effects of fructose versus glucose on brain and appetitive responses to food cues and decisions for food rewards. *Proceedings of the National Academy of Sciences of the United States of America* 112, (20), S. 6509–6514; Laughlin, M. R. (2014): Normal roles for dietary fructose in carbohydrate metabolism. *Nutrients* 6, (8), S. 3117–3129; Malik, V. S. & Hu, F. B. (2015): Fructose and cardiometabolic health: what the evidence from sugar-sweetened beverages tells us. *Journal of the American College of Cardiology* 66, (14), S. 1615–1624.

[254] Schwarz, J. M.; Noworolski, S. M.; Wen, M. J.; u. a. (2015): Effect of a High-Fructose Weight-Maintaining Diet on Lipogenesis and Liver Fat.

Journal of Clinical Endocrinology and Metabolism 100, (6), S. 2434–2442.

[255] Tappy, L. & Lê, K. A. (2010): Metabolic effects of fructose and the worldwide increase in obesity. *Physiological Reviews* 90, S. 23–46.

[256] Ochoa, M.; Lallès, J. P.; Malbert, C. H. & Val-Laillet, D. (2015): Dietary sugars: Their detection by the gut-brain axis and their peripheral and central effects in health and diseases. *European Journal of Nutrition* 54, (1), S. 1–24.

[257] Page, K. A.; Chan, O.; Arora, J.; u. a. (2013): Effects of fructose vs glucose on regional cerebral blood flow in brain regions involved with appetite and reward pathways. *Journal of the American Medical Association* 309, (1), S. 63–70.

[258] Europäische Behörde für Lebensmittelsicherheit (EFSA). Tolerable upper intake level for dietary sugars. 10.2903/j.efsa.2022.7074

Kapitel 16: Lachgas

[259] Sir Humphry Davy (1800): Researches, Chemical and Philosophical; Chiefly Concerning Nitrous Oxide Or Dephlogisticated Nitrous Air, and Its Respiration. London, J. Johnson, S. 556.

[260] Kaar, S. J.; Ferris, J.; Waldron, J.; Devaney, M.; Ramsey, J. & Winstock, A. R. (2016): Up: The rise of nitrous oxide abuse. An international survey of contemporary nitrous oxide use. *Journal of Psychopharmacology* 30, S. 395–401.

[261] Kaar, S. J.; Ferris, J.; Waldron, J.; Devaney, M.; Ramsey, J. & Winstock, A. R. (2016), a. a. O.

[262] Dang, X. T.; Nguyen, T. X.; Nguyen, T. T. H. & Ha, H. T. (2021): Nitrous Oxide-Induced Neuropathy among Recreational Users in Vietnam. *International Journal of Environmental Research and Public Health* 18, S. 6230.

[263] Van Amsterdam, J.; Nabben, T. & van den Brink, W. (2015): Recreational nitrous oxide use: Prevalence and risks. *Regulatory Toxicology and Pharmacology* 73, S. 790–796.

[264] Garakani, G.; Jaffe, R. J.; Salva, D.; u. a. (2016): Neurologic, psychiatric, and other medical manifestations of nitrous oxide abuse: A systematic review of the case literature. *American Journal on Addictions* 25, (5), S. 358–369.

[265] Bäckström, B.; Johansson, B. & Eriksson, A. (2015): Death from Nitrous Oxide. *Journal of Forensic Sciences* 60, S. 1662–1665.

[266] Brodsky, J. B. & Cohen, E. N. (1986): Adverse effects of nitrous oxide. *Medical Toxicology* 1, S. 362–374.

[267] Lan, S. Y.; u. a. (2019): Recreational nitrous oxide abuse related subacute combined degeneration of the spinal cord in adolescents: A case series and literature review. *Brain and Development* 41, S. 428–435; Garakani, A.; Jaffe, R. J.; Savla D.; u. a. (2016), a. a. O.

[268] https://www.globaldrugsurvey.com/the-global-drug-survey-2015-findings/ (zuletzt abgerufen am 09.04.2023).

[269] Oussalah, A.; Julien, M.; Levy, J.; u. a. (2010): Global Burden Related to Nitrous Oxide Exposure in Medical and Recreational Settings: A Systematic Review and Individual Patient Data Meta-Analysis. *Journal of Clinical Medicine* 8, S. 551.

[270] Patel, K. K.; Mejia Munne, J. C.; Gunness, V. R. N.; u. a. (2018): Subacute Combined Degeneration of the Spinal Cord Following Nitrous Oxide Anesthesia: A Systematic Review of Cases. *Clinical Neurology and Neurosurgery* 173, S. 163–168.

[271] Dang, X. T.; Nguyen, T. X.; u. a. (2021), a. a. O.

[272] Zheng, D.; Ba, F.; Bi, G.; Guo, Y.; Gao, Y. & Li, W. (2020): The Sharp Rise of Neurological Disorders Associated with Recreational Nitrous Oxide Use in China: A Single-Center Experience and a Brief Review of Chinese Literature. *Journal of Neurology* 267, S. 422–429.

[273] Lan, S. Y.; Kuo, C. Y.; Chou, C. C.; Kong, S. S.; Hung, P. C.; Tsai, H. Y.; Chen, Y. C.; Lin, J. J.; Chou, I. J. & Lin, K. L. (2019): Recreational Nitrous Oxide Abuse Related Subacute Combined Degeneration of the Spinal Cord in Adolescents – A Case Series and Literature Review. *Brain and Development* 41, S. 428–435; Swart, G.; Blair, C.; Lu, Z.; u. a. (2021): Nitrous Oxide-Induced Myeloneuropathy. *European Journal of Neurology* 28, S. 3938–3944.

[274] Thompson, A. G.; Leite, M. I.; Lunn, M. P. & Bennett, D. L. H. (2015): Whippits, nitrous oxide and the dangers of legal highs. *Practical Neurology* 15, (3), S. 207–209.

[275] Swart, G.; Blair, C.; Lu, Z.; Yogendran, S.; Offord, J.; Sutherland, E.; Barnes, S.; Palavra, N.; Cremer, P.; Bolitho, S.; u. a. (2021): Nitrous Oxide-Induced Myeloneuropathy. *European Journal of Neurology* 28, S. 3938–3944; Einsiedler, M.; Voulleminot, P.; Demuth, S.; u. a. (2021): A Rise in Cases of Nitrous Oxide Abuse: Neurological Complications and Biological Findings. *Journal of Neurology* 269, S. 577–582; Gao, H.; Li, W.; Ren, J.; Dong, X.; Ma, Y. & Zheng, D. (2021): Clinical and MRI Differences Between Patients with Subacute Combined Degeneration of the Spinal Cord Related vs. Unrelated to Recreational Nitrous Oxide Use: A Retrospective Study. *Frontiers in Neurology* 12, S. 626174.

[276] Garakani, A.; Jaffe, R. J.; Savla, D.; u. a. (2016), a. a. O.; Paulus, M. C.; Wijnhoven, A. M.; Maessen, G. C.; Blankensteijn, S. R. & van der Heyden, M. A. G. (2021): Does Vitamin B12 Deficiency Explain Psychiatric Symptoms in Recreational Nitrous Oxide Users? A Narrative Review. *Clinical Toxicology* 59, S. 947–955.

[277] Van Amsterdam, J., Nabben, T. & van den Brink, W. (2015), a. a. O.

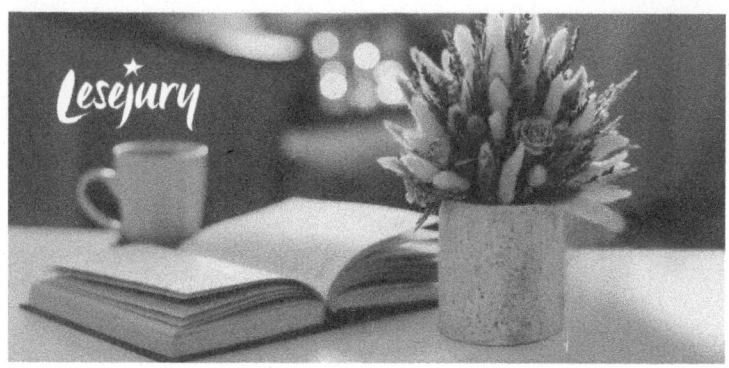